肝脏疾病诊疗和护理指南

Liver Diseases: An Essential Guide for Nurses and
Health Care Professionals

主　编　Suzanne Sargent
主　译　牛俊奇　周　豪

人民卫生出版社

图书在版编目（CIP）数据

肝脏疾病诊疗和护理指南/（英）苏珊娜·萨金特（Suzanne Sargent）主编;牛俊奇,周豪主译.—北京:人民卫生出版社,2016

ISBN 978- 7- 117- 23353- 8

Ⅰ.①肝… Ⅱ.①苏…②牛…③周… Ⅲ.①肝疾病-诊疗-指南②肝疾病-护理-指南 Ⅳ.①R575-62②R473.5-62

中国版本图书馆 CIP 数据核字（2016）第 228458 号

| 人卫智网 | www.ipmph.com | 医学教育、学术、考试、健康,购书智慧智能综合服务平台 |
| 人卫官网 | www.pmph.com | 人卫官方资讯发布平台 |

肝脏疾病诊疗和护理指南

主　　译：牛俊奇　周　豪

出版发行：人民卫生出版社　（中继线 010- 59780011）

地　　址：北京市朝阳区潘家园南里 19 号

邮　　编：100021

E - mail：pmph @ pmph.com

购书热线：010- 59787592　010- 59787584　010- 65264830

印　　刷：北京铭成印刷有限公司

经　　销：新华书店

开　　本：710×1000　1/16　印张：21　插页：4

字　　数：400 千字

版　　次：2016 年 11 月第 1 版　2018 年 3 月第 1 版第 2 次印刷

标准书号：ISBN 978- 7- 117- 23353- 8/R · 23354

定　　价：80.00 元

打击盗版举报电话：010- 59787491　E- mail：WQ @ pmph.com

（凡属印装质量问题请与本社市场营销中心联系退换）

肝脏疾病诊疗和护理指南

Liver Diseases: An Essential Guide for Nurses and Health Care Professionals

主　编　Suzanne Sargent

主　译　牛俊奇　周　豪

副主译　李虹彦　隋东明　刘　群
　　　　王伯莹　王桂茹

翻译校对人员（以姓氏笔画为序）

丁胜楠　于　鸽　王　崇　王中峰　王楠娅　吕　娟
华　瑞　许　芳　许建成　李红芹　李红艳　李艳博
李银萍　李婉玉　李福玮　杨　帅　宋　巍　张　丹
张　敏　张明媛　张欣颖　张茜茜　杭　蕾　金美善
金晶兰　赵大辉　赵小明　袁久莉　聂文博　郭　洄
黄元平　隋明巍　温晓玉　阚慕洁　鞠桂萍　魏　锋

人民卫生出版社

敬告

本书的作者、译者及出版者已尽力使书中的知识符合出版当时普遍接受的标准。但医学在不断地发展，随着科学研究的不断探索，各种诊断分析程序和临床治疗方案以及药物使用方法都在不断更新。强烈建议读者在使用本书涉及的诊疗仪器或药物时，认真研读使用说明，尤其对于新的产品更应如此。出版者拒绝对因参照本书任何内容而直接或间接导致的事故与损失负责。

需要特别声明的是，本书中提及的一些产品名称（包括注册的专利产品）仅仅是叙述的需要，并不代表作者推荐或倾向于使用这些产品；而对于那些未提及的产品，也仅仅是因为限于篇幅不能一一列举。

本着忠实于原著的精神，译者在翻译时尽量不对原著内容做删节。然而由于著者所在国与我国的国情不同，因此一些问题的处理原则与方法，尤其是涉及宗教信仰、民族政策、伦理道德或法律法规时，仅供读者了解，不能作为法律依据。读者在遇到实际问题时应根据国内相关法律法规和医疗标准进行适当处理。

中文版序

　　鉴于在英国乃至全球，肝病流行日益严重，肝病诊治和护理已不仅仅局限于内科和胃肠病科，其他医疗科室和卫生保健机构也迫切需要肝病的诊治和护理知识。为了满足广大医护人员的需求，英国几位对肝病有丰富临床实践经验的（包括临床营养师）著名专家编写了《肝脏疾病诊疗和护理指南》一书并付梓出版，为广大肝病领域的医护人员提供了具有最新循证医学证据并可供临床应用的肝病诊治和护理知识。本书内容包括肝脏解剖学和生理学、肝脏功能评估和诊断技术、黄疸、门脉高压、腹水、自发性细菌性腹膜炎、低钠血症和肝肾衰竭、肝性脑病、酒精性肝病、非酒精性脂肪性肝病、病毒性肝炎、自身免疫性肝炎、原发性胆汁性肝硬化和原发性硬化性胆管炎、代谢性肝病、急性肝衰竭、肝病营养学、药物性肝损伤、妊娠期相关肝病、肝胆恶性肿瘤、肝移植等，涵盖了各种常见肝脏疾病，内容丰富、新颖，颇具先进性和实用性。

　　本书由吉林大学第一医院牛俊奇教授组织翻译。参加本书翻译和校对的大多数专家多年从事肝病的临床诊治、实验室检测和肝病护理等，具有丰富的临床实践经验。此外，牛俊奇教授曾翻译出版多部有关肝病的英文专著，有丰富的翻译经验。我有幸在本书出版前拜读了全部译稿，深感本书翻译质量高，译文准确流畅，达到了信、达、雅的翻译标准。

　　我衷心祝贺本书的翻译出版。我相信，本书的出版将极大地推动我国肝病的诊治和护理工作，造福于广大肝病患者。

北京大学医学部

庄辉

2016 年 9 月

译者序

　　从事肝脏疾病的临床和研究工作三十余年了，接触的患者越多，越感到知识不够。每每看到经典的专业外文书籍总是爱不释手，也愿意翻译成中文让更多的读者一起分享。

　　在翻译这些书籍的过程中，深感原著者学风严谨而不浮躁，知识扎实而广博，这对于译校者来说是很好的学习过程，对于中文学术专著的编纂也是很好的借鉴。同时也深感，如能"信、达、雅"地翻译一本书，也是一次再创作——享受再创作的快乐的同时也不敢稍有怠慢，每次推敲的时候总有些不尽如人意，追求最佳境界也永无止境。真诚期待同行、同事和读者不吝指教，以期再版时改进。

　　普罗米修斯从天上盗取火种赐予人类，使人类学会了使用火。知识的传播是光荣使命，也是播撒福音。《肝脏疾病诊疗和护理指南》这本书是我组织翻译的第五本肝病学专著，很高兴在本书的编译过程中，众多同事、朋友和学生们积极直接参与、热情帮助鼓励。由衷感谢医护同仁和学生们的辛苦劳作及倾力付出！特别感谢尊敬的庄辉院士支持厚爱并欣然作序，他是我们这一代肝病学者身边的榜样和楷模！深情感谢高龄母亲的赞许、天上父亲的期望、夫人和儿子的理解和支持！

　　本书通俗易懂，深入浅出。这本指南不同于目前大家熟悉的具有指导意义的诊疗规范、共识一类的指南，而是一本专科知识的入门指导。对于刚刚进入临床的高年级医学生，临床医学硕士和博士研究生，规范化培训住院医生，以及肝病科、传染科、消化科的中青年医生，一般内科的各级医生，相关科室的护理人员和护理研究生而言，都是一本适宜且不可多得的手边书。

　　学者对社会有不同的贡献模式。我希望我们的书有人读，读过我们书的人，在为患者、为社会服务。即便我们离开了这个世界，这些还在继续。这是一本书的价值，也是学者的价值。

吉林大学第一医院

牛俊奇

编者名录

Michelle Clayton MSc, PGC (Clin Teach), BSc (Hons), RGN
Lecturer in Liver Care
School of Healthcare
University of Leeds
Leeds

Teresa Corbani RN, BSc (Hons)
Practice Development Nurse
Liver Unit
Kings College Hospital NHS Foundation Trust
London

Tracey Dudley RN, BSc (Hons)
Post-transplant Hepatitis Clinical Nurse Specialist
The Liver Transplant and Hepatobiliary Surgery Unit
Queen Elizabeth Hospital
Birmingham

Danielle Fullwood RN, BSc (Hons)
Practice Development Nurse
Liver Intensive Care Unit
Kings College Hospital NHS Foundation Trust
London

Lynda Greenslade MSc, RGN
Clinical Nurse Specialist in Hepatology
Royal Free Hampstead NHS Trust
London

Susie Hamlin BSc (Hons), RD
Liver Specialist Dietician
St James's University Hospital
Leeds

Dr Michael Heneghan MD, MMedSc, FRCPI
Consultant Hepatologist
Kings College Hospital NHS Foundation Trust
London

Chris Hill RN, BSc (Hons)
Lecturer Practitioner Intensive Care
Royal Free Hampstead NHS Trust
London

Dr Sarah Hughes MA, MB, BCh, MRCP
Specialist Registrar in Hepatology
Institute of Liver Studies
Kings College Hospital NHS Foundation Trust
London

Catherine Houlston RGN, BSc (Hons), Critical Care Diploma, ENB 100
Practice Development Sister
Addenbrookes Hospital
Cambridge University Hospitals NHS Foundation Trust
Cambridge

Nikie Jervis RGN, ENB A09
Lead Hepatobiliary Oncology Clinical Nurse Specialist
Institute of Liver Studies
Kings College Hospital NHS Foundation Trust
London

Julie Leaper BSc, RD
Liver Specialist Dietician
St James's University Hospital
Leeds

Wendy Littlejohn RGN
Transplant Service Manager
Institute of Liver Studies
Kings College Hospital NHS Foundation Trust
London

Dr Antonis Nikolopoulos MBBS, MRCP
Specialist Registrar
Centre for Hepatology
University College London
Royal Free Hampstead NHS Trust
London

Dr Jude A. Oben BM, BCh(Oxon), PhD, MRCP
Wellcome Trust Senior Lecturer and Consultant Hepatologist
Centre for Hepatology
University College London
Royal Free Hampstead NHS Trust
London

Helen O'Neal RN, BSc (Hons), Dip HE A09
Practice Development Sister
John Farman Intensive Care Unit
Addenbrookes Hospital
Cambridge University Hospitals NHS Foundation Trust
Cambridge

Zebina Ratansi MSc, RGN
Senior Nurse Liver Intensive Care Unit
Kings College Hospital NHS Foundation Trust
London

Joanna Routledge RGN
Transplant Coordinator
Institute of Liver Studies
Kings College Hospital NHS Foundation Trust
London

Suzanne Sargent MSc, PGC (TLHE), BSc (Hons), RGN
Lecturer Practitioner
Institute of Liver Studies
Kings College Hospital NHS Foundation Trust
London

Dr Rachel Taylor RGN, RSCN DipRes, MSc, PhD
Visiting Research Fellow
FN School of Nursing & Midwifery
James Clerk Maxwell Building
Kings College
London

Kerry Webb MSc, RMN
Clinical Nurse Specialist in Addiction Psychiatry
Liver Unit
Queen Elizabeth Hospital
Birmingham
Honorary Lecturer
University of Birmingham

Dr Terence Wong MA, MD, FRCP
Consultant Gastroenterologist
Guys and St. Thomas' NHS Foundation Trust
London

目　录

第 1 章

解剖与生理

前言

　　本章将简要介绍肝脏的解剖结构和生理功能，包括肝脏的血液供应、内部结构及基本功能。本章对肝硬化的病理生理进行简要概述，后面的章节将进行深入阐述。本章的内容并非肝脏解剖和生理的唯一参考，但希望其可以帮助读者理解肝脏对机体健康的影响，以及肝脏解剖与生理功能的相互关系。

肝脏

　　肝脏是人体最大的实质性器官，成人的肝脏重约 1500g，约占体重的 1/15。肝脏位于右上腹，由格利森氏囊所包绕，在右季肋部受到肋骨的保护。肝脏有两个解剖叶（图 1.1），前部的镰状韧带和下部的肝圆韧带将其分成肝右叶和肝左叶。右叶的体积为左叶的 6 倍。左叶还包括尾状叶和方叶。由肝圆韧带和肝圆韧带裂及静脉韧带裂分隔（Sherlock S and Dooley J，2002）。肝动脉，门静脉，传入和传出神经，胆总管，淋巴管由中央区的肝门进入肝脏。肝脏在机体的生理和病理方面都担负着诸多功能，本章仅介绍其主要功能。肝的神经支配在其生理功能中发挥着重要的作用（Tiniakos et al.，1996；Sherlock S and Dooley J，2002）。

　　肝脏接受静脉和动脉血液的双重供应。肝的总血流量约为 1350ml/min——约占静息状态心输出量的 1/4。门静脉汇集来自内脏的血液，占供应肝脏血液的 75%，其余 25% 的血液由肝动脉供应。肝脏血液由肝静脉流出，汇入下腔静脉。

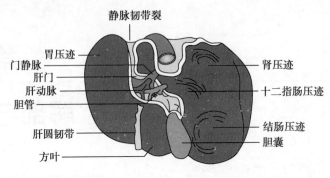

图 1.1　肝的脏面

肝脏对门静脉血流造成的阻力很小，压力平均为 9mmHg（压力范围 5 ~ 10mmHg），此压力足以使每分钟有 1L 的血液通过肝脏。

肝脏的显微结构

　　肝脏的组成细胞包括肝细胞、内皮细胞、Kupffer 细胞（库普弗细胞）、Pit 细胞（陷窝细胞）、星状细胞（hepatic stellate cells，HSC），后者又称为 Ito 细胞、贮脂细胞、窦周细胞或脂肪细胞。肝细胞为肝实质细胞，约占肝内细胞总数的 60%；内皮细胞衬覆于肝血窦（见下文）；Kupffer 细胞是一种吞噬细胞，贴附于肝窦的内壁，1876 年由 Karl Wilhelm von Kupffer 首先观察到（Haubrich，2004）。Pit 细胞是肝脏中的一种自然杀伤（NK）细胞，这一名称来源于其胞浆特征性颗粒形似葡萄籽（Wisse et al，1976）。HSCs 位于狄氏（Disse）间隙中，是正常肝脏动态平衡的主要调节者（Li and Friedman，2001，见下文）。

　　门静脉和肝动脉不断分支形成细小终末分支进入肝窦。肝窦内的内皮细胞呈线性排列，与其他组织的毛细血管类似。动脉血液和静脉血液相互分开，最后在肝窦汇合。肝窦内的血液由相互连接的中央静脉汇入肝静脉。

　　如图 1.2 肝细胞排列成薄层（肝板），为肝窦内血液的物质交换提供了巨大的表面积。肝细胞由 "Disse 间隙" 和内皮细胞与血液分隔。Disse 间隙内有肝细胞伸出的微绒毛、星状细胞（HSC）和低密度的细胞外基质（extracellular matrix，ECM）。星状细胞（HSC）在 Disse 间隙内包绕肝窦。

　　肝的内皮细胞异于其他组织的内皮细胞，有许多小洞（窗孔），这可以使大分子如白蛋白直接由血浆进入 Disse 间隙。Disse 间隙内的低密度的细胞外基质可使分子自由通过，而仍然可以支持肝的整体结构，肝实质细胞的微绒毛为细胞的物质交换提供了巨大的场所。

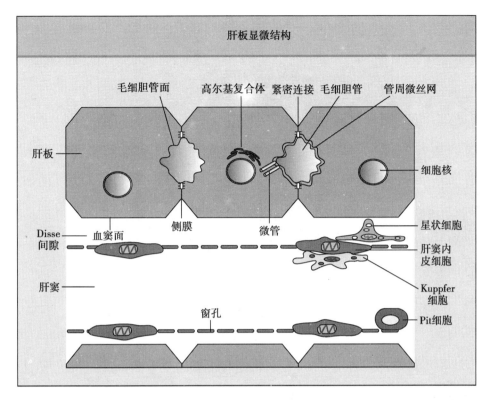

图 1.2　肝板的显微结构。显示了 4 种非肝实质细胞与肝细胞的关系。Kupffer 细胞和 Pit 细胞位于肝窦内，内皮细胞分隔肝窦和 Disse 间隙，星状细胞位于 Disse 间隙

　　毛细胆管是相邻肝细胞之间的微细管道，可将胆汁输送到汇管区的胆管。胆汁隔绝于血液和 Disse 间隙。

　　许多器官都有"功能单位"，它是该器官的最小组成单位，行使最基本的功能。例如：肾脏的功能单位是肾单位。而肝脏有无功能单位，一直备受争议。设想将肝脏划分为若干"经典"小叶，小叶中间有中央静脉，在这个多边形（通常画成一个六边形）的小叶周围有一个"门三联管"，内有小叶间静脉、小叶间动脉和小叶间胆管。

　　1954 年，Rappaport 将肝脏的功能单位定义为"肝腺泡"，位于门静脉分支和它汇入的中央静脉之间的肝组织。进一步可将其分为三个带：1 带距门静脉最近；3 带距收集肝实质细胞血液的中央静脉最近；而 2 带位于两者之间（图 1.3）。3 带最易受到病毒、毒物或缺氧的损害（Sherlock S and Dooley J, 2002）。1982 年，Matsumoto 和 Kawakami 提出的理论与 Rappaport 略有不同。两种学说均认为，血液流经肝脏时，不同区域的氧和程度和营养物质（如葡萄糖）不同，它们的代谢功能也不同（Kietzmann and Jungermann, 1997）。

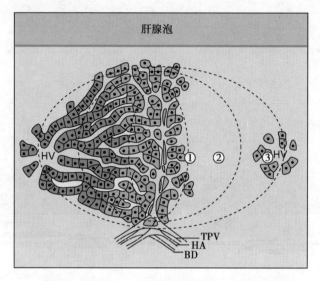

图1.3　肝腺泡（HV：hepatic venule，肝静脉；HA：hepatic artery，肝动脉；TPV：portal vein，门静脉；BD：bile duct，胆管）

糖代谢

　　肝脏在维持血糖水平方面处于中心地位。当血糖水平较低时，它可升高血糖；反之，血糖水平较高时，它则能降低血糖。

　　葡萄糖在肝脏转换为糖原（糖原合成），储存在肝细胞内。糖原是支链聚合物，实质上是一长串葡萄糖分子加入同一主链，有时也分成两条支链。储存在细胞内的葡萄糖分子会显著改变细胞内的渗透压，进而导致细胞内外液体的平衡障碍。肝细胞可储存多达5%～8%自身重量的糖原；成人的肝脏平均可储存80g的糖原。

　　糖原很容易分解成葡萄糖（糖原分解），因此是应急状态或体力活动时的良好能源来源。糖原分解需要能从糖原上"剪切"葡萄糖分子的酶，可以被胰高血糖素（低血糖时合成）和肾上腺素所调节。

　　空腹时每小时约11%的糖原被机体利用。数小时后肝脏越来越依赖糖异生供应葡萄糖。糖异生产生的葡萄糖由非糖化合物转化而来，主要是乳酸、氨基酸和甘油（不饱和脂肪酸）。一天中葡萄糖的供应不断在进食摄入、糖原分解和葡萄糖异生之间转换（图1.4）。

　　如前所述，糖代谢受到激素的调控，但人们越来越认识到糖代谢同样受到

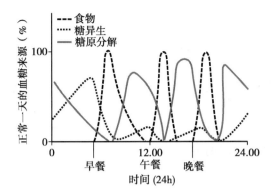

图 1.4　葡萄糖生成

基因的周期性调控，呈现出昼夜节律（Rudic et al.，2004；Pititsyn et al.，2006）。肝脏有自身的昼夜节律，并通过糖皮质激素释放等信号与位于大脑视交叉上核的机体生物钟保持同步（Reddy et al，2007）。

　　肌细胞也可以储存糖原（可达自身重量的 1% ~3%）。全身肌肉储存糖原的总量虽超过了肝糖原，但肌细胞却缺乏糖异生所需的关键酶。肾脏可进行少量的糖异生。

脂肪代谢

　　肝脏在脂肪的消化中发挥着至关重要的作用。它产生的胆汁酸盐，是肠道内极其重要的脂肪乳化剂。几乎所有饮食中的脂肪均经肠道吸收到淋巴系统。脂肪先分解为甘油三酯和脂肪酸，由肠上皮细胞吸收后，以小的、分散颗粒即乳糜微粒进入淋巴系统。

　　肝脏在脂肪代谢中的作用概括如下：

　　①氧化脂肪酸提供能量；

　　②合成胆固醇，磷脂和脂蛋白；

　　③以蛋白质和葡萄糖为原料合成脂肪。

　　脂肪酸通常包含 16 个碳原子。肝脏内通过 β - 氧化将脂肪酸分解为乙酰辅酶 A（长度为两个碳原子），乙酰辅酶 A 进入三羧酸循环之后直接提供能量。体内所有细胞均可以发生 β - 氧化，肝脏内 β - 氧化尤为旺盛，并能产生超过自身需要的乙酰辅酶 A。多余的乙酰辅酶 A 先转化为易溶于水的乙酰乙酸，后者容易进入其他细胞，然后再转化为乙酰辅酶 A 提供能量。

　　部分乙酰乙酸转化为 β - 羟丁酸和极少量的丙酮。它们都可以迅速进入体内需要能量的其他细胞内。它们在血液中的浓度通常非常低。然而，在饥饿和糖尿病酮症酸中毒时这三种物质的浓度可较正常升高数倍，而且尿中可以检测到乙酰乙酸（通常称为酮体试纸）。这意味着，大量脂肪被氧化以提供能量。

　　肝脏可将过量的糖和蛋白质转换成脂肪酸。其中一部分将储存在肝脏中（脂肪占肝脏重量的 5%），其余的将被释放到血液，由脂肪细胞摄取并储存。脂肪细胞可以利用糖合成少量脂肪酸，而大部分由肝脏合成。脂肪酸在肝脏和脂肪组织之间不断的循环，血浆中的脂肪酸每 2 ~ 3 分钟就可以更新一半。

蛋白质代谢

　　食物中的蛋白质在数小时内被消化、分解成氨基酸，然后进入血液，并迅速被全身细胞所吸收。之后血浆氨基酸、血浆蛋白、细胞内氨基酸和细胞蛋白之间不断进行交换并保持平衡。血浆蛋白可迅速在网状内皮系统内降解。肝脏和其他细胞也可以迅速合成和降解蛋白质。总之，在正常人体内，蛋白质保持着持续的平衡状态。

　　氨基酸经脱氨基后也可提供能量，但这会导致高毒性物质氨（NH_3）的产生。肝脏可清除血液中的氨并将其转换为尿素（小部分转化为谷氨酰胺）。这个生化反应过程就是尿素循环。尿素循环（urea cycle）中的部分化学反应在其他组织也能进行，而且是这些组织清除氨的重要途径，但是只有肝脏能完成整个循环。血氨升高见于急性和慢性肝病。急性肝功能衰竭时，由于肝细胞坏死，导致尿素循环障碍，使血氨升高。慢性肝病患者，诸如门体分流及肠道产氨增多等多种因素均可导致尿素合成率显著降低，（Luxon，2006）。高氨血症与肝性脑病密切相关，本书第 6 章将深入讨论。

蛋白质的合成代谢

　　肝脏每天可以合成 48g 蛋白质，主要是白蛋白（每天约 12 ~ 15g）。白蛋白是维持血浆渗透压最重要的成分，因此是血液的重要组成部分。白蛋白也能维持酸碱平衡以及结合血液中的药物和电解质。肝脏合成白蛋白受营养状况的影响，血中白蛋白浓度也可作为营养状况的指标。

　　急性时相反应（acute-phase response，APR）是机体对组织损伤或感染的非特异性反应，涉及血液中一系列蛋白质即急性时相蛋白质的浓度变化。急性时相蛋白质是指组织损伤或感染一周后浓度变化大于或等于 25% 的一类蛋白质。部分蛋白质浓度升高，这些正性的急性时相蛋白质主要由肝脏合成，包括 α_1-抗胰蛋白酶、凝血酶和 C-反应蛋白（C-reactive protein，CRP）。部分蛋白质浓度降低，这些负性的急性时相蛋白质包括白蛋白和转铁蛋白。

C-反应蛋白是一种结合蛋白（调理素），可与病原体或受损的组织释放的大分子结合，使其容易被细胞吞噬。血 CRP 水平常作为感染的一项指标，尽管在非感染性的炎症反应也可升高。

凝血因子

肝脏是凝血因子及其抑制剂的合成场所（Amitrano et al.，2002）。凝血酶原时间（prothrombin time，PT）是凝血功能的一个指标，主要取决于肝脏合成的凝血因子的数量，可反映肝脏的合成能力。肝功能衰竭将导致 PT 延长，PT 延长的程度与肝衰竭的严重程度相关。肝脏疾病也能通过其他途径引起凝血功能障碍，例如血小板数量和功能的下降。

维生素 K 是肝脏合成凝血因子 Ⅱ、Ⅶ、Ⅸ、Ⅹ 所必需的维生素。维生素 K 缺乏将导致上述的凝血因子合成减少（导致 PT 延长）。肝病并不直接导致维生素 K 缺乏，但维生素 K 是脂溶性维生素，其吸收需要胆汁酸盐。因此胆汁淤积可导致维生素 K 的吸收减少。

储存维生素和铁

肝脏中维生素 A 的含量最高（肝星状细胞内），且储存了大量的维生素 D 和维生素 B_{12}。肝脏中储存的维生素 A 可供机体使用 10 个月而不致缺乏，储存的维生素 D 可供机体使用 3~4 个月，储存的维生素 B_{12} 可使用 1 年以上。肝脏还参与铁和铜的储存。

血液净化

肝脏的一项重要的非代谢性功能是通过 Kupffer 细胞净化来自内脏器官的血液。肠道内有数量巨大、种类繁多的细菌，因此细菌有可能由肠道易位，进入肠道的血液循环。Kupffer 细胞能够吞噬由门静脉进入肝脏的细菌。

药物和其他外源物质的生物转化

外源物质是机体内的异物（例如药物），具有潜在的毒性，机体能将其清除。最常见的是经尿排出，也可通过肝脏分泌的胆汁排泄（但大部分由小肠重吸收）。

绝大多数的代谢废物经肾脏排泄。肾脏可以有效地清除水溶性外源物质，却不易清除脂溶性外源物质。机体先通过代谢将其转化为脂溶性低的物质，以便于肾脏有效的清除，该过程主要在肝脏中进行。

肝脏中外源物质的生物转化可分为两相生化反应：第一相反应和第二相反应，两相反应通常依次进行。第一相反应通常需要被称作肝细胞色素 P450 系统的酶系的参与。第二相反应则是大分子和药物的结合反应。以上反应又增加了药物的水溶性，使其更容易从体内排出。

一般认为一种酶只能催化一种特异性底物，而 P450 酶系可催化很多不同的药物，因此具有重要的临床意义。当由同一种酶代谢的多种药物同时使用时，它们之间就会发生竞争，从而相互抑制对方的代谢。例如茶碱和红霉素同时摄入时其药物浓度会升高，从而导致心律失常或中枢神经系统癫痫发作。酶被诱导后其催化活性升高，催化的反应速度加快。某些药品、食物、酒精和吸烟可产生酶诱导作用。P450 酶系受基因控制，使药物的代谢存在个体和种族差异。

门静脉汇集内脏的血液并直接输送到肝脏，摄入的物质经过肝脏中各种酶的处理后再运送到身体的其他部位。这被称为首关代谢（first-pass metabolism）。有些药物在肝脏的首关代谢非常明显，使得这些药物几乎无法到达身体的其他部位。此外，肝脏在激素的灭活和凝血因子的消除中也发挥着重要作用。

外分泌功能

肝脏也有外分泌功能。肝脏每天分泌约 500ml 的胆汁，其成分除水分、电解质等无机成分外，还有胆盐等有机成分。胆盐是胆汁酸的钠盐或钾盐，在肠腔内具有乳化剂样作用，可以乳化脂肪，促进其消化。胆汁分泌是胆色素、胆固醇、激素、重金属和一些药物的排泄途径。黄疸患者常有肝内或肝外胆管梗阻，血胆固醇和碱性磷酸酶浓度升高。胆汁是碱性溶液，含有碳酸氢钠（肝细胞和胆管细胞均可分泌），可以中和由胃进入十二指肠的酸性食糜。

　　肝脏以胆固醇为原料合成两种主要的初级胆汁酸（胆酸和鹅脱氧胆酸），合成速率为 0.5g/d。次级胆汁酸是肠道内的细菌以初级胆汁酸为原料合成的。胆酸转化为脱氧胆酸而鹅脱氧胆酸转化为石胆酸。

　　肝细胞不断分泌胆汁并排入毛细胆管。在非消化期，Oddi 括约肌收缩，胆汁流入胆囊储存并浓缩。肠-肝循环中的胆盐是 Oddi 括约肌松弛和胆汁排放最重要的刺激物。

　　绝大多数胆盐（90% ~ 95%）被小肠重吸收，主要在回肠末端吸收入血（这说明大量的胆盐仍在小肠促进脂肪的吸收）。其余的胆盐进入结肠，几乎全部被重吸收。肝脏不断合成以补充粪便中丢失的胆盐。体内全部胆盐（约 2.5g）的肠-肝循环每天可达 6~8 次。

胆红素

　　胆色素中的胆红素和胆绿素是含血红素物质（血红蛋白等）的代谢产物。红细胞的平均寿命约 110 天，衰老的红细胞主要被脾的网状内皮细胞、淋巴结、骨髓和肝脏破坏。血红素在血红素氧化酶催化下先合成胆绿素，然后转化为胆红素。胆红素不溶于水，血液中胆红素与白蛋白结合而运输（称为非结合胆红素）。

　　肝脏中的胆红素可以结合两个葡萄糖醛酸基团（共轭结合）。随后这种结合胆红素排放到毛细胆管。肠道中的细菌再将胆红素转化为粪胆原，然后形成粪胆素。大部分粪胆素随粪便排泄，为粪便的主要颜色。小部分粪胆素被肠道重吸收，然后由肝脏或肾脏重新排泄。

肝硬化/纤维化

　　肝有很强的再生能力。肝切除术可切除肝脏的 2/3，但剩余的肝细胞几天或几周内就可以修复生长到原来的器官重量（Guangsheng and Steer, 2006）。但是肝脏长期或反复的损害可导致肝纤维化，可最终发展成肝硬化（图 1.5，彩图 1）。肝硬化是许多肝脏疾病的终末阶段，例如酗酒和慢性肝炎。肝纤维化和肝硬化是一个连续的疾病发展过程。

　　肝纤维化的特点是 Disse 间隙有过多的细胞外基质沉积，肝窦内皮细胞的窗孔缺失，被称为肝窦毛细血管化（Capilliarisation）。此外，肝细胞的微绒毛

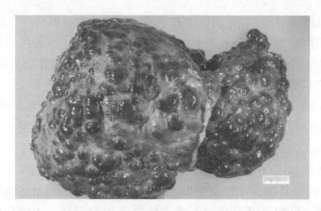

图 1.5　弥漫性肝硬化照片。彩色图片请参阅彩图 1

消失导致血液和肝细胞之间的物质交换能力降低。

　　星状细胞是形成肝纤维化的主要细胞。炎症细胞进入肝脏损伤的区域，同受损及再生的肝细胞一起释放信号分子（细胞因子），从而激活星状细胞。激活的星状细胞合成和分泌各型胶原，使细胞外基质增多并沉积在 Disse 间隙。当星状细胞被激活后，维 A 酸（维生素 A）释放并生成平滑肌肌动蛋白，引起一系列变化。

　　肝硬化的特征是正常肝小叶被弥漫性纤维结缔组织包裹的再生肝细胞结节所代替。血液绕过肝细胞，流入"旁路"血管，因此不能参与血液和肝细胞之间的正常物质交换。同时，由于胆道受阻，肝细胞产生的胆汁排泄发生障碍。肝细胞坏死、结节样再生，从而导致肝硬化。病变呈弥漫性，并非局限于肝脏的某一部分。无论病因如何，损伤引起的最终改变是大致相同的。Child-Pugh 评分可用于评估肝硬化患者预后及选择合适的治疗方案，如表 1.1 所示。

表 1.1　Child-Pugh 分级

临床或生化指标	异常程度得分		
	1	2	3
肝性脑病（级）	无	1~2	3~4
腹水	无	少量	中等量
白蛋白（g/L）	>35	28~35	<28
国际标准化比（INR）	<1.7	1.7~2.2	>2.2
胆红素（μmol/L）	<34	34~50	>50

续表

临床或生化指标	异常程度得分		
	1	2	3
胆红素（对原发性胆汁性肝硬化患者，μmol/L）	<69	69～170	>170
总分	A 级	B 级	C 级
	5～6	7～9	10～15
慢性肝病患者 1 年生存率	A 级	B 级	C 级
	84%	62%	42%

改编自 Bacon 等（2006）。

表 1.2　肝硬化的并发症

门脉高压症

　腹水

　静脉曲张

　　食道静脉曲张

　　胃底静脉曲张

　　直肠静脉曲张（痔）

　　腹壁静脉曲张（海蛇头）

　脾大

　　贫血

　　血小板减少

　　白细胞减少

　门-肺分流

　　血氧降低

肝功能衰竭

　凝血功能障碍

　血小板减少

　胆红素升高

　肝、肾衰竭

　肝性脑病

免疫系统功能障碍

低白蛋白血症

　水肿

皮肤色素沉着

肝臭

激素灭活减少

　男性乳腺发育

　睾丸萎缩

　脱发

　蜘蛛痣

　肝掌

　月经不调

　抗利尿激素和醛固酮增加

肝细胞癌

肝硬化可以分为小结节型和大结节型。小结节型肝硬化再生结节直径小于3mm，且分隔结节的纤维组织较薄。大结节型肝硬化结节直径通常大于3mm。然而结节可随时间的推移而增大，小结节型肝硬化也可转变为大结节型肝硬化。肝硬化通常根据其推测病因和组织学改变进行分类；肝硬化早期阶段可能会表现出原发病的特点，但是后期的组织学改变不能判断病因类型。

肝硬化可以导致许多健康问题（表1.2），其中部分由门静脉高压症——门静脉的压力增高所致。其形成机制复杂，至今尚未完全明确。由于肝血管结构改建，破坏了正常的血流通道，从而诱发门静脉压力升高。此外，激活的星状细胞产生的细胞内平滑肌肌动蛋白，对具有强大缩血管作用的内皮素的敏感性增加，使门静脉压力进一步升高。肝脏损伤也导致了对抗内皮素作用的血管舒张因子—氧化氮的合成减少（Groszmann et al.，2001）。这将导致星状细胞收缩，肝窦血流压力增加，逐渐发展为门脉高压症。

门脉高压症将导致体内一系列的变化。门脉高压使门静脉和体循环静脉之间的侧支开放，导致门体分流。其表现之一是食道、胃或直肠出现薄壁的曲张静脉。这些曲张静脉容易破裂导致致命的大出血（见第4章）。肝功能减低造成的凝血功能障碍将使上述并发症更加难以处理，第4章将详细叙述。

腹水是指腹腔产生的液体量远比正常多。严重腹水患者可因大量腹水造成腹部不适和呼吸困难。腹水的形成机制尚不完全清楚，第5章将介绍目前公认的学说。肝性脑病是严重肝脏疾病的另一表现，其发病机制尚未完全清楚，被认为与肝脏不能有效清除血液中的毒性物质有关，第 6 章将详细叙述。

　　肝纤维化和肝硬化患者可无症状，因为肝功能衰竭之前肝脏仍能保持其大部分功能。这具有重要临床意义，因为很多病例直到肝脏出现严重的结构损伤才出现临床症状。肝纤维化和肝硬化通常被认为是不可逆转的。然而有证据表明，肝纤维化至少在一定条件下是可逆的（Friedman，2003）。Airedale（2003）希望肝纤维化和肝硬化在将来是可以治疗的。

本章小结

　　本章总结了肝脏解剖与生理方面的重要知识，介绍了肝脏的正常结构及其复杂的生理功能，以及肝脏损伤如何发展为肝硬化。理解肝脏的功能有助于医务人员理解肝脏疾病如何通过许多不同的方式对人体造成影响，提高对肝病患者的卫生保健质量。

Chris Hill　著

黄元平　鞠桂萍　郭　洵　译

于　鸽　周　豪　金美善　牛俊奇　校

参考文献

Amitrano L, Guardascione MA, Brancaccio V, Balzano A (2002) Coagulation disorders in liver disease. *Seminars in Liver Disease* **22**(1):83–96

Bacon BR, O'Grady JG, Di Bisceglie AM, Lake JR (eds) (2006) *Comprehensive Clinical Hepatology*, 2nd edn. Mosby Elsevier, Philadelphia

Baynes JW, Dominiczak MH (2005) *Medical Biochemistry*, 2nd edn. Mosby Elsevier, Philadelphia

Friedman SL (2003) Liver fibrosis – from bench to bedside. *Journal of Hepatology* **38**:S38-S53

Groszmann RJ, Loureiro MR, Tsai M-H (2001) The biology of portal hypertension. In: Arias IM (ed) *The Liver: Biology and Pathobiology*, 4th edn. Lippincott Williams & Wilkins, London

Guangsheng G, Steer CJ (2006) Cellular biology of normal liver function. In: Bacon BR, O'Grady JG, Di Bisceglie AM, Lake JR (eds) *Comprehensive Clinical Hepatology*, 2nd edn. Mosby Elsevier, Philadelphia

Haubrich WS (2004) Kupffer of Kupffer cells. *Gastroenterology* **27**:16

Iredale JP (2003) Cirrhosis: new research provides a basis for rational and targeted treatments. *British Medical Journal* **327**:143–147

Kietzmann T, Jungermann K (1997) Metabolic zonation of liver parenchyma and its short-term and long-term regulation. In: Vidal-Vanaclocha F (ed) *Functional Hetererogeneity of Liver Tissue*. R.G. Landes Company, Austin

Li D, Friedman SL (2001) Hepatic stellate cells: morphology, function and regulation. In: Arias IM (ed) *The Liver: Biology and Pathobiology*, 4th edn. Lippincott Williams & Wilkins, London

Luxon BA (2006) Functions of the liver. In: Bacon BR, O'Grady JG, Di Bisceglie AM, Lake JR (eds) *Comprehensive Clinical Hepatology*, 2nd edn. Mosby Elsevier, Philadelphia

Matsumoto T, Kawakami M (1982) The unit-concept of hepatic parenchyma: a re-examination based on angioarchitectural studies. *Acta Pathologica Japonica* 32(suppl. 2):285–314

Pititsyn AA, Svonic S, Conrad SA, Scott LK, Mynatt RL, Gimble JM (2006) Circadian clocks are resounding in peripheral tissues. *PLoS Computational Biology* 2(3):e16

Rappaport AM, Borowy ZJ, Lougheed WM, Lotto WN (1954) Subdivision of hexagonal liver lobules into a structural and functional unit: role in hepatic physiology and pathology. *The Anatomical Record* 119(1):11–33

Reddy AB, Maywood ES, Karp NA, King VM, Inoue Y, Gonzalez FJ, Lilley KS, Kyriacou CP, Hastings MH (2007) Glucocorticoid signalling synchronizes the liver circadian transcriptome. *Hepatology* 45:1478–1488

Rudic RD, McNamara P, Curtis AM, Boston RC, Panda S, et al. (2004) BMAL1 and CLOCK, two essential components of the circadian clock, are involved in glucose homeostasis. *PLoS Computational Biology* 2(11):e377

Sherlock S, Dooley J (2002) *Diseases of the Liver and Biliary System*, 11th edn. Blackwell Publishing, Oxford

Tiniakos DG, Lee JA, Burt AD (1996) Innervation of the liver: morphology and function. *Liver* 16:151–160

Wisse E, van't Noordende JM, van der Meulen J, Deums WTh (1976) The pit cell: description of a new type of cell in rat liver sinusoids and peripheral blood. *Cell and Tissue Research* 173:423–443

第2章

肝脏功能评估及诊断手段

前言

本章从多方面论述了评估肝脏功能及诊断肝脏疾病的各种方法，为确保诊断准确，收集完整的病史、全面的体格检查、肝脏功能评估及进一步侵入性和非侵入性检查是必要的。高级和专科护士的核心职责是自主地进行决策，包括询问完整病史，进行体格检查及安排检查等（RCN，2002；McGee and Castledine，2004）。进行肝脏疾病诊断的关键是收集完整的病史，尤其是危险因素，并根据获得的信息安排相关的检测和诊断手段。

病史

收集完整病史对肝病患者是非常必要的，比如许多模糊的或不典型的症状可能有重要意义，但患者表现不易被发现，如嗜睡、瘙痒、精神萎靡等，这些症状可在高达60%的急性和慢性肝病患者中出现（Howdle，2006）。一个获取信息的重要方法是直接询问患者以发现可能的危险因素，但应注意避免一些敏感问题，患者可能会回避。病史记录时应注意保证其准确性，并突出需进一步询问的方面。许多患者可能有全身不适和疲倦症状，尤其是原发性胆汁性肝硬化、自身免疫性肝炎和病毒性肝炎的患者，这些症状通常会对患者的生活质量有不良影响（Howdle，2006）。

通常全科医师接诊的许多没有典型症状的肝病患者，常常没能被及时诊断或被转诊给胃肠病医生或肝病医生。比如，许多全科医师可能从未见过一例血

15

色素沉着症或原发性胆汁性肝硬化患者。

在收集信息时，应详细询问如下肝病的易患因素（Howdle，2006）：

- 病毒性肝炎——任何静脉吸毒史，无论时间远近（丙型肝炎病毒可能潜伏三十余年）。任何形式的共用注射器或吸毒用具、性生活史、性取向和血液透析等已知的高危因素。

- 饮酒史——包括精确的饮酒量、浓度、酒精类型及开始饮酒的年龄。应了解患者是否每日饮酒、或只在周末饮酒、或清晨起床即饮酒及最近一次饮酒时间。任何此前与饮酒相关的就诊、酒后驾车或有酒精性肝病的家族史也是有意义的。

- 仔细询问用药史——确认所有处方药、非处方药、中草药或毒品等，这些药物可以导致肝功检查结果异常。对于老年或意识模糊的患者，应联系其家庭医生以获得更准确的用药史，这是因为并非只有近期用药才能导致肝功异常。

- 既往史——以前出现过黄疸可能暗示有慢性病毒性肝炎，在英国和其他国家，有输血史可能会增加患乙型或丙型病毒性肝炎的风险。有溃疡性结肠炎的病史可能提示原发性硬化性胆管炎，有胆结石病史的患者还可能复发。既往胆道手术史也可能引起胆管狭窄。

- 家族史——可能提示肝脏疾病易患因素，例如遗传性血色病或威尔逊病都有家族遗传现象。过度饮酒或酒精性肝病家族史与基因遗传有关，因其对家庭造成的影响，常常是患者意识到可能是遗传性疾病。一些自身免疫性疾病患者的亲属可能有罹患自身免疫性肝病或类风湿性关节炎、甲状腺疾病等肝外自身免疫性疾病有关的亲属。如果母亲患乙型病毒性肝炎，那么乙肝病毒可以在围产期感染她的孩子。糖尿病家族史可能与非酒精性脂肪性肝炎（non-alcoholic steatohepatitis，NASH）、自身免疫性肝病或遗传性血色病相关。

- 职业——化工物质、毒素、工作环境或饲养动物等都可以导致肝脏疾病。甲型或戊型病毒性肝炎可能与近期出国旅行有关系。

肝脏疾病的体征

肝脏疾病的体征有很多，并随疾病的严重程度而不同（图2.1）。全身系统的体格检查可发现肝病的体征。视诊时可见肌肉萎缩、脂肪沉积消失以及皮肤变薄，这提示营养不良并反映肝病严重程度。黄疸、腹胀、下肢水肿等体征提示严重的肝病，肥胖者易患NASH，蜘蛛痣（图2.2，彩图2）常见于酗酒所致的肝硬化（Howdle，2006）。

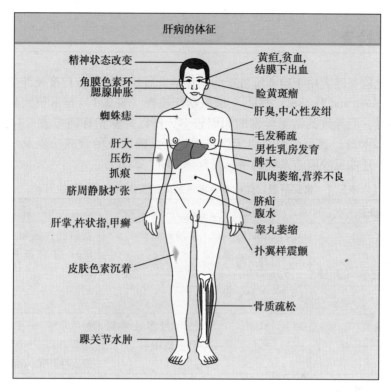

肝病的体征

精神状态改变

角膜色素环
腮腺肿胀

蜘蛛痣

肝大
压伤
抓痕

脐周静脉扩张

肝掌,杵状指,甲癣

皮肤色素沉着

踝关节水肿

黄疸,贫血,
结膜下出血

睑黄斑瘤

肝臭,中心性发绀

毛发稀疏
男性乳房发育
脾大
肌肉萎缩,营养不良

脐疝
腹水
睾丸萎缩
扑翼样震颤

骨质疏松

图2.1 肝病的体征

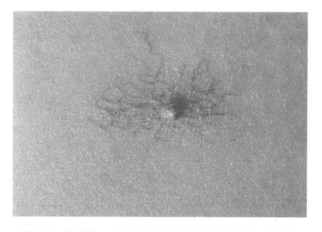

图2.2 蜘蛛痣。中央小动脉相当于蜘蛛身体,放射状
血管相当于蜘蛛腿。彩色图片请参阅彩图2

实验室检查

生化检查经常用于检测肝脏疾病、评估肝脏疾病的严重程度及评价治疗效果（Sherlock and Doolcy，2002）。肝脏功能检查（表 2.1）是肝脏疾病诊断的首选指标，但导致其结果异常的原因较多，所以异常指标需复查（Green and Flamm，2002）。典型的肝脏功能检查不仅能反映肝脏的合成功能及细胞损伤的程度，还能反映胆道系统的情况（Stonesifer，2004）。

表 2.1　常见肝脏功能检查参考值及肝脏疾病致肝功紊乱的因素

检查	参考值	异常的原因	相关肝病
总胆红素 结合胆红素（直接胆红素）	$< 17\mu$mol/L （0.3～1.0mg/dl） $< 5\mu$mol/L （0.1～0.3mg/dl）	肝清除减少	黄疸的诊断和严重 Gilberts 综合征的评估，溶血
碱性磷酸酶	35～115U/L	产生过多及渗漏到血清中	轻度升高——多种肝病 显著升高——胆汁淤积、浸润性肝病、酒精性肝炎
天冬氨酸氨基转移酶（AST/SGOT）	7～40U/L	从损伤的肝细胞中漏出	肝细胞疾病的早期诊断，疾病进展随访
丙氨酸氨基转移酶（ALT/SGPT）	3～30U/L	从损伤的肝细胞中漏出	酒精性肝病 ALT 低于 AST
γ-谷氨酰转移酶（GGT）	2～65U/L	产生过多及渗漏到血清中	诊断酗酒、胆汁淤积的标志物
5′-核苷酶	0～17U/L	产生过多及渗漏到血清中	轻度升高——多种肝病 显著升高——胆汁淤积、浸润性肝病、酒精性肝炎
白蛋白	35～54g/L	合成减少	评估肝脏合成功能
补充维生素 K 后的凝血酶原时间（PT）	12～16 秒	合成减少	评估肝脏功能损伤严重程度

反映肝细胞损伤的试验

丙氨酸氨基转移酶（alanine aminotransferase，ALT）和天冬氨酸氨基转移酶（aspartate animotransferase，AST）是最常用的反映肝脏损伤的标志物，转氨酶的结果可为医生提供进一步检查的线索（Johnson，1999；Stonesifer，2004）。Impcrial 和 Kccffc（2006）认为这些指标的升高程度对肝脏病诊断有提示作用。例如，肝硬化患者的 AST 和 ALT 水平常轻度升高，而急性缺血患者或超急性肝损伤患者中转氨酶升高是最显著的，例如扑热息痛（对乙酰氨基酚）导致的肝毒性（Johnson，1999）。

另外，AST 与 ALT 的比值对诊断亦有指导作用。AST∶ALT 值为 2∶1 提示酒精相关性肝病，部分源于维生素 B_6 消耗（Johnson，1999；Imperial and Keeffe 2006）。

- ALT（参考范围 3 ~ 30U/L）是肝脏细胞产生的一种酶，并且是肝脏损伤最敏感的标志物。肝脏细胞存在炎症或坏死时 ALT 就会升高。当细胞受到损伤时，ALT 就会释放到血液中，导致血清浓度升高。任何形式的肝细胞损害都能引起 ALT 水平的升高。

- AST（参考范围 7 ~ 40U/L）。该酶同样能反映肝细胞损伤，但对肝脏疾病特异性较低。AST 可能会在其他情况下升高，如心肌梗死。虽然 AST 对肝脏的特异性低于 ALT，但医生在评估肝酶异常的原因时，ALT 和 AST 的比值是有意义的，例如在酒精相关性肝病中 ALT 低于 AST。

诊断胆汁淤积肝病的试验

通常诊断胆汁淤积的试验是碱性磷酸酶（alkaline phosphatase，ALP）和 γ- 谷氨酰转移酶（gammaglutamyl transpeptidase，GGT），在胆道梗阻或肝内胆汁淤积几天后，90% 的患者会出现这两种酶的升高（Johnson，1999；Imperial and Keeffe，2006）：

- ALP（参考范围 35 ~ 115U/L）是一种与胆道相关的酶，亦见于骨和胎盘中，因此缺乏特异性。肾脏或肠道的损伤也可以导致 ALP 升高。如果 ALP 升高应该考虑到胆道的损伤或炎症。但是，必须排除其他病因，这可以通过检测同工酶来实现。评估 ALP 升高原因最常用的方法是检测 GGT 是否升高或其他的肝脏功能检查是否正常（例如胆红素）。由于 ALP 的半衰期为 17 天，因此在胆管梗阻解除一周后血清水平仍然升高（Martin and Friedman，2004）。原发性胆汁性肝硬化、酒精性肝炎、原发性硬化性胆管炎及胆总管结石时 ALP 也可能会升高。

- GGT（参考范围 2 ~ 65U/L）也是在胆管合成。但它对肝脏或胆管的特异性不高，在其他疾病中也可升高，如肾衰竭、心肌梗死和胰腺炎等。GGT 升高可以证实 ALP 升高是肝源性的（Martin and Friedman，2004；Imperial and

Keeffe，2006）。服用苯妥英钠等药物以及一天三杯以上的饮酒都可以导致GGT升高。但由于GGT的半衰期为26天，所以用它来作为是否饮酒的标志作用是有限的（Martin and Friedman，2004）。

- 5′-核苷酶（参考范围0～17U/L）在肝损伤时比ALP和GGT更加特异，与肝胆系统损伤的关系也更密切（Stonesifer，2004）。该酶是儿童和孕妇肝病诊断的重要指标。

反映合成功能的试验

- 胆红素（总胆红素参考范围<17μmol/L）。胆红素来源于红细胞释放的血红蛋白的酶降解产物。非结合胆红素与肝细胞葡萄糖醛酸结合后水溶性增加，进而排泄到胆汁中（Johnson，1999）。更详细的胆红素代谢途径将在第三章描述。胆红素水平超过35～50μmol/L就会出现黄疸。胆红素的测定通常以总胆红素的形式报告，代表结合性胆红素和非结合性胆红素总的水平。胆红素的其他实验室检测方法特异性更高，而且能辨别出是何种胆红素升高。这可以用来鉴别高胆红素血症的病因。血清直接胆红素对应结合胆红素的水平，间接血红素对应游离胆红素的水平（数值等于总胆红素值减去结合胆红素值）（Martin and Friedman，2004）。高胆红素血症的不同病因及黄疸的处理将在第三章讨论。

- 白蛋白（参考范围35～54g/L）是肝脏合成的诸多蛋白的一种，占血清蛋白质的65%（Martin and Friedman，2004）。白蛋白的半衰期是21天，所以血清白蛋白浓度对蛋白质合成的变化不够灵敏（Johnson，1999）。在慢性肝脏疾病中白蛋白会降低（低白蛋白血症），反映肝脏合成功能降低（正常每天合成12～15g）。低白蛋白血症提示肝硬化，并可反映慢性肝脏疾病的损伤程度。因此白蛋白作为评价肝硬化严重程度的Childs-Pugh分级的标准之一（见第1章）。急性肝衰竭起病急，而白蛋白的半衰期长，因此低蛋白血症较少见。前白蛋白检测是一种更敏感的手段，因其半衰期较短，只有1.9天（Imperial and Keeffe，2006）。应谨慎使用低白蛋白血症诊断肝脏疾病，因其并非肝脏疾病特有，也可见于营养不良、急性胰腺炎、慢性炎症或者经肾小球或胃肠道丢失（Martin and Friedman，2004）。

- 凝血酶原时间（prothrombin time，PT）（参考范围12～16秒）、国际标准化比值（international normalized ratio，INR）（参考范围0.9～1.21）。除凝血因子Ⅷ（由内皮细胞合成）以外的所有凝血因子都由肝细胞合成。但PT在肝脏合成功能下降80%以上才会出现异常，因此肝硬化患者的PT可能是正常的。营养不良可影响PT，因为凝血因子Ⅱ、Ⅶ和Ⅹ的合成依赖维生素K。因此 PT 不能作为慢性肝脏疾病的敏感指标（Imperial and Keeffe，2006）。PT 的延长是否由维生素 K 缺乏所致，可在给予维生素 K（10mg）三天后检测。PT 改善 30% 或在 24 小时内恢复正常，提示肝功能正常（Stonesifer，2004）。PT 最常用于酒精性肝炎和急性肝衰竭，而且对于需行紧急肝移植的急性肝衰竭（acute liver failure，ALF）患者，PT 是预后评估标准的一部分（见第 13 章）。在英国，INR 因其标准化赋值所以在肝衰竭时被广泛用来评估肝脏功能。在法国，凝血因子 V 的应用越来越广泛。对于不能行肝移植的患者，INR 升高、凝血因子 V 低于参考值的 20%，则提示预后不良（Gopal and Rosen，2000）。

● 血氨（参考范围 8.8～26.4μmol/L）。高氨血症常见于肝脏功能低下的肝病患者。目前公认慢性肝脏疾病患者血氨水平和肝性脑病程度没有必然联系，这是因为脑氨浓度显著高于血氨（Johnson，1999）。由于高氨血症（>88μmol/L）可引起脑水肿和小脑疝形成，所以 ALF 患者血氨测定愈加重要（Clemmesen et al.，1999）。因肌肉氨基酸代谢可导致静脉氨浓度偏高，故动脉血样本比静脉血更精确（Johnson，1999）。

其他用于肝脏疾病的实验室检查

免疫球蛋白由淋巴细胞合成，因此并不能直接反映肝脏功能。但是慢性肝脏患者的免疫球蛋白水平会升高，这很有可能是 Kupffer 细胞功能受损所致。Martin 和 Friedman（2004）认为这种升高可能提示隐匿性肝脏疾病：

● IgG 增高——自身免疫性肝炎
● IgM 增高——原发性胆汁性肝硬化
● IgA 增高——酒精性肝病

针对某种疾病更特异的检测会在相应章节中讨论，例如病毒性肝炎标志物、血浆铜蓝蛋白（威尔逊病）、铁蛋白（遗传性血色病）、α_1-抗胰蛋白酶（α_1-抗胰蛋白酶缺陷）及 α-甲胎蛋白等肿瘤标志物等。

诊断学

肝活检

1883 年 Paul Ehrlich 施行了首例肝穿刺活检（Sherlock and Dooley，2002），此后肝穿刺活检就成为确定血液检查怀疑的诊断的关键手段，而且被认为是评估肝脏疾病的金标准。

肝活检是取出肝内一小块组织,放在显微镜下观察并做出诊断,以评估细胞受损的数量以及治疗后是否改善,例如治疗肝移植患者的移植排斥反应。肝活检可使用不同途径来完成:经皮 [盲穿或经超声、计算机断层扫描 (CT) 或磁共振成像 (MRI) 引导],经颈静脉及手术/腹腔镜,所有这些将在下面进行讨论。

肝活检的适应证有多种 (表 2.2),而且随着肝纤维化无创检测仪等创伤更小的新技术的出现可能会有所改变。为减少抽样误差,一般需要取 1～4cm 长的组织,而且至少包含四个汇管区才能行组织学诊断。进行肝活检一周前,通常要测定 PT、INR 和血小板等血液检查来为肝活检做准备。应当进行血型检测,并保证血液分类且保存于适合血液存放的容器中。对要进行肝活组织检查的患者,医生有必要进行知情同意和核实患者资料卡 (BSG,2004)。患者是否应在肝活检之前做超声以排除任何解剖异常,以及无法判定肝病类型的患者是否需做超声,仍需进一步探讨 (BSG,2004)。在检查前数天应停用阿司匹林和非甾体类抗炎药 (NSAIDS) 等药物。

表 2.2 肝活检适应证

慢性病毒性肝炎——乙型病毒性肝炎和丙型病毒性肝炎

高血清铁蛋白

可疑的铜代谢异常

原发性胆汁性肝硬化的分期

原发性硬化性胆管炎

酒精性疾病

自身免疫性肝炎

非酒精性肝病

肝脏的局灶性病变

原因不明的感染和发热

肝脏移植后

有时出于研究目的

肝活检的禁忌证见表 2.3。需要注意的是,这些危险因素是在 Menghini 技术、超声和经静脉途径应用以前在肝活检初期存在的。

表 2.3　肝活检禁忌证

禁忌证	影响及原因
患者不合作	活检针刺入时患者需安静，屏住呼吸。突然活动可能导致肝脏撕裂。可用咪达唑仑镇静
肝外胆管梗阻	一项研究报道有 2% 的患者出现严重胆道并发症，有 4% 的患者出现有临床意义的并发症。应仅在诊断不明确和患者获益高于风险时考虑肝活检
细菌性胆管炎	相对禁忌证，因会增加发生腹膜炎和脓毒症的危险
凝血指标异常	如凝血酶原时间在补充维生素 K 后仍延长 4 秒或以上（或 INR > 1.4）应考虑其他检查
	血小板水平在不同中心的要求不同，但一般原则是经皮活组织检查时应高于 $80 \times 10^9/L$（$8000/mm^3$）
腹水	难以取得活检样本因为腹水增大了腹壁和经皮到肝之间的距离。可行经颈静脉肝活检或在做肝活检之前放腹水
恶性肿瘤	出血发生率高于正常的 6 ~ 10 倍，所以这些患者不应该在门诊进行肝活检
肥胖	可能更难以诊断肝脏疾病，并应考虑超声引导下穿刺活检或经颈静脉穿刺活检
囊性病变	现代影像学手段更容易识别囊性病变，所以不必行肝活检
淀粉样变性	会增加出血和肝活检后死亡的风险
镰状细胞贫血	经皮穿刺会增加出血的危险，所以可行经颈静脉穿刺活检
心脏瓣膜病	应预防性使用抗生素以减少患败血症的危险

经皮肝穿刺活检

经皮肝穿刺活检可经三个不同的方式完成。这三个方式分别是盲穿、引导（超声/CT/MRI）或者穿刺后用明胶海绵胶或海绵条堵塞活检道。

肝活检最常用的体位是仰卧位，通常叩诊或超声界定肝脏边缘。清洁皮肤后，在穿刺部位的表皮和皮下行局部麻醉以减轻疼痛（Zaman et al.，2006）。在皮肤切一小口，引导活检针。活检在呼气末进行，患者需要屏住呼吸。活检步骤主要取决于穿刺针的种类（Grant and Neuberger，1999）。活检针最常用的两种类型是 Menghini 和 Tru-cut。

在肝活检过程中，患者可能会主诉整个上腹部有牵拉感，第一个 24 小时后患者可能会出现右侧疼痛，或从横膈膜到右肩放射性疼痛（Sherlock and Dooley，2002）。许多医生要求患者在肝脏活检后右侧卧位至少 2 小时；但该做法缺乏依据（Hyun and Beutal，2005）。

经皮肝穿刺活检后 2 小时应每 15 分钟测量脉搏和血压，之后 2 小时每半小时测量脉搏和血压，在此后 2 小时每小时测量脉搏和血压。术后观察、记录生命体征和卧床休息至少 6 小时。患者通常可以当天出院，因为大多数并发症出现在活检后 3 小时内。活检后的并发症很少但可致命，包括疼痛、腹腔内出血、胆道出血和败血症（Stonesifer，2004）。

经静脉（颈静脉）肝穿刺活检

Sherlock 和 Dooley（2002）提出经颈静脉肝活检的适应证如下：
- 凝血缺陷
- 移植前 ALF
- 大量腹水
- 肝脏缩小
- 测量肝静脉楔压
- 不合作的患者
- 肝脏移植后的住院患者

活检应在有视频透视设备和心脏监护仪的血管操作室内进行，这是因为导管进入右心房时有引起心律失常的风险（BSG，2004）。颈内静脉插管后，插入外鞘，使其穿过右心房进入腔静脉。将含活检针的导管插入肝静脉，经注射造影剂核实位置后，将穿刺针刺入肝脏取得活检组织（Grant and Neuberger，1999）。如果不能经颈静脉置管，则可选择股静脉操作。

经腹腔镜肝活检

该操作在直视下进行，适用于凝血异常的患者，如有出血可直接止血。经常用于不能经颈静脉肝组织活检及需要做组织学诊断制定治疗计划的患者，如存在局部病灶患者。同样，疑有肝脏疾病或肿瘤的患者可在手术时行肝活检。经腹腔镜肝活检的并发症包括剖腹手术自身的并发症（BSG，2004）。

超声瞬时弹性成像（Fibroscan）

由于其非侵入性，Fibroscan 更多用于代替肝活检进行肝纤维化分级（图 2.3）。Fibroscan 技术以测量组织弹性为基础。将探头垂直置于肝表面皮肤进行测量。利用超声测量剪切波在组织内的传播，传播速率与肝纤维化程度相关。测量 10 次后将结果平均以千帕表示。

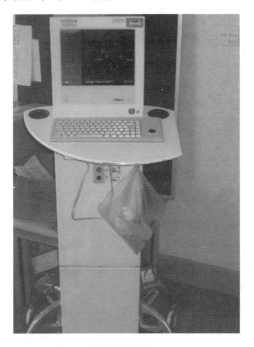

图 2.3 超声瞬时弹性成像（Fibroscan）

影像学

肝脏及其毗邻器官的影像学检查是肝脏疾病的首选诊断手段，而且日益精密的介入放射学手段在诊断和某些肝脏疾病的治疗上起着重要作用。本节将介绍现有的各种影像学手段，讨论这些技术的应用及局限性。

X 线片

X 线平片在检查肝脏疾病时有局限性（Beckingham and Ryder, 2001），腹部平片可能会显示：

- 胆结石——10% 的胆结石含有足够的钙使其能被发现
- 由于近期的介入治疗、手术或胆肠造瘘导致空气进入胆管
- 胰腺钙化
- 胆囊钙化（少见）

超声

超声检查快速、使用方便、普及率高、成本低、实时完成，而且具有无创性，所以是肝脏疾病早期的检查手段。超声利用探头在腹部探查，检测反射的超声束，可以发现1cm大小的病变（Martin and Friedman，2004）。正常肝脏回声相对均匀，超声检查可以观察胆囊、胆总管、胰腺、门静脉及其他肝内结构。超声检查的缺点是检查腹部时可能受到很多干扰，因此需要操作者经验丰富。一些组织会限制声波的穿透使图像不清楚，例如肠气、骨、脂肪组织等。

多普勒超声扫描显示血流方向和速度，因此可用来评估肝动脉和肝静脉是否通畅（Martin and Friedman，2004）。

计算机断层扫描（computed tomography，CT）

CT于1998年开始应用，工作时旋转患者周围的电离辐射源，利用X射线衰减程度的不同进行图像重建（Bieneman and Bisceglie，2006）。肝脏通过一系列相邻的横断面来显示，检查整个肝脏通常需要10～12个断面。除发现肿物外，CT还能提示是否存在肝硬化、门脉高压、血色病和脂肪肝。

使用对比剂可更精确的定位解剖部位。肝癌的患者常用碘化油，因碘化油可被肝癌细胞摄取和保留，从而可检测到小于5mm的肿瘤病灶（Sherlock and Dooley，2002；Martin and Friedman，2004）。

螺旋CT是改良的CT，在对比剂达到峰值时更快成像。多排CT更加先进，可在一次屏气中完成扫描，并能提供肝脏血管和胆管的三维结构图像（Martin and Friedman，2004）。

CT门静脉造影术是将造影剂注射到肠系膜上动脉，这可提高检测肝内病变的敏感性。据估计，CT门静脉造影术可检测75%的小于2cm的肝癌病灶，以及88%的原发性或转移性病灶。然而由于侵入性检查，所以仅用于拟行肝切除术的患者（Sherlock and Dooley，2002）。

CT的缺点是费用高、不便携带，造影剂会引起继发性肾功能不全，而且有辐射。

磁共振成像（magnetic resonance imaging，MRI）

磁共振成像是将患者置于磁场中，应用射频波扫描产生横断面图像。它的成像原理是基于人体各组织中质子的磁性不同，以图像形式显现（Martin and Friedman，2004）。在肝脏疾病检查中，与CT相比，MRI在评估肝脏血流和肝脏铁的超负荷方面较好。MRI的优点是不需要对比剂即可显示血管或胆管（Sherlock and Dooley，2002）。缺点是花费高、不能携带而且不能用于体内有起搏器或金属装置的患者。

肝血管造影术

此方法在肝病诊断上的应用逐渐减少，但仍用于检查肿瘤的血液供应、明确出血部位并进行栓塞。

内窥镜检查将在第四章和具体肝脏疾病的相应章节中讨论。

并发症与思考

很多肝脏疾病检查需要采集血样或利用影像学手段，且并发症很少。肝活检等有创检查已进行了讨论。患者在接受检查时，护理应考虑的一个主要问题是患者的焦虑情绪。经常有这种情况，患者感到不适已有一段时间，而全科医生未能诊断，进而转诊到当地综合医院或专科医院，最终被诊断为少见的肝脏疾病，如原发性胆汁性肝硬化或自身免疫性肝炎。提供必要的支持和详实的检查信息有助于肝病患者就诊。

本章小结

本章总结了肝脏功能的评估方法及诊断、检测和治疗肝脏疾病时最常用的诊断手段。介绍了关键的查体和实验室检查，这些将在其他章节讨论具体肝脏疾病及其并发症时做进一步讨论。下面的病例举例说明了进行诊断的流程，以及进行愈加复杂的肝功能检查的重要性。

说明性案例研究

患者 54 岁，已婚，有二子，高级公务员。自述疲倦逐渐加重，且注意力不集中。无用药史，此前健康状况良好。一年 3 次出国度假，喜欢运动，每周饮酒 14 单位。其祖母因肝癌去世，但家庭其他人均无肝病史。全科医师的常规检查和血液检验显示高血糖，口服降糖药治疗 2 型糖尿病。在此后 6 个月内其血糖一直很高，且控制不善，并仍感觉到倦怠。医生提检了血清学检查，发现肝功能轻度异常，但未建议做进一步检查。戒酒 3 个月后复查肝脏功能，结果仍偏高。肝脏病医生发现其胆红素轻度升高为 23 μmol/L，AST 66U/L，ALT

134U/L，GGT 86U/L。血常规结果除了血小板低（133×10^9/L）其余都正常。血清铁蛋白4400μg/L（参考范围40~340μg/L），转铁蛋白饱和度105%（参考范围20%~40%）。虽然使用了最佳的口服药物，但血糖仍高。经皮穿刺肝活检显示肝硬化伴轻度炎症活动，且有符合血色病的显著铁质沉着。经过静脉放血术治疗和戒酒18个月后，铁蛋白降至222μg/L，转铁蛋白饱和度为78.2%。肝功能正常，血糖也在参考范围内，于是减少口服降糖药用量。该患者的儿子们和兄弟姐妹们做了血色病基因检测。其中一个儿子携带有血色病基因，为了预防重要脏器进一步受损，他现在开始定期做铁蛋白与肝功能检查。

Lynda Greenslade　著

张　敏　王伯莹　译

周　豪　杭　蕾　许建成　隋东明　牛俊奇　校

参考文献

Bacon BR, O'Grady JG, Di Bisceglie AM, Lake JR (eds) (2006) *Comprehensive Clinical Hepatology*, 2nd edn. Mosby Elsevier, Philadelphia

Beckingham IJ, Ryder SD (2001) ABC of diseases of liver, pancreas, and biliary system: Investigation of liver and biliary disease. *British Medical Journal* 322:33–36

Beineman BK, Bisceglie AM (2006) Imaging of the liver. In: Bacon, BR, O'Grady JG, Di Biscegile AM, Lake JR (eds) *Comprehensive Clinical Hepatology*, 2nd edn. Mosby Elsevier, Philadelphia

British Society of Gastroenterology (BSG) (2004) *Guidelines on the Use of Liver Biopsy in Clinical Practice*. Available at www.bsg.org.uk (accessed 11/02/08)

Clemmesen JO, Larsen FS, Kondrup J, Hansen BA, Ott P (1999) Cerebral herniation in patient with acute liver failure is correlated with arterial ammonia concentrations. *Hepatology* 29:648–653

Emery J, Rose P (2001) Hereditary haemochromatosis: never seen a case? Editorial. *British Journal of General Practice* 51(446):347–348

Gopal DV, Rosen HR (2000) Abnormal findings in liver function tests: interpreting the results to narrow the diagnosis and establish prognosis. *Postgraduate Medicine* 107(2):100–114

Grant A, Neuberger J (1999) Guidelines on the use of liver biopsy in clinical practice. *Gut* 45(suppl IV): IVl-IVll

Green RM, Flamm S (2002) AGA technical review on the evaluation of liver chemistry tests. *Gastroenterology* 123(4):1367–1384

Howdle PD (2006) History and physical examination. In: Bacon, BR, O'Grady JG, Di Biscegile AM, Lake JR (eds) *Comprehensive Clinical Hepatology*, 2nd edn. Mosby Elsevier, Philadelphia

Hyun CB, Beutal VJ (2005) Prospective trial of post liver biopsy recovery positions. Does positioning really matter? *Journal of Clinical Gastroenterology* **39**:328–332

Imperial JC, Keeffe EB (2006) Laboratory tests. In: Bacon, BR, O'Grady JG, Di Biscegile AM, Lake JR (eds) *Comprehensive Clinical Hepatology*, 2nd edn. Mosby Elsevier, Philadelphia

Johnson D (1999) Special considerations in interpreting liver function tests. *American Family Physician* **59**(8). Available at http://www.aafp.org/afp/990415ap/2223.html (accessed 10/02/08)

Martin P, Friedman LS (2004) Assessment of liver function and diagnostic studies. In: Friedman LS, Keefe EB (eds) *Handbook of Liver Disease*, 2nd edn. Churchill Livingstone, Philadelphia

McGee P, Castledine G (2004) *Advanced Nursing Practice*, 2nd edn. Blackwell Publishing, Oxford, p 10

Royal College of Nursing (2002) *Maxi Nurses: Nurses Working in Advanced and Extended Roles Promoting and Developing Patient-Centred Health Care*. Royal College of Nursing, London

Sherlock S, Dooley J (2002) *Diseases of the Liver and Biliary System*, 11th edn. Blackwell Publishing, Oxford

Stonesifer E (2004) Common laboratory and diagnostic testing in patients with gastrointestinal disease. *AACN Clinical Issue: Advanced Practice in Acute and Critical Care* **15**(4):582–594

Zaman A, Ingram K, Flora KD (2006) *Diagnostic Liver Biopsy*. eMedicine. Available at http://www.emedicine.com/med/topic2969.htm (accessed 09/08/06)

第 3 章

黄　疸

前言

本章将讨论黄疸，并探讨其治疗与护理的内容，同时还将回顾血红素形成胆红素和肠肝循环的病理生理过程。此外，我们还将讨论如何进行问诊、体格检查以及采集病史，并回顾一些特殊的疾病，包括胆囊疾病、妊娠肝内胆汁淤积症，以及药物如何能引起黄疸。

黄疸是肝胆疾病患者最常见的症状之一。当机体胆红素升高到一定水平时就会出现黄疸，使皮肤、巩膜和黏膜染色（图 3.1，彩图 3）。胆红素高于 $30\mu mol/L$ 被称为高胆红素血症。胆红素水平越高导致的黄疸越严重。通常胆红素水平超过 $50\mu mol/L$ 时才能被肉眼观察到（Lidofsky，2006）。黄疸可以通过一系列简单的检查确诊，其中包括病人的病史、体格检查和生化检查，但确定黄疸的病因可能需要进一步检查。

黄疸的分类

对于黄疸确切的分类目前尚无明确的共识。一些文献将黄疸分三类：肝前性黄疸、肝细胞性黄疸、肝后性黄疸（Beckingham and Ryder，2001）。另一些文献采用了不同的术语，例如：胆汁淤积性黄疸相当于肝后性黄疸（Sherlock and Dooley，2002）。胆汁淤积是指胆汁排出受阻，在用于黄疸分类时不应与胆汁淤积性肝病如原发性胆汁性肝硬化混为一谈。其他的命名建议是：将黄疸分为胆红素产生增加引起的黄疸以及肝胆排出胆红素减少引起的黄疸。后者进一

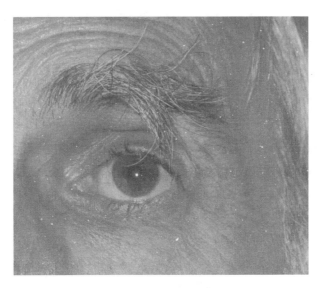

图 3.1　黄疸患者。彩色图片请参阅彩图 3

步分为单纯性胆红素代谢紊乱、肝脏疾病和胆道梗阻（Lidofsky，2006）。

肝前性黄疸

　　肝前性黄疸的发生是由于胆红素生成增加。有以下几种原因：溶血，如球形红细胞增多症、纯合子镰状细胞病或重型地中海贫血病（Beckingham and Ryder，2001）；无效造血（ineffective hematopoiesis）；血肿再吸收和大量输血（输血红细胞的寿命缩短）（Lidofsky，2006）。这些原因导致非结合胆红素的生成增加，生成速度超过了肝脏的结合能力，胆红素水平将会升高，但血清转氨酶和碱性磷酸酶水平正常（Sherlock and Dooley，2002）。

肝细胞性黄疸

　　这是由于肝细胞未能有效地将结合胆红素排出到胆小管内。由于基础疾病存在，血清转氨酶也往往升高（Sherlock and Dooley，2002）。最常见的肝细胞性黄疸是由病毒性肝炎、酒精相关性肝脏疾病、原发性胆汁性肝硬化、药物性黄疸和酒精性肝炎所致（Beckingham and Ryder，2001）。

肝后性黄疸或胆汁淤积性黄疸

　　这往往是由于胆道梗阻导致胆汁未能达到十二指肠引起。引起胆道梗阻最常见的病因是胆囊结石或胆总管结石，其他原因包括胆道狭窄、损伤、炎症、恶性肿瘤和外源性压迫，如胰腺癌。

胆红素的形成

为了能够理解黄疸，需要清楚了解血红素的代谢及胆红素的形成。胆红素是血红素的最终代谢产物。血红素经过一系列复杂的化学反应转化成胆红素。大部分血红素来自衰老红细胞（80%~85%）的降解，一小部分来自其他含血红素的蛋白质，如细胞色素 P450（图 3.2）。

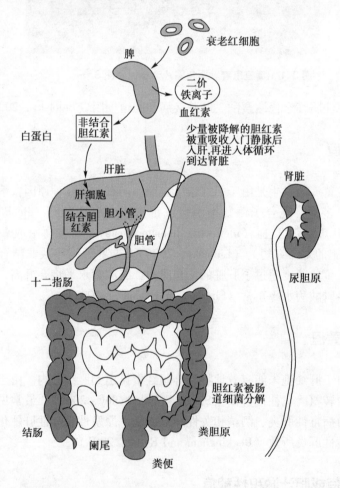

图 3.2　胆红素途径

第一个化学反应过程包括铁和一氧化碳从血红素分子中的释放，这需要血红素氧化酶的作用，发生在脾、肝和骨髓的巨噬细胞内。产生的铁部分回收利用，一氧化碳以碳氧血红蛋白的形式被携带经肺排出。在这个酶促反应过程中生成了胆绿素。

然后胆绿素在胞浆内胆绿素还原酶的作用下转换为胆红素。此时生成的胆红素为非结合胆红素。非结合胆红素有一种四吡咯化学结构，由于内部氢键效应，使之非常难溶于水。

因为不溶于水，非结合胆红素与白蛋白结合后在血浆中循环。之后非结合胆红素被肝细胞摄取。非结合胆红素被白蛋白分子释放，穿过肝细胞膜转运入肝细胞内。这一过程被认为是在有机阴离子转运多肽（organic anion transporting polypeptide，OATP）的帮助下完成的。之后非结合胆红素与连接蛋白、脂肪酸结合蛋白结合，穿过细胞质被运输至肝细胞内质网。连接蛋白是一种可溶性肝脏蛋白质，与胆红素及其他有机阴离子结合，在胆红素从血浆到肝脏的吸收、保留和流通中发挥了重要作用（Litwack et al.，1971；Listowsky et al.，1978）。

肝细胞将难溶于水的非结合胆红素转化成水溶性的结合胆红素，其中微粒体酶尿苷二磷酸葡萄糖醛酸转移酶（UGT）负责将胆红素转变为水溶性形式。结合胆红素转换成两种形式：单葡萄糖醛酸化胆红素（20%）和二葡萄糖醛酸化胆红素（80%）。如有大量溶血，单葡萄糖醛酸化胆红素的数量将会增加（Sherlock and Dooley，2002）。

结合胆红素具有水溶性，被肝细胞分泌到胆小管内，与其他许多物质形成胆汁。胆汁的形成是一个渗透过程，溶质被主动分泌到胆管中，然后利用渗透压吸引水分进入（Oude Elferink，2003）。胆汁的生成量相当大，成人每天可产生胆汁 400～800ml。

胆汁是绿色带苦味的液体，由胆红素、胆盐、胆固醇、磷脂、电解质和水组成。胆汁通过毛细胆管汇入到肝管，肝管在肝门处汇合形成肝总管。胆囊是储存胆汁的地方，在此浓缩和储备的胆汁是消化过程中不可缺少的部分。胆汁可不进入胆囊直接进入胆总管，并通过 Oddi 括约肌进入肠道。胆总管与胰管相邻，后者也被 Oddi 括约肌包绕。

胆汁的功能

胆汁有两个重要的功能，一个是排泄胆红素，前面已进行了介绍；另一个是帮助消化和吸收脂肪。胆汁本身不包含酶，但是含有胆盐，胆盐对于协助脂肪酶在十二指肠和小肠内溶解脂肪有重要作用。胆盐是肝细胞产生的胆固醇衍生物。胆固醇合成胆酸和鹅胆酸，也就是胆汁酸，它们与甘氨酸或牛磺酸结合后分泌，与离子结合形成胆盐（Kullak-Ublick et al.，2004）。通过胆盐输出泵（bile salt export pump，BSEP）转运出肝细胞。胆盐的结构使其具有乳化脂肪的功能：一侧是亲脂性分子，另一侧具有亲水性。它们通过将脂肪变成微滴而乳化脂肪，增大其表面积，从而促进脂肪酶对脂肪的消化。乳化脂肪对于脂溶性维生素 A、维生素 D、维生素 E 和维生素 K 的释放有重大意义。90% 的胆盐在回肠被重吸收，然后返回肝脏被再循环和再利用，这样的循环每天达到 6 至 10 次（Jansen and Sturm，2003）。

一旦胆红素作为胆汁的一部分进入肠道，将在细菌的作用下发生一些变化。细菌的 β-葡萄糖醛酸酶在回肠末端和结肠使胆红素转化成为尿胆原。一些尿胆原被小肠再次吸收，并经门静脉被吸收到肝脏内。大部分尿胆原被排入胆汁，但是一部分进入体循环，通过肾脏排出。未被吸收的尿胆原称为粪胆原，它们继续留在肠道，然后转变为粪胆素，使粪便呈褐色。

胆红素代谢性疾病

胆红素代谢性疾病通常与基因缺陷引起的胆红素产生途径中断有关。多数疾病在婴儿期就呈现出慢性肝脏疾病的症状和体征，经过治疗多数存活到成年。有些疾病，如进行性家族性肝内胆汁淤积（progressive familial intrahepatic cholestasis，PFIC），为常染色体隐性遗传疾病，在儿童期可能就需要进行肝移植（Jansen and Sturm，2003）。高浓度胆红素对于体内的其他细胞是有毒性的。

Gilbert 综合征、Crigler-Najjar 综合征与 Dubin-Johnson 综合征可以引起高非结合或结合胆红素血症，被称为家族性非溶血性高胆红素血症。

Gilbert 综合征很少有临床表现，一般是通过生化筛查或是患者因恶心、呕吐等疾病导致饥饿状态时被发现。该病是一种良性疾病，在白种人中发病率为 10%，一般在青春期或之后被发现（Lidofsky，2006）。患者存在肝脏胆红素葡萄糖醛酸化功能部分缺失（Sherlock and Dooley，2002 年），这导致非结合胆红素水平升高，尤其是身体状况不佳时，但通常不超过 68μmol/L（Lidofsky，2006）。该病通常不需要治疗，但需要对病人进行教育引导，消除他们的担忧。

Crigler-Najjar 综合征 I 型和 II 型也和高非结合胆红素血症有关。I 型会产生大量的非结合胆红素，超过 340μmol/L，在新生儿时期可穿过血脑屏障，进入基底神经节，导致婴儿脑核黄疸（Lidofsky，2006）。由于婴儿缺乏胆红素结合所必需的酶，即使选择肝移植，仍然有许多病人死亡或遭受不可逆转的脑部损伤。

Crigler-Najjar 综合征 II 型患者的高非结合胆红素血症较轻，可使用苯巴比妥和光线疗法控制。患者可以接受每天多达 16 个小时的光疗，以防止胆红素达到有害水平。

Dubin-Johnson 综合征与高结合胆红素血症有关，不损害肝脏功能，但会导致黄疸。该病相对少见，虽然据报道在伊朗犹太人中发病率较高 (Sherlock and Dooley，2002)。这些患者的肝脏活组织切片检查肝实质呈墨绿色。

体检及病史采集

黄疸患者会出现明显的皮肤巩膜黄染，但其他体征同样很重要，包括粪便呈陶土色和尿液呈深色。观察皮肤是否有搔抓痕、脱皮、淤青和出血。应当记录下来瘙痒程度和位置以及对病人生活质量的影响。黄疸病人可以出现的其他肝脏疾病的表现见表 3.1。

表 3.1 肝细胞性黄疸体征

急性	慢性	急性或慢性
营养状况良好	灰指甲/毛细血管扩张症	手掌红斑
肝大，质软	肌肉萎缩	淤青
	脾肿大	脾肿大
	腹水	
	外周性水肿	
	腋毛/阴毛减少	
	睾丸萎缩	
	肝大或缩小	

黄疸与瘙痒之间有密切联系。大量文献报道瘙痒不仅干扰日常生活，还可能导致患者生活质量的恶化、失眠，在某些情况下，无休止的瘙痒会导致自杀 (Jones and Bergasa，1996；Mela et al.，2003 年)。由于患者对瘙痒的耐受力不同，瘙痒在本质上具有主观性，因此不能客观地量化或评价 (Mela et al.，2003)，但主要的治疗目的是减轻瘙痒。关于瘙痒的进一步治疗和护理请参阅第 11 章。

黄疸患者常有明显的厌食。恶心、呕吐是胆结石的常见症状，特别是呕吐与胆道梗阻性疾病密切相关 (Howdle，2006)。

检查

很多不同的检查方法可以用来评估黄疸的严重程度和病因。

实验室检查

血液检测是为进一步检查提供基础的最简便低廉的方法：

● 血清胆红素能反映黄疸的程度和严重性。血清胆红素的升高提示胆红素产生增加、肝脏摄取和（或）结合胆红素减少或胆汁排出减少。正常范围的胆红素是 5 ~ 17μmol/L（Sherlock and Dooley，2002）。也分别计算结合和非结合胆红素的水平，称为胆红素分类检测，这对于患有胆红素代谢疾病的小儿和成人是非常有用的检测方法。

● 血清碱性磷酸酶（正常范围 35 ~ 115U/L）是一个反映胆道疾病的非常有用的指标。胆道损伤时，肝细胞合成碱性磷酸酶增加。胆汁酸浓度增加会促进碱性磷酸酶合成（Friedman and Keeffe，2004）。血清碱性磷酸酶的半衰期为17 天，因此胆道梗阻缓解后 1 周该酶的水平仍可能升高。

● 血清胆汁酸是一个不经常使用的检测指标。胆汁酸是在肝脏内由胆固醇合成的，胆汁酸与甘氨酸或牛磺酸结合后被排泄到胆汁中。胆汁酸升高是肝胆系统功能障碍的一个敏感指标。对妊娠肝内胆汁淤积症也有意义，胆汁酸水平高于40μmol/L 时发生胎儿并发症的风险升高（Friedman and Keeffe，2004）。

● 凝血酶原时间（prothrombin time，PT）或国际标准化比值（international normalized ratio，INR）对于黄疸病人非常重要，特别是由胆道梗阻引起的黄疸。PT 是维生素 K 依赖性检测指标。维生素 K 是脂溶性维生素，需要胆汁在肠道内乳化脂肪使其释放才能被吸收。胆道疾病患者由于缺乏维生素 K 常常出现 PT 异常。

影像学和内镜探查

● 超声对于检查肝外胆道非常有用，也可提示肝内胆管扩张。超声可发现胆囊结石，但难以观察到胆总管结石（Lidofsky，2006）。

● 也可进行计算机断层扫描（CT）检查，尤其是增强 CT。这项检查对于肥胖患者和胆管被气体干扰的患者非常有用（Lidofsky，2006）。

● 超声内镜（endoscopic ulrasonography，EUS）（图 3.3），是将超声探头

安装在内窥镜上进行检查的一种技术，可透过食道壁或胃壁检查肝脏和胆道。结果表明超声内镜诊断胆道结石或狭窄可与磁共振胰胆管造影（magnetic resonance cholangiopancreatography，MRCP）相媲美（Lidofsky，2006）。

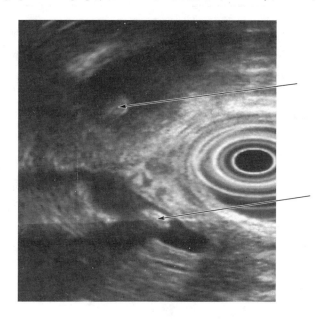

图 3.3　通过超声内镜发现的胆结石（箭头）

● 内镜下逆行胰胆管造影术（endoscopic retrograde cholangiopancreatography，ERCP）可直接清晰地显示胆道。ERCP 对胆道梗阻的诊断非常准确，并可同时进行活检和刷片细胞学检查。可通过 ERCP 放置胆道支架解除梗阻，并可行内镜下乳头肌切开术取石术。

● 经皮肝穿刺胆道造影（percutaneous transhepatic cholangiography，PTC）是一种侵入性检查，使用不透光的造影剂进行胆道成像。将穿刺针穿过皮肤进入肝脏实质，并寻找路径插入胆管中。该检查方法的另一个重要特征是能够进行肝内支架置入或进行胆道外引流。虽然胆道引流时病人感染风险增加，但胆道引流对于胆道系统解压有很好的辅助作用。如果肝内胆管没有扩张，PTC 在技术上将比较困难（Lidofsky，2006）。

● MRCP 是一种新型的胆道系统显像诊断方法。它具有非侵入性且无需造影剂的优点，但价格和普及率不高是阻碍其应用的因素。Vaishali 等（2004）发现 MRCP 对诊断梗阻性黄疸具有高度准确性。

　　上述检查方法可以帮助诊断黄疸的严重程度和病因，也是指导进一步治疗的依据。胆汁淤积性黄疸可以通过 ERCP 或 PTC 的干预得到缓解。

吸收不良

胆汁流出不畅有引起脂肪吸收不良的风险，表现为脂肪泻。此外，脂溶性维生素吸收不良将引发神经系统和视力损伤（维生素 A 和维生素 E）、骨密度减低（维生素 D）和凝血障碍（维生素 K）。第 14 章将进一步讨论。

维生素 K 的功能

维生素 K 是凝血因子 II、VII、IX 和 X 合成的辅助因子。明确凝血障碍是否由肝功能减退、胆汁淤积或胆道梗阻引起是非常重要的。补充维生素 K 对鉴别病因是必要的。静脉给药可以区分凝血障碍是由凝血因子合成不足所致，还是由胆汁淤积、胆道梗阻所致。给药后 24 小时内 PT 改善 >30% 提示为胆汁淤积或胆道梗阻引起的凝血障碍（Luxon，2006 年）。对于维生素 K 的用量和用药次数目前尚未达成一致。

胆囊疾病

在过去的 50 年中，由于人口老龄化、饮食改变和肥胖人口增多，胆结石已日渐普遍（Bateson，1999 年）。性别与种族也有一定影响，女性、土著美国人和西班牙裔美国人更容易患胆结石。

胆结石有两种主要类型，胆固醇结石和胆色素结石。胆固醇结石是由于可溶性胆固醇无法溶解而沉淀，进而形成结晶（Johnson，2001 年）。胆色素结石由胆红素钙和其他物质形成，呈黑色或褐色。黑色结石通常只在胆囊，而褐色结石往往存在于胆管，与胆汁淤积和感染有关（Friddman and Keeffe，2004）。有些患者这两种类型的结石都有。腹平片可发现 15% 的胆结石，但多数（95%）是通过超声检查出来的（Johnson，2001）。

多数胆结石病人无临床症状，在这种情况下不建议治疗。胆结石导致疼痛的位置通常是在右上腹或上腹部，可向周围放射或穿透到背部或累及右肩。疼痛轻重不一，常伴有恶心，多持续 3~4 小时，也可长至 6~8 小时（Malet，2004）。超过 12 小时的剧烈疼痛则应怀疑急性胆囊炎。

胆结石出现症状时需要治疗，可以选择胆囊切除术，通常采用腹腔镜胆囊切除术。有些患者仍需要进行开腹胆囊切除术，但这种方法的应用已经大大减少，因为腹腔镜胆囊切除术治疗具有康复快、恢复时间短、创伤小等优点（Johnson，2001）。

胆囊癌非常罕见，疾病发展到晚期之前通常无症状，因此很难被发现。晚期症状包括体重减轻、贫血、持续呕吐及右上腹肿块等（Johnson，2001）。

药物性黄疸

许多药物可能会造成肝脏损害，伴有或不伴有胆道损伤。这些药物包括处方药、草药等非处方药以及违禁药品（McCarthy and Wilkinson，1999）。一些药物会破坏胆管，导致胆管缺失或胆管消失综合征。其他药物能抑制胆盐输出泵的功能，以致胆盐在肝细胞内堆积，其毒性造成肝脏损伤（Kullak-Ublic et al.，2004）。胆汁淤积是疾病进展的一个关键因素。药物性黄疸症状可能相对较轻，在数月后可出现严重厌食、乏力和瘙痒（Geubel and Sempoux，2000）。第 15 章将进一步讨论。

妊娠肝内胆汁淤积症

妊娠肝内胆汁淤积症（intrahepatic cholestasis of pregnancy，ICP）通常影响妇女妊娠的最后三个月（80%），表现为手掌和足底瘙痒，有时可引起全身瘙痒。如果不及时治疗会引起胎儿窘迫，导致早产和死产（Kroumpouzos，2002）。增加产前监测和在第 36 ~ 37 周提前引产可降低胎儿死亡率（Van dyke，2006）。

雌激素和孕激素均在 ICP 中发挥作用。雌激素能阻止胆汁酸透过肝细胞膜（这就是为什么有些妇女口服避孕药会发生瘙痒症状）。孕激素的代谢产物能抑制肝葡萄糖醛酸转移酶，降低肝脏清除雌激素的能力，使雌激素作用更加明显（Kroumpouzos，2002）。这些症状会在生育后消失。第 16 章将进一步讨论。

其他

黄疸会影响个体心理健康。由周围公众的质疑带给黄疸者的耻辱感表明黄疸病人通常被不恰当地当做酗酒或是吸毒者。患者皮肤改变从淡黄色到深绿色轻重不等，加上瘙痒抓痕、凝血障碍引起的淤青和出血，这些身体形象的改变会使患者非常苦恼。

专业医护人员应该通过倾听、鼓励、交流和对病人的教育帮助患者应对这些变化。患者需要通过教育认识到抓挠可能导致皮肤完整性受损，有引起感染的危险。重要的一点是护士必须了解到病人想去抓痒是由于疾病所致。患者需要认识到避免受到创伤的重要性，因为可能导致更严重的淤青和出血。有关瘙痒症的卫生保健干预和治疗方案将在第11章进行讲述。

本章小结

本章主要阐述了黄疸的病因，介绍了胆红素的生成和排泄途径。黄疸是由肝脏或胆道受损所导致的，医护专业人员通过检查进行鉴别诊断，以便做出相应的治疗。黄疸不仅使患者饱受疾病痛苦，也使其因外观改变而变得脆弱。这给患者及其家人和朋友都带来苦恼。黄疸会伴随有瘙痒的出现，本章应与介绍瘙痒及其治疗的第11章共同阅读。

说明性案例研究

患者男性，45岁，因腹胀、食欲减退和轻度体重减轻2周到当地急诊科就诊，无发热、恶心、呕吐或排便习惯改变。无吸烟史，之前没有相关的病史或家族病史，只在社交时喝酒（约每周15单位）。当前未服用任何药物或中草药。体检发现轻度黄疸、腹水和脾肿大，严重下肢水肿，意识清楚，无肝性脑病的征象，也没有其他慢性肝病的表现。

表3.2　说明性案例研究化验结果

化验结果	正常范围	就诊时
胆红素（mmol/L）	5～17	61
血清白蛋白（g/L）	35～54	42
谷丙转氨酶（ALT）（U/L）	3～30	100
谷草转氨酶（AST）（U/L）	7～40	99
碱性磷酸酶（ALP）（U/L）	35～115	187
谷氨酰转肽酶（GGT）（U/L）	2～65	78
国际标准化比值（INR）	0.9～1.2	1.45
血小板（×10^9/L）	130～400	864
甲胎蛋白（μg/L）	<6.7	<1.0

初步实验室检查发现肝功能异常，国际标准化比值为 1.45，血小板计数升高，如表 3.2 所示。腹部超声扫描显示：中等量腹水，静脉血流正常，无肝内或肝外胆道扩张或胆结石，脾脏增大为 13.5cm。

超声引导腹腔穿刺检查排除自发性细菌性腹膜炎，中性粒细胞（PMN）<250mm^3、SAAG（血清白蛋白-腹水）梯度升高达 17g/L（血清白蛋白 42g/L-腹水白蛋白 25g/L）和高蛋白质（>2.0g/L），表明产生腹水的原因与门静脉高压有关（更多内容见第 5 章）。

通过病人的病史、体格检查、影像学检查和实验室化验结果，疑似 Budd-Chiari 综合征。腹部 CT 检查显示肝静脉闭塞，门静脉血流正常，该患者被确诊为 Budd-Chiari 综合征。

患者开始接受抗凝治疗，不久转入肝病中心准备接受进一步治疗，后成功进行肝脏移植。该患者 Budd-Chiari 综合征的病因是血液系统疾病。

Michelle Clayton　著

李福玮　刘　群　译

聂文博　许　芳　周　豪　李虹彦　牛俊奇　校

参考文献

Bateson M (1999) Gallbladder disease. *British Medical Journal* **318**:1745–1748

Beckingham IJ, Ryder S (2001) ABC of diseases of liver, pancreas, and biliary system: investigations of liver and biliary disease. *British Medical Journal* **322**:33–36

Friedman L, Keeffe E (2004) *Handbook of Liver Disease*, 2nd edn. Churchill Livingstone, Philadelphia

Geubel A, Sempoux C (2000) Drug and toxin-induced bile duct disorders. *Journal of Gastroenterology and Hepatology* **15**:1232–1238

Howdle P (2006) History and physical examination. In: Bacon BR, O'Grady JG, Di Bisceglie AM, Lake JR (eds) *Comprehensive Clinical Hepatology*, 2nd edn. Mosby Elsevier, Philadelphia

Jansen P, Sturm E (2003) Genetic cholestasis, causes and consequences for hepato-biliary transport. *Liver International* **23**:315–322

Johnson C (2001) ABC of the upper gastrointestinal tract: upper abdominal pain: gall bladder. *British Medical Journal* **323**:1170–1173

Jones E, Bergasa N (1996) Why do cholestatic patients itch? *Gut* **38**(5):644–645

Kroumpouzos G (2002) Intrahepatic cholestasis of pregnancy: what's new. *Journal of the European Academy of Dermatology and Venereology* **16**:316–318

Kullak-Ublick G, Steiger B, Meier P (2004) Enterohepatic bile salt transporters in normal physiology and liver disease. *Gastroenterology* **126**:322–342

Lidofsky S (2006) Jaundice. In: Bacon BR, O'Grady JG, Di Bisceglie AM, Lake JR (eds) *Comprehensive Clinical Hepatology*, 2nd edn. Mosby Elsevier, Philadelphia

Listowsky I, Gatmaitan Z, Arias I (1978) Ligandin retains and albumin loses bilirubin binding capacity in liver cytosol. *Proceedings of the National Academy of Science* 75(3):1213–1216

Litwack G, Ketterer B, Arias I (1971) Ligandin: a hepatic protein which bonds steroids, bilirubin, carcinogens and a number of exogenous organic anions. *Nature* 234:466–467

Luxon B (2006) Functions of the liver. In: Bacon BR, O'Grady JG, Di Bisceglie AM, Lake JR (eds) *Comprehensive Clinical Hepatology*, 2nd edn. Mosby Elsevier, Philadelphia

Malet PF (2004) Cholelithasis and cholecystitis. In Friedman L, Keeffe E (eds) *Handbook of Liver Disease*, 2nd edn. Churchill Livingstone, Philadelphia

McCarthy M, Wilkinson M (1999) Hepatology. *British Medical Journal* 318:1256–1259

Mela M, Mancuso A, Burroughs K (2003) Review article: pruritus in cholestatic and other liver disease. *Alimentary Pharmacology & Therapeutics* 17:857–870

Oude Elferink R (2003) Cholestasis. *Gut* 52(Suppl II):ii42–ii48

Sherlock S, Dooley J (2002) *The Liver and Biliary System*, 11th edn. Blackwell Publishing, Oxford

Travis SP, Ahmad T, Collier J, Steinhart AH (2005) *Pocket Consultant Gastroenterology*, 3rd edn. Blackwell Publishing, Oxford

Vaishali M, Agarwal A, Upadhyaya D, Chauhan V, Sharma O, Skukla V (2004) Magnetic resonance cholangiopancreatography in obstructive jaundice. *Journal of Clinical Gastroenterology* 38(10):887–890

Van Dyke R (2006) Liver diseases in pregnancy. In: Bacon BR, O'Grady JG, Di Bisceglie AM, Lake JR (eds) *Comprehensive Clinical Hepatology*, 2nd edn. Mosby Elsevier, Philadelphia

第 4 章

门脉高压症

前言

　　门脉高压症是肝硬化的一种重要并发症，它可导致静脉曲张的形成以及腹水和肝性脑病的发生。门脉高压症也是肝硬化引起的最严重的并发症——食管静脉曲张破裂出血的主要原因。本章将介绍肝脏疾病出现门脉高压症的基本病理生理学机制以及目前静脉曲张破裂出血的治疗方法。

定义

　　门脉高压症是指门静脉压力的增高。门静脉正常压力为 7mmHg，当压力高于 12mmHg 时，患者发生曲张静脉破裂出血的风险会明显增加。

病因

　　门静脉每分钟输送大约 1500ml 来自小肠、脾和结肠的血液到肝脏。这些血液经由肝窦进入肝静脉，最后汇入下腔静脉（inferior vena cava，IVC）和心脏。这一血流通路的任何障碍均会导致门脉高压症。肝硬化是引起门脉高压症的常见病因。除肝硬化外，其他肝内因素也可能导致门静脉血流受阻（如某些毒素、血吸虫病）。门脉高压症也可由肝外因素引起，例如门静脉血栓和门静脉受压（如肿瘤所致）。任何引起肝静脉压力增加的因素均可引起门静脉压力的增高，如缩窄性心包炎和肝静脉血栓形成（布-加综合征）也可导致门脉高压症。

并发症

血管曲张

门静脉压力的增加导致血液经其他通路由门静脉进入下腔静脉，这又被称为门-体侧支循环的形成（图4.1）。这些侧支循环包括食管静脉曲张、胃底静脉曲张、直肠静脉曲张、腹壁静脉曲张、脾肾静脉与腰静脉曲张。门脉高压症还会导致胃内小血管的充血（门脉高压性胃病），这是引起出血的一种少见原因。

腹水

门脉高压是导致腹水的病因之一（见第5章）。

门体性肝性脑病

存在门脉高压的患者，来自肠道的门静脉血流不经肝脏，而经由其他通路进入体循环和大脑，这是导致门体性肝性脑病发生的原因之一（详见第6章）。

临床特征

病史

上消化道出血是门脉高压症最常见的临床表现，主要表现为黑便或呕血。在询问病史时，我们应努力寻找引起门脉高压症的病因，包括有无静脉注射毒品史（过去或现在）、输血史、有无文身及饮酒史。

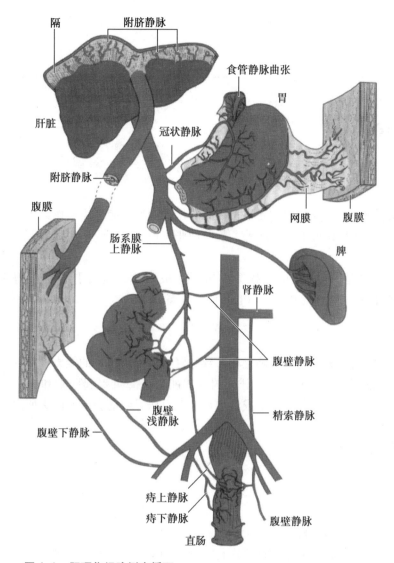

图 4.1　肝硬化门脉侧支循环

体格检查

患者可有慢性肝脏疾病特有的体征（见第 2 章）。此外，还可有腹壁静脉曲张（海蛇头征或水母头征），因为这是门体静脉侧支循环的位置。当升高的门脉压力引起脾脏内血液压力增加，从而导致脾脏充血、体积增大时，可触及到肿大的脾脏（脾肿大）。患者还可出现腹水（见上文）。

检查

血液检查

血液学

　　脾脏肿大可导致脾功能亢进，因此可出现全血细胞减少：血红蛋白、白细胞、血小板计数均可下降。此外，静脉曲张出血也是导致血红蛋白下降的一个原因。

　　肝脏合成功能降低可导致凝血因子合成减少，这会引起凝血酶原时间（PT）延长和国际标准化比值（INR）的升高。

生化学

　　血清生化学的变化与肝硬化相一致。肾脏清除自由水的能力下降或使用利尿剂会导致血清钠水平降低。肝脏的合成能力下降可引起尿素和白蛋白的降低。肌酐升高可由肝肾综合征或者出血后低血压导致的肾前性因素所致。

影像学检查

超声检查

　　腹部和肝脏超声检查可显示门脉高压症的征象。大多数存在门脉高压症的患者会出现脾肿大，通过超声可进行准确地测量。门静脉可出现扩张，多普勒超声检查还可发现门静脉血流减少。超声检查也是发现肝癌的有效手段，肝癌会使肝硬化的病情更加复杂化，并且通过侵犯门静脉导致门脉压力增加。

计算机断层扫描（CT）

　　CT 对门静脉阻塞和肝脏局灶性病变如肝癌的诊断优于超声，通过 CT 扫描可检测到腹膜后静脉曲张。

磁共振成像（MRI）

　　MRI 对肝癌和腹腔内血管曲张的诊断优于 CT。但是它需要患者长时间屏气，所以有些患者不能耐受该检查。

肝静脉造影术

肝静脉造影和压力的测定是诊断门脉高压的"金标准"。其方法是在 X 射线引导下将球囊导管经由颈内静脉或股静脉置于肝静脉内，注入对比剂后测量肝静脉的压力。球囊扩张后阻塞肝静脉，测得的压力（肝静脉楔压）即门静脉压力。肝静脉压力梯度（hepatic venous pressure gradient，HVPG）的计算方法是肝静脉楔压减去肝静脉压。HVPG 是评价门脉高压症严重程度的优异指标。HVPG < 12mmHg 提示发生曲张静脉出血的危险下降、门脉高压药物治疗反应良好和生存率提高。

内镜检查

门脉高压导致的很多改变可在内镜下观察到。内镜检查是评估食管静脉曲张的金标准（图 4.2，彩图 4）。门脉高压性胃病是由于胃壁内血管充血引起，导致黏膜呈现马赛克状表现。血管曲张可出现在食管、胃底、胃小弯和胃体部，所有这些部位都可发生破裂出血。食管静脉曲张按大小进行分级（1 级静脉曲张在内窥镜压迫时消失，2 级静脉曲张在内窥镜压迫时仍存在，3 级呈融合性）。内镜下其他征象（红斑、红色条痕）的出现也增加了出血的危险。

门脉高压中内镜的主要作用是治疗曲张静脉出血（见下文）。

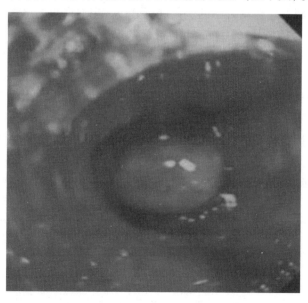

图 4.2　内镜下食管静脉曲张。彩色图片请参阅彩图 4

曲张静脉出血的处理

上消化道出血（upper gastrointestinal haemorrhage，UGIH）是一种常见的医疗急症，在英国每年每 10 万成人中有 50～170 人会发生（Blatchford et al.，1997）。据英国的统计，上消化道出血的死亡率为 14%，在老年患者或具有严重合并症的人群中死亡率更高（Rockall et al.，1995）。这些患者死亡率目前并没有下降，很可能与他们的年龄增长及合并症有关。消化道出血总体的死亡率为 11%，其中曲张静脉破裂出血患者的死亡高达 50%。70% 的食管静脉曲张出血患者会出现再次出血。

初步评估

患者的早期处理应包括出血严重程度的风险评估和液体复苏。表 4.1 显示了曲张静脉出血患者需要立即检查的项目。

复苏

需立即进行的治疗是对患者进行复苏（Jalan and Hayes，2000）。在大静脉内建立多个大口径的静脉通路（如 16 号的外周静脉导管插到肘窝）。出血的严重程度可根据血流动力学的变化进行分级，出血严重的患者一般表现为脉搏 >100 次/分，收缩压 <100mmHg，或血红蛋白 <100g/L。

最有效的复苏液体是配型相合的血液，其次是同型血、O 型血，最后是代血浆（如尿素交联明胶海脉素或含琥珀明胶）。多数曲张静脉出血的患者在等待配血时可通过代血浆进行复苏。对一些严重的曲张静脉出血患者，在进行交叉配血的时候可先输入 O 型血。对曲张静脉出血严重的患者进行中心静脉插管是必要的，因为曲张静脉出血的患者常合并全身脓毒症，其血压下降可能来自脓毒症而不是低血容量血症。大口径套管插入中心静脉也可用于快速补液（如导管插入股静脉快速补液）。

表 4.1　曲张静脉出血患者立即检查的项目

血液学

全血细胞计数

凝血功能检查

血型和交叉配型

生化

尿素和电解质

肝功能检查

血糖

胸部 X 线

心电图

动脉血气

确定肝硬化病因的其他血液学检查

丙型肝炎抗体

乙型肝炎表面抗原

血清铁蛋白

抗核抗体，抗线粒体抗体，抗平滑肌抗体，抗肝肾微粒体抗体

血清免疫球蛋白（IgG，IgM，IgA）

血清甲胎蛋白

血清 α_1-抗胰蛋白酶

血清铜蓝蛋白

曲张静脉出血的影像学检查

肝脏和门静脉的多普勒超声检查

对部分患者行增强 CT 检查

对部分患者行磁共振成像

对部分患者行肝门静脉造影

　　液体复苏应开始实施。呕血严重的患者可能需要气管插管，特别是在意识水平受损的情况下（例如肝性脑病），以预防肺误吸的发生。

内镜检查

　　在紧急或限期的情况下可采用内镜治疗。应用胃镜的时机要依据具体的情况而定，但液体复苏要优先进行。患者血流动力学稳定时可采用内镜检查，但对于出血严重的病例来说常常是不可能的。内镜检查会增加肺误吸的危险，尤其是大出血的患者。因此，在行胃镜检查之前，建立气道保护是必要的，尤其是在大呕血或由于脑病导致患者意识不清的情况下。如果可能的话，每间急诊

医院应该在非工作时间安排受过适当训练的医生值班（英国胃肠内镜协会，2002）。但是在英国所提供的急诊内镜检查存在很大差异，并在最近国家患者预后及死亡咨询委员会（National Confidential Enquiry into Patient Outcome and Death，NCEPOD）报告中指出，62% 的医院没有在工作时间外安排内镜医生值班。内镜检查可明确出血原因、危险分级及进行内镜下止血，从而可根据出血的原因选择相应的内镜治疗、药物治疗和外科治疗。

静脉曲张出血的死亡率与肝脏疾病的严重程度有关。Child-pugh 分级常用与评估肝脏疾病的严重程度及预测其死亡率（Jalan and Hayes，2000）。

急性曲张静脉出血的处理

内镜治疗

在内镜检查前，需对患者进行充分的复苏，使其呼吸循环系统稳定（见上文）。如果内镜在患者清醒时进行，应给予苯二氮䓬类（如咪达唑仑）进行镇静，有时也可选择阿片类（如芬太尼）。要动态监测其血氧饱和度、脉搏和血压，因为这些镇静剂有可能导致呼吸抑制和低血压。如果患者有任何心脏病史，要进行心电监护，常规给予吸氧。如果患者曾做过心脏瓣膜置换术，或有感染性心内膜炎病史的患者，检查前、后常规应用抗生素。内镜检查本身就有发生肺误吸的风险，尤其是对那些伴有活动性出血的患者更是如此。因此，为避免口腔内的血液被误吸，在操作之前充分的口腔清理是很有必要的。由于很多患者存在这种风险，应当考虑气管插管来保持呼吸道的通畅。

操作结束后，患者应被置于一个方便护理镇静患者的环境中使其苏醒。继续监测血氧饱和度、脉搏和血压，直到患者完全清醒。在整个检查和苏醒过程中，应备有苯二氮䓬类拮抗剂（氟马西尼）和阿片类药物拮抗剂（纳洛酮），以防患者出现应用镇静药物时出现呼吸抑制。

曲张静脉内镜治疗方法主要有内镜下曲张静脉套扎（endoscopic variceal band ligation，EVL）和内镜下硬化治疗。内镜下硬化治疗（endoscopic sclerotherapy，ES）是指在内镜下把硬化剂（如乙醇胺）注射到曲张静脉内。内镜下硬化治疗已经应用了几十年，但它的使用已在很大程度上被内镜下曲张静脉套扎所取代。内镜下曲张静脉套扎于 1988 年首次被报道，是用橡皮圈套扎曲张静脉。在内镜下放置专门吸引器，在内镜下曲张静脉被吸入然后套上橡皮圈（图4.3，彩图5）。随后的研究表明，无论是对急性出血的治疗（Lo et al.，1997），还是曲张静脉出血的二级预防中（Gimson et al.，1993），内镜下曲张静脉套扎都优于硬化剂治疗。内镜下曲张静脉套扎与内镜下硬化治疗相比，控制出血率较高，再出血率及并发症率较低。由于第一代技术需要外套管，而外套管的使用需要应用更高剂量镇静剂并可导致食道出血、血肿及穿孔，较新的多环皮圈连续套扎方法（Wong et al.，2000）更有优势。内镜下曲张静脉套扎和硬化治疗两种疗法的副作用是食管溃疡和狭窄的形成。因此，在内镜治疗曲张静脉后应常规给予质子泵抑制剂（如奥美拉唑）。

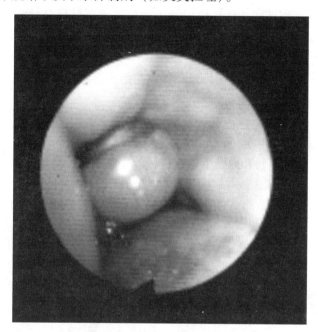

图 4.3 食管静脉曲张套扎。彩色图片请参阅彩图 5

大约 30% 的门脉高压症患者存在胃静脉曲张，因其内镜下硬化治疗或套扎止血比较困难，对内镜医生是一种挑战。最近研究使用组织黏合剂如 N-丁基-2-氰丙烯酸酯（Lo et al.，2001）和人凝血酶（Heneghan et al.，2002）注入胃曲张静脉控制早期出血的成功率很高。

药物治疗

特利加压素（terlipressin，tGLVP）、垂体后叶素（vasopressin，VP）、生长抑素（somatostatin，ST）和奥曲肽（octreotide，OT）都被证明能初步止血和减少早期再出血的发生。特利加压素是垂体后叶素的一种合成类似物，导致内脏血管收缩，减少门脉血流和曲张静脉压力。特利加压素可以降低死亡率，也是在英国唯一获准用于治疗曲张静脉出血的血管活性药物（Ioannou et al.，2003）。早期应用血管活性药物（Levacher et al.，1995；Nidegger et al.，2003）可带来更好治疗效果，因此在临床上怀疑有曲张静脉出血的患者应在进行内镜检查之前开始使用。应用血管活性药物的最佳治疗时间尚未确定，但许多研究证明要连续应用 5 天（de Franchis，2005）。由于特利加压素收缩血管的作用可引起包括小肠、外周血管和心肌缺血的副作用，因此在使用特利加压素前要进行心电（elctrocardiogram，ECG）检查并观察患者是否有小肠缺血（如腹痛）、心肌缺血（如胸痛）或外周血管缺血的症状和体征。

多个 meta 分析证明预防性应用抗生素可以降低肝硬化消化道出血患者的死亡率（Soares-Weiser et al.，2002）。因此喹诺酮类药物（如环丙沙星）或第三代头孢菌素应常规使用。

内镜联合药物治疗较单用内镜在提高初始止血成功率和降低再出血率上更有效（Banares et al.，2002）。

气囊压迫止血

由于血管活性药物和内镜下治疗良好的止血效果，导致气囊压迫止血的应用正逐渐减少（图 4.4）。最常用的是 Sengstaken-Blakemore 气囊管，它由胃囊、食道囊和胃管、食道管四个部分组成。管道经由口插至胃内，向胃囊注入

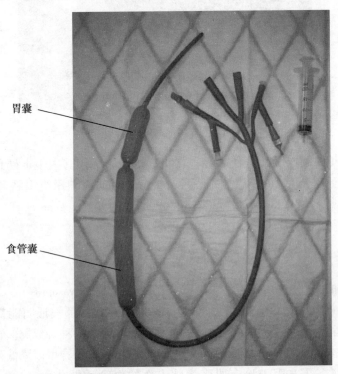

胃囊

食管囊

图 4.4　三腔二囊管

10% 的不透射线的对比剂 250ml 进行扩充。然后退出管路时，球囊紧贴在胃食管连接处而得到固定。由于重力牵引缺乏持续的牵引维持力，故已不被推荐。管路的位置可以通过 X 线进行检查，由于胃囊内有不透射线的对比剂很容易被观察到。确保球囊未在食管内扩充是非常重要的，因为这是引起食道穿孔的高危因素。由于容易导致食管黏膜坏死和食管穿孔，食道囊很少被充气，仅限于其他治疗措施难以控制出血的情况下。如果给予食道囊充气，应每隔 4 小时放气一次。

气囊压迫止血被认为是食管穿孔、食管黏膜坏死和肺误吸的危险因素，且患者比较痛苦。由于患者的不适，因此它通常被用于镇静或插管的患者。由于有发生食管穿孔的危险，最长使用不超过 24 小时。

虽然气囊压迫止血可暂时高效地控制活动性出血，一旦气囊放气，再出血率为 50%。该方法有导致食管破裂、溃疡和吸入性肺炎的风险，但对等待有效治疗的急性大出血患者仍是重要的临时处理措施（Jalan and Hayes，2000；de Franchis，2005）。

经颈静脉肝内门体分流术

经颈静脉肝内门体分流术（transjugular intrahepatic portosystemic shunt，TIPS）是一种以放射学的方法在肝内肝静脉和门静脉间置入自膨式金属支架，可直接形成肝静脉与门静脉的分流。这一方法通过减少曲张静脉血流量，可有效降低门脉压力。TIPS 在控制急性出血、降低再出血方面非常有效（Jalan and Hayes，2000）。然而，TIPS 有引起肝性脑病和分流管狭窄的危险，前者是因为从肠道吸收的血液直接进入循环系统，后者可通过使用新型的聚四氟乙烯覆膜支架减少再狭窄发生（Bureau et al.，2004）。目前，TIPS 仅用于药物治疗和内镜下治疗无效的曲张静脉出血用。

食管静脉曲张出血的二级预防

β - 受体阻滞剂

非选择性 β - 受体阻滞剂可降低心输出量，并导致内脏血管收缩从而降低门脉血流量和压力。β - 受体阻滞剂禁用于有哮喘的患者。应用 β - 受体阻滞剂的患者，应监测其脉搏和血压，目标脉搏为每分钟 50 次，或减少静息脉搏的25%。几个随机对照研究比较普萘洛尔或纳多洛尔与安慰剂的效果，结果显示：β - 受体阻滞剂能降低再出血和死亡率（Jalan and Hayes，2000）。

内镜治疗

比较内镜下硬化治疗与不治疗的早期研究结果显示：硬化治疗能减少再出血的发生。随后研究比较了内镜下曲张静脉套扎治疗与硬化治疗的效果，其结论是内镜下曲张静脉套扎治疗的再出血率及死亡率较低，并发症少（Gimson et al.，1993）。内镜下曲张静脉套扎治疗可反复进行，一般需间隔 2 周，直到曲张静脉彻底根除，如同时口服质子泵抑制剂，可预防溃疡的发生。

最近研究比较了 β-受体阻滞剂和内镜下曲张静脉套扎联合治疗与单独套扎治疗，结果表明联合治疗能减少再出血的发生（de la Pena et al.，2005）。

本章小结

曲张静脉出血是门脉高压的严重并发症，其死亡率很高。早期识别、液体复苏、药物治疗和并发症的预防是处理该肝硬化并发症的关键措施。在过去的几十年里，上述治疗措施的应用、连同药物治疗、重症监护和内镜治疗的进展使死亡率在不断下降。

说明性案例研究

一名 50 岁的中国男子因大量呕血入院。入院体格检查：轻度黄疸，多枚蜘蛛痣，脉搏 120 次/分，血压 120/80mmHg，无明显腹水或脾肿大，也无肝性脑病症状。血红蛋白 80g/L，国际标准化凝血酶原时间比值（INR）1.3，胆红素 60μmol/L，白蛋白 30g/L。

为患者置入两条粗的静脉导管（16 号），输入胶体液和血液进行液体复苏。完成基线心电图检查后，给予静脉滴注特利加压素和预防性应用环丙沙星。他被送入重症监护病房，30 分钟检测一次血压和脉搏、动态检测氧饱和度和心电图。

尽管进行了上述处理，患者仍出现再次大呕血，血压降至 80/40mmHg。因此医生给予气管插管保护气道和中央静脉插管迅速补液，输注患者 4 单位全血和新鲜冰冻血浆后，再次检测血红蛋白为 60g/L，INR 2.0。血压稳定在 120/80mmHg，脉搏 80 次/分。因此，患者转入重症监护病房进行上消化道胃镜检查。

胃镜检查发现有 4 个二级食管静脉曲张，其中有一个活动性出血，即时进行了胃镜下曲张静脉套扎术。在随后的 24 小时内，他没有再次出血，拔除气管插管并从重症监护病房转移到普通病房，持续应用特利加压素和环丙沙星 5 天。

入院后对该患者进行的肝炎血清学检查显示，其乙肝表面抗原阳性，HBV- DNA 水平高，AFP 30kU/L，超声扫描显示肝右叶有 5cm 血运丰富的肿块，增强 CT 扫描证实是一个 5cm 的肝细胞癌，没有门静脉受侵。

这一案例说明，关于处理曲张静脉出血患者有许多要点：首先根据其慢性肝病的特征性表现，可以快速判断出该患为肝硬化患者，从而及时应用特利加压素和抗生素；患者之后在重症监护病房中接受护理，早期的气管插管使发生再出血时预防肺误吸发生，使得内镜治疗和液体复苏可顺利进行；最后，对于肝硬化的原因及其合并肝细胞癌的确定是非常重要的，因为静脉曲张出血的患者死亡的主要原因是患者所患肝脏疾病的并发症，而非无法控制的出血。

Terence Wong　著

赵大辉　刘　群　译

聂文博　周　豪　温晓玉　李虹彦　牛俊奇　校

参考文献

Banares R, Albillos A, Rincon D, Alonso S, Gonzalez M, Ruiz-del-Arbol L, et al. (2002) Endoscopic treatment versus endoscopic plus pharmacologic treatment for acute variceal bleeding: a meta-analysis. *Hepatology* 35(3):609–615

Blatchford O, Davidson LA, Murray WR, Blatchford M, Pell J (1997) Acute upper gastrointestinal haemorrhage in west of Scotland: case ascertainment study. *British Medical Journal* 315(7107):510–514

British Society of Gastroenterology Endoscopy Committee (2002) Non-variceal upper gastrointestinal haemorrhage: guidelines. *Gut* 51(Suppl 4):iv1–6

Bureau C, Garcia-Pagan JC, Otal P, Pomier-Layrargues G, Chabbert V, Cortez C, et al. (2004) Improved clinical outcome using polytetrafluoroethylene-coated stents for TIPS: results of a randomized study. *Gastroenterology* 126(2):469–475

de Franchis R (2005) Evolving consensus in portal hypertension. Report of the Baveno IV consensus workshop on methodology of diagnosis and therapy in portal hypertension. *Journal of Hepatology* 43(1):167–176

de la Pena J, Brullet E, Sanchez-Hernandez E, Rivero M, Vergara M, Martin-Lorente JL, et al. (2005) Variceal ligation plus nadolol compared with ligation for prophylaxis of variceal rebleeding: a multicenter trial. *Hepatology* 41(3):572–578

Gimson AE, Ramage JK, Panos MZ, Hayllar K, Harrison PM, Williams R, et al. (1993) Randomised trial of variceal banding ligation versus injection sclerotherapy for bleeding oesophageal varices. *The Lancet* 342(8868):391–394

Heneghan MA, Byrne A, Harrison PM (2002) An open pilot study of the effects of a human fibrin glue for endoscopic treatment of patients with acute bleeding from gastric varices. *Gastrointestinal Endoscopy* 56(3):422–426

Ioannou G, Doust J, Rockey DC (2003) Terlipressin for acute esophageal variceal hemorrhage. *Cochrane Database of Systematic Reviews* (1):CD002147

Jalan R, Hayes PC (2000) UK guidelines on the management of variceal haemorrhage in cirrhotic patients. British Society of Gastroenterology. *Gut* 46(Suppl 3–4):III1–III15

Levacher S, Letoumelin P, Pateron D, Blaise M, Lapandry C, Pourriat JL (1995) Early administration of terlipressin plus glyceryl trinitrate to control active upper gastrointestinal bleeding in cirrhotic patients. *Lancet* 346(8979):865–868

Lo GH, Lai KH, Cheng JS, Chen MH, Chiang HT (2001) A prospective, randomized trial of butyl cyanoacrylate injection versus band ligation in the management of bleeding gastric varices. *Hepatology* 33(5):1060–1064

Lo GH, Lai KH, Cheng JS, Lin CK, Huang JS, Hsu PI, et al. (1997) Emergency banding ligation versus sclerotherapy for the control of active bleeding from esophageal varices. *Hepatology* 25(5):1101–1104

Nidegger D, Ragot S, Berthelemy P, Masliah C, Pilette C, Martin T, et al. (2003) Cirrhosis and bleeding: the need for very early management. *Journal of Hepatology* 39(4):509–514

Rockall TA, Logan RF, Devlin HB, Northfield TC (1995) Incidence of and mortality from acute upper gastrointestinal haemorrhage in the United Kingdom. Steering Committee and members of the National Audit of Acute Upper Gastrointestinal Haemorrhage. *British Medical Journal* 311(6999):222–226

Rockall TA, Logan RF, Devlin HB, Northfield TC (1996) Risk assessment after acute upper gastrointestinal haemorrhage. *Gut* 38(3):316–321

Soares-Weiser K, Brezis M, Tur-Kaspa R, Leibovici L (2002) Antibiotic prophylaxis for cirrhotic patients with gastrointestinal bleeding. *Cochrane Database of Systematic Reviews* (2):CD002907

Wong T, Pereira SP, McNair A, Harrison PM (2000) A prospective, randomized comparison of the ease and safety of variceal ligation using a multiband vs. a conventional ligation device. *Endoscopy* 32(12):931–934

第 5 章

腹水、自发性细菌性腹膜炎、低钠血症和肝肾综合征

前言

腹水是肝硬化最常见的并发症，标志着肝病从代偿期发展到失代偿期。如果不进行肝移植，失代偿期肝病患者 2 年死亡率将达到 50% （Fernandez-Esparrach et al.，2001）。患者可出现与腹水相关的其他并发症，如自发性细菌性腹膜炎（spontaneous bacterial peritonitis，SBP）、稀释性低钠血症及肝肾综合征，这些均提示预后不佳。本章我们将阐述腹水以及相关并发症的基本发病机制和目前的治疗及护理策略。

定义

腹水是指过量的细胞外液在腹腔内积聚，是肝硬化的主要并发症，肝硬化患者中约 50% 在 10 年内出现腹水（Gines et al.，1987）。肝硬化是引起腹水最常见的原因（85%），其他原因包括恶性肿瘤、心脏病、结核病、胰腺炎和其他罕见的因素等。

分级

腹水的分级是根据腹部膨隆程度及腹水量而确定的。1 级腹水是指少量的只有在超声下才能发现的腹水；2 级腹水是指中等量的、腹部呈对称性中度膨

隆的腹水；3级腹水是指大量腹水或严重腹水，具有明显的腹部膨隆（图5.1，彩图6）（Moore et al. ，2003）。

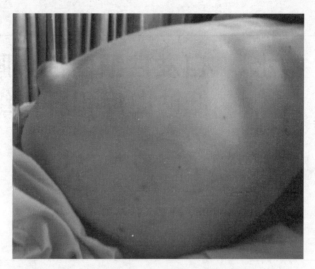

图5.1　高度腹水伴脐疝的患者。彩色图片请参阅彩图6

　　肝硬化腹水患者有5%～10%会出现顽固性腹水，国际腹水协会（the International Ascites Club，IAC）（表5.1）将顽固性腹水定义为腹水不能被消除或药物治疗不能预防的早期复发（Arroyo et al. ，1996）。

表5.1　国际腹水协会提出的顽固性腹水的诊断标准（Cardenas et al. ，2006）

■ 治疗时间——患者接受大剂量利尿剂治疗（螺内酯400mg/d和呋塞米160mg/d）至少连续7天，并控制每日饮食中钠盐摄入量＜80mmol

■ 缺乏治疗应答——平均每4天体重下降＜0.8kg，尿钠排出量低于钠的摄入量

■ 早期腹水复发：腹水消退后4周内再度出现2～3级腹水

■ 利尿剂诱发的并发症：

　　■ 利尿剂诱发的肝性脑病是指在无任何诱因的情况下发生的肝性脑病

　　■ 利尿剂引起的肾损害是指对治疗有反应的腹水患者血清肌酐升高1倍，达到176.8μmol/L（2mg/dl）

　　■ 利尿剂引起的低钠血症是指血清钠下降＞10mmol/L，＜125mmol/L

　　■ 利尿剂引起的低钾或高钾血症是指尽管采取了适当的治疗措施，血清钾水平仍＜3mmol/L或＞6mmol/L

腹水形成的发病机制

　　腹水形成的病理生理改变很复杂，已形成几种假说。然而最被广泛接受的解释钠潴留和腹水形成机制的理论是动脉血管扩张学说，见图 5.2（Schrier et al.，1988）。然而，目前认为在晚期肝硬化中出现的心输出量减少也参与了发病。

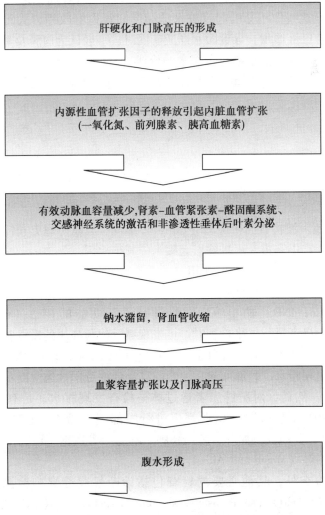

图 5.2　肝硬化腹水的发病机制。根据动脉血管扩张学说

根据动脉扩张学说，门脉高压（门静脉压力 >12mmHg）是引起侧支循环建立、门体分流和动脉血管扩张的始动因素（见第4章）。动脉血管扩张被认为是由一氧化氮、前列腺素和胰高血糖素等扩血管物质的大量产生所致。在肝硬化早期阶段，内脏动脉血管扩张程度较轻，对有效动脉血容量影响很小，可以通过增加血浆容量和心输出量维持在正常范围内（Schrier et al.，1988）。然而，在进展期肝硬化时，内脏血管扩张更加明显，导致有效动脉血容量减少，会增加对动脉和心肺受体的刺激作用，这些受体包括交感神经系统（sympathetic nervous system，SNS）、肾素-血管紧张素-醛固酮系统（renin-angiotensin-aldosterone system，RAAS）等，还会引起非渗透性血管加压素（精氨酸加压素）的分泌。这些作用会引起肾脏水钠潴留和肾血管收缩，从而使内脏毛细血管漏出的淋巴液增加，导致腹水形成。同时，一般认为腹膜及其控制液体进出的通透性的改变可能也参与了腹水的形成（Sherlock and Dooley，2002）。动脉扩张学说也可解释肝性肾衰竭和稀释性低钠血症的病理生理机制，这些将在本章节的后面讨论。

诊断

新发腹水的诊断是基于对病史的了解和对体格检查可疑的患者进行腹腔穿刺和（或）超声波检查而明确的（Runyon，2004）。即使病史和体格检查可明确存在肝硬化，仍需进一步排除引起腹水的其他原因。

由于肝硬化腹水患者可出现相关的并发症，所以应该进行肝功能、肾功能、全血细胞计数（full blood count，FBC）及国际标准化比值（international normalised ratio，INR）的检测，同时进行循环功能的评估（Gines et al.，2004a）。在对患者进行体格检查时，可发现提示门脉高压的慢性肝病体征，如蜘蛛痣、肝掌、脾大、腹壁静脉曲张、海蛇头（水母头）征和肝性脑病。如果怀疑患者出现腹水，腹部叩诊呈浊音或移动性浊音阳性通常提示腹水量至少在1.5L以上。然而，对肥胖患者通过体格检查发现腹水还是有一定难度的（Runyon，2004）。所有腹水患者都应进行腹部超声检查，它能检测到最少100ml的腹水，并能提供如肝、脾、胰腺、淋巴结等数据，还能排除门静脉血栓、肝细胞癌等（Moore and Aithal，2006）。

除上述检查外，其他必要的检查包括诊断性腹腔穿刺检测腹水蛋白、血清-腹水白蛋白梯度（serum ascites albumin gradient，SAAG）、中性粒细胞计数、腹水培养和淀粉酶（Moore and Aithal，2006）。进一步实验室检查的项目、检查结果及其意义如表5.2所示。

表 5.2　腹水的评估

诊断检测	结果和意义
腹水总蛋白（ascitic fluid total protein, AFTP）	渗出性腹水蛋白 >25d/L（2.5g/dl） 漏出性腹水蛋白 <25g/L（2.5g/dl） AFTP 浓度通常很低（<10g/L），占肝硬化患者的 60% 蛋白浓度 <10g/L，提示发展为 SBP 的风险较高和生存时间较短
腹水细胞计数	多形核白细胞（polymorphonuclear leucocyte, PMN）计数 ≥250 个/mm³ 可诊断为 SBP
血清-腹水白蛋白梯度（SAAG），计算方法：血清白蛋白浓度-腹水白蛋白浓度	梯度值 >11g/L（1.1g/dl）表明腹水与门脉高压相关，提示肝硬化 梯度值 <11g/L（1.1g/dl）表明非门脉高压引起的腹水，如恶性肿瘤、胰腺炎、结核病等 对门脉高压患者诊断的准确性达 97%
血培养瓶进行培养	检测革兰阳性和革兰阴性病原体
淀粉酶	胰源性腹水
细胞学	癌症 诊断腹膜癌的灵敏度高达 96.7%，但通常并不用于肝细胞癌的常规检查
抗酸涂片	提示结核性腹膜炎
葡萄糖	提示脓肿/腹膜炎
乳酸脱氢酶	提示脓肿/继发性腹膜炎

治疗

　　除了引起不适感和不必要的副作用外，腹水积聚还可严重影响患者的生活质量，这都可能反映在患者要求治疗的原因中（Angeli and Gatta，2005）。1 级腹水患者，通常不需要药物治疗，但仍然要限制钠盐的过量摄入，因为钠盐的过量摄入可导致正钠平衡和液体潴留（Cardenas and Gines，2005a）。中等量（2 级）或大量腹水（3 级）的初始治疗基于饮食控制和利尿剂。对于顽固性腹水的患者，处理方法主要包括大量穿刺放液、穿刺与利尿剂联合治疗（如果没有禁忌证）或经颈静脉肝内门体分流术（TIPS）。由于 2 年死亡率达 50%（Gines et al.，1987），腹水患者应进行肝移植手术可行性的评估。

限制钠盐摄入

限制钠盐摄入的原理是体内潴留的液体量取决于饮食中钠的摄入和尿钠排泄之间的平衡。因此，如果钠的排泄少于摄入，患者就会出现腹水积聚和水肿。同理，如果钠的排泄多于摄入，则腹水和水肿就会减轻（Arroyo et al.，2000）。典型的英国饮食中每天约含有 150mmol 钠，其中 15% 来自加入的食盐，70% 来自经过加工的食物（Moore and Aithal，2006）。将钠盐摄入限制过低，则患者依从性就会很差，同时还可加速蛋白质营养不良。因此，推荐每天90mmol（5.2g）的钠盐摄入量（Moore and Aithal，2006）。对所有将要进行或正在进行低盐饮食的患者来说，为患者、亲属及护理人员提供适合的饮食建议是必要的，这将在第 14 章进一步讨论。

利尿剂

利尿治疗的目标是缓慢而逐渐地增加尿量，而不产生任何副作用，尤其是脱水和肾前性肾衰竭。

利尿剂单药治疗首选药物是螺内酯。肝硬化腹水患者血浆醛固酮水平升高，在增加肾小管钠的重吸收方面起着重要作用（Cardenas et al.，2006）。螺内酯是一种醛固酮受体拮抗剂，主要作用在远端肾小管醛固酮敏感性钠通道上，起到利钠保钾的作用（Moore and Aithal，2006）。螺内酯的初始治疗剂量是 100～200mg/d，逐步增加剂量到最大剂量 400mg/d。螺内酯及其代谢产物半衰期较长（5～7 天），可以每日给药 1 次（Friedman and Keeffe，2004）。通常 75% 的患者在 48 小时内治疗有应答。该药主要的副作用是男性乳房发育，但是高钾血症、代谢性酸中毒及半衰期长也有报道（Runyon，2004）。阿米洛利等其他作用于远端肾小管的利尿剂效果不如螺内酯，仅用于螺内酯治疗出现严重副作用的患者（Cardenas et al.，2006）。

呋塞米等袢利尿剂通常被作为螺内酯的辅助治疗。初始治疗剂量为 20～40mg/d，直至增加到最大剂量 160mg/d。然而，呋塞米应谨慎使用，因其可引起过度利尿、低血容量、肾衰竭、低钠血症、低钾血症、肌肉痉挛和肝性脑病等副作用（Cardenas et al.，2006）。

利尿治疗的效果可通过体重下降、尿量、钠排泄量和体格检查进行评估（Gines et al.，2004a）。由于腹水的重吸收量限制在 700～900ml/d 以内，故没有外周水肿的患者体重下降的目标是 0.3～0.5kg/d，伴有外周水肿的患者目标是 0.8～1.0kg/d（直到外周水肿消失）（Cardenas et al.，2006）。如果体重下降超过这个速度，通常是以血管内的液体丢失为代价。

为使测量更精确，理想的测量方式是每天在早餐前进行，并且穿同样的衣服。利用体重表进行准确记录有助于绘制体重下降曲线和计算总下降水平（Sargent，2006）。每日进行体重测量的方法也适用于门诊患者，使用人体秤即可。医生应教育患者坚持每日进行记录，最后把记录带给门诊医生（Sherlock and Dooley，2002）。

应定期进行血清电解质、肌酐、尿素及肝功能监测。出院后的患者应每周到门诊检查，便于对治疗方案的调整。而对于病情稳定的患者，可每 4 周进行一次监测（Sherlock and Dooley，2002）。

治疗性腹腔穿刺术

大量或难治性腹水患者通常需要进行反复、大量腹腔穿刺放液（>5L）。多个大型临床试验研究证实反复、大量腹腔穿刺放液联合胶体液置换是一种快速、安全和有效的治疗方法（Moore and Aithal，2006）。难治性腹水患者平均每 2~4 周就要接受一次腹腔穿刺放液治疗，这种治疗也可以在门诊进行（Cardenas and Gines，2005a）。

腹腔穿刺放液术是利用一种特殊设计的腹腔穿刺针，严格遵循无菌操作原则进行。对于穿刺放液大于 5L 的患者，应按每放 1L 腹水静脉补给 6~8g 人血白蛋白的比例进行补充（例如：每放 2~3L 腹水就给予 100ml 20% 白蛋白）（Moore and Aithal，2006）。在开始进行大量腹腔放液之前，应记录患者生命体征。在治疗过程中，每 15~30 分钟记录一次生命体征，如果心血管系统稳定，可适当减少记录频率。严格监测和记录液体平衡情况并给予正确剂量的白蛋白替代治疗非常重要，因为有效血容量不足引起的循环功能障碍会导致低血容量、肾素-血管紧张素-醛固酮系统激活增加，以及肝性肾衰竭。同时还应观察患者是否出现其他并发症，如肝性脑病或感染等。然而，人血白蛋白并非唯一可选的胶体制剂，其他人工合成的血浆扩容剂也可使用，但维持血流动力学效果不如白蛋白（Cardenas et al.，2006）。对于穿刺导管留置的具体时间未形成一致意见，通常认为应在 4~6h 内尽早拔出，以减少感染危险。鼓励患者取侧卧位以减少腹水外漏，必要时对穿刺部位进行荷包缝合（Moore and Aithal，2006）。对发生持续渗漏的患者临时使用造瘘袋有助于维持皮肤的完整性。

经颈静脉肝内门体分流术（Transjugular intrahepatic portosystemic shunt，TIPS）

因为门静脉压力升高是腹水形成的主要机制之一，利用自动扩张的门体分流术降低门静脉压力被认为是一种治疗食管静脉曲张和难治性腹水的有效方法（Moore et al. , 2003）。在给予镇静药物或全身麻醉的状态下，将一根弹性金属支架在放射线的引导下经颈内静脉连接到肝静脉分支和门静脉（图 5.3）。这可引起门静脉压力下降，从而改善肾功能，并能通过减少肾素-血管紧张素-醛固酮系统激活和增加排钠量来促进腹水消退。对每月需要 3 次以上大量腹腔穿刺放液的难治性腹水患者，TIPS 是一种公认的治疗方法（Moore et al. , 2003）。

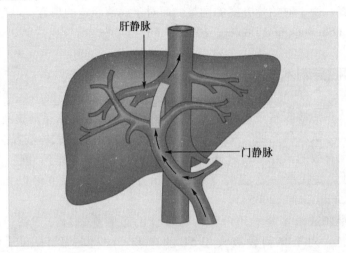

图 5.3　经颈静脉肝内门体分流术（TIPS）

对于难治性腹水患者，TIPS 是否优于反复、大量腹腔穿刺放液仍然存在争议。一项纳入了 5 个随机对照试验的系统评价对 TIPS 和腹腔穿刺放液进行了比较，结果显示 TIPS 在减轻腹水上更有效，但是两组在死亡率、消化道出血、感染和急性肾损害上没有统计学差异（Saab et al. , 2006）。TIPS 应用的主要禁忌证是已存在肝性脑病、年龄大于 70 岁、已存在心功能障碍和 Child-Pugh 评分 >12（Moore et al. , 2003）。

穿刺术后的急性并发症可由静脉镇静或全身麻醉、刺破肝包膜和肝内出血或出现穿刺部位周围血肿（Moore et al. , 2003）。TIPS 术后肝性脑病的发病率为 25% ~ 30%，支架狭窄或梗阻的发生率也很高（Sanyal et al. , 2003），尽管聚氨基甲酸乙酯支架可以降低这种风险。TIPS 术后 24 小时内应常规进行超声检查，并在术后 3、6、12 个月时评估支架是否通畅。

本章介绍的重点是腹水的治疗，但其继发性并发症如胸腔积液、心血管系统紊乱、外周和生殖器水肿、脐疝、活动能力下降和食欲不振可能进一步降低患者的生活质量和自理能力。这些患者的心理需求也很重要，但往往因优先满足医疗需求而受到忽视。腹水患者需要面对巨大的体型变化、自理能力的下降或丧失，并意识到健康状况恶化以及生存期缩短。因此，有必要为患者提供咨询或恰当的心理支持。如果酒精是引起肝病的原因，应建议患者戒酒并介绍到相应的医疗机构接受劝导或转诊治疗。

自发性细菌性腹膜炎

细菌感染是进展期肝病患者最严重的并发症之一（Cardenas and Gines，2005a）。10%~30% 的腹水患者可发生自发性细菌性腹膜炎（spontaneous bacterial peritonitis，SBP），其特点是在无任何腹腔内感染灶存在的情况下出现自发性的腹水感染（Gines et al.，2004a）。如能早期诊断和及时治疗，其死亡率可降至 20%（Garcia-Tsao，2001）。自发性细菌性腹膜炎的基本发病机制被认为是细菌从肠腔移位至淋巴结，继而发生菌血症和腹水感染（Gines et al.，2004a）。需氧革兰氏阴性细菌占感染的 72%，其中主要是大肠杆菌和肺炎克雷伯杆菌。革兰氏阳性需氧菌中最常见的为肺炎链球菌类。

虽然一些自发性细菌性腹膜炎的患者可无症状，但大量的患者会出现发热、轻度腹痛、呕吐或意识模糊等（Moore and Aithal，2006）。另外，当患者病情恶化，如出现肝性脑病、低血压、消化道出血或肾损害时，应该排除是否合并自发性细菌性腹膜炎（Moore et al.，2003）。

自发性细菌性腹膜炎诊断基于腹水的显微镜检查。腹水中多形核白细胞（polymorphonuclear，PMN）计数 >250 个/mm^3 即可诊断为自发性细菌性腹膜炎，开始应用广谱抗生素治疗（Gines et al.，2004a）。自发性细菌性腹膜炎患者腹水中的细菌浓度较低。因此，尽管应用了敏感的腹水培养方法，PMN 计数升高的自发性细菌性腹膜炎患者中，有 20%~40% 腹水培养结果为阴性（Cardenas et al.，2006）。尽管如此，仍建议在无菌条件下收集 10ml 腹水，直接注入厌氧和需氧菌培养基的培养瓶中进行培养。

自发性细菌性腹膜炎首选的治疗药物为头孢噻肟等无肾毒性的第三代头孢菌素或者喹诺酮类，用药疗程为 5 天，因为上述药物抗菌谱广、疗效好、副作用少。应用这些抗生素治疗时，自发性细菌性腹膜炎治愈率可达 90%（Cardenas et al.，2006）。但自发性细菌性腹膜炎一年内复发率为 40%~70%，所以自发性细菌性腹膜炎的所有患者都应考虑肝移植的可能性（Moore and Aithal，2006）。由于自发性细菌性腹膜炎的死亡率很高，建议长期预防性应用抗生素减少复发几率，但这也会引起抗生素耐药菌株的出现（Gines et al.，2004a）。

自发性细菌性腹膜炎患者如发生快速进展的 1 型肝肾综合征（hepatorenal syndrome，HRS），其死亡率高达 40%~78%（Fasolato et al，2007）。因为自发性细菌性腹膜炎的发病机制与循环功能障碍和循环容量不足有关，白蛋白

（诊断感染时给予 1.5g/kg，诊断 48 小时给予 1g/kg）联合抗生素治疗已被证实可将肝肾综合征的发病率由 30% 降至 10%（Moore and Aithal，2006）。

低钠血症

肝硬化稀释性低钠血症的定义为细胞外液容量增多，血清钠 < 130mmol/L。通常伴有腹水和（或）水肿（Cardenas and Gines，2005a）。低钠血症在肝硬化腹水住院患者中的发生率约为 30% ~ 35%，由利尿治疗或血液稀释所致。未使用利尿剂的患者发生稀释性低钠血症时生存率更低（Porcel et al，2002）。

稀释性低钠血症的发生是由于患者无法通过尿液将摄入的水分排出体外（Sherlock and Dooley，2002）。其基本发病机制是肝硬化门脉高压患者发生动脉扩张而导致动脉充盈不足，激活机体代偿系统，包括肾素-血管紧张素-醛固酮系统、交感神经系统和压力感受器受刺激后非渗透性释放精氨酸加压素（arginine vasopressin，AVP）。尿量取决于肾小管和集合管对水的重吸收，后者受精氨酸加压素直接控制。因此，肝硬化患者动脉扩张和充盈不足刺激压力感受器，引起抗利尿激素分泌过多，从而导致水潴留和腹水（Sherlock and Dooley，2002）。

对接受利尿治疗的患者，低钠血症的治疗主要取决于患者血清钠水平，包括限制每日液体摄入量在 1000ml 以内以及停用利尿剂。Moore 和 Aithal（2006）建议对于血清钠 > 126mmol/L 的患者，如果肾功能没有恶化，在利尿治疗期间也未发生恶化可不必限制水的摄入，并继续利尿治疗。如果患者血清钠水平在 121 ~ 125mmol/L 之间，治疗尚存在分歧，停用利尿剂和继续使用利尿剂均有支持者。然而，大多数专家一致认为如果血清钠水平 < 120mmol/L，应停止使用利尿剂。如果血清肌酐 > 150mol/L，提倡应用胶体液以保护肾功能（Moore and Aithal，2006）。对于已经发生低钠血症的患者强制限制液体摄入，防止体液总量进一步增加。然而，虽然液体限制可以预防血清钠水平进一步下降，但对于提高血清钠水平效果并不大（Cardenas and Gines，2005a）。

肝硬化稀释性低钠血症的药物治疗主要聚焦在精氨酸加压素抑制剂上（Cardenas and Gines，2005a）。血管加压素 2 受体拮抗剂用于低钠血症的利尿治疗的初期研究提示了良好的前景，在低剂量下很可能也是安全的。然而这些手段是否能改善死亡率和发病率尚不明确（Moore and Aithal，2006）。

肝硬化患者通常没有低钠血症的症状，除非当血清钠 < 110mmol/L，或当血清钠水平快速下降时（Runyon，2004）。低钠血症的快速纠正有发生脑桥和脑桥外髓鞘溶解症的危险，因此低钠血症的纠正必须缓慢进行，24 小时内血清钠水平升高 < 12mmol/L（Cardenas and Gines，2005b；Moore and Aithal，2006）。

肝肾综合征

肝肾综合征（Hepatorenal syndrome，HRS）是一种功能性的肾衰竭，肾脏缺乏明确的病理形态改变，在晚期肝硬化或急性肝衰竭中的发生率为 10%（Cardenas et al.，2006）。一旦患者发展为肝肾综合征，如未经治疗，肾功能的自然恢复率不足 5%（Sherlock and Dooley，2002）。

没有特异性的检查可以诊断肝肾综合征。因此，肝肾综合征的诊断主要通过排除肝硬化的基础上出现的肾衰竭的其他病因，如低血容量症、利尿引起的血容量不足、呕吐或腹泻等引起的急性肾损伤，或非甾体抗炎药（non-steroidal anti-inflammatory drugs，NSAIDs）和氨基糖苷类抗生素相关性肾损害，以及乙型和丙型肝炎引起的肾小球肾炎（Cardenas et al.，2006）。国际腹水协会推荐肝肾综合征的诊断标准包括主要标准和次要标准（表 5.3）。诊断肝肾综合征必须满足全部主要标准，次要标准是非必需的，但可提供一些支持的证据（Arroyo et al.，1996）。

表 5.3　国际腹水协会关于肝肾综合征的诊断标准

主要标准

肾小球滤过率下降，血清肌酐 >130mol/L（1.5mg/dl）或 24 小时肌酐清除率 <40ml/min

不存在休克、现症细菌感染、体液丢失或目前用肾毒性药物治疗

停用利尿剂或应用 1500ml 血浆扩容剂扩充血容量后，无持续肾功能改善（血清肌酐 <130mol/L（1.5mg/dl），肌酐清除率 >40ml/min）

尿蛋白 <0.5g/d，肾脏超声未提示尿路梗阻或肾实质病变

附加或次要标准

尿量 <500ml/d

尿钠 <10mmol/L（10mEq/L）

尿渗透压 >血浆渗透压

尿红细胞 <50 个/高倍视野

血清钠 <130mmol/L

国际腹水协会把肝肾综合征分为 1 型和 2 型。1 型肝肾综合征患者肾衰竭快速进展，2 周内血清肌酐水平倍增至 >220mol/L（2.5mg/dl）或肌酐清除率下降 50% 至 <20ml/min（Cardenas et al.，2006）。虽然治疗水平不断进步，但直到今天，1 型肝肾综合征患者平均存活时间仍然仅为 1.7 周，只有 10% 的患

者生存至 3 个月以上（Gines et al.，2003）。肾功能下降缓慢的患者为 2 型肝肾综合征。

　　肝肾综合征的发生机制与肾循环的血管收缩有关（图 5.4）。虽然确切机制还不清楚，但一般认为与多种因素有关，包括循环功能障碍、体循环及肾血管活性机制等（Marik et al.，2006）。肝硬化患者动脉压下降，肾灌注不足。80% 的肝硬化患者肾素-血管紧张素-醛固酮系统、交感神经系统和精氨酸加压素已被激活，随着肝功能下降，这些物质的水平进一步升高（Moore，2000）。由于肾血管收缩、肾灌注不足和肾小球滤过率（glomerular filtration rate，GFR）下降，以及钠和水的吸收增加，导致肾功能的进一步下降（Gines，2003）。相反，最新的临床资料表明 1 型和 2 型肝肾综合征是两种不同的疾病，而并非一种疾病的不同表现形式。这是由于 1 型肝肾综合征的肾衰竭程度重、进展快，与败血症等疾病引起的急性肾损伤类似。相反，2 型肝肾综合征的肾损害是缓慢且稳定的（Arroyo et al.，2007）。

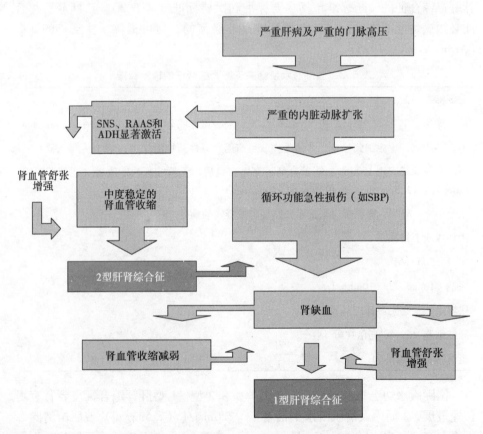

图 5.4　1 型和 2 型肝肾综合征的发病机制。（SNS，交感神经系统；RAAS，肾素-血管紧张素-醛固酮系统；ADH，血管加压素；SBP，自发性细菌性腹膜炎）

肝肾综合征的治疗

　　肝肾综合征患者的初始治疗需要排除可逆或可治疗性的情况如细菌感染、胃肠道出血，以及大量腹腔放液后导致的循环障碍。白蛋白联合抗生素治疗自发性细菌性腹膜炎的作用前面已进行描述。肝肾综合征现有的治疗手段的主要目的在于逆转内脏血管扩张和继发的肾血管收缩，包括应用血管收缩剂联合血浆扩容、TIPS 或肝移植。

　　特利加压素是一种合成的垂体后叶素类似物，是治疗肝肾综合征中最常被研究和使用的血管收缩剂。特利加压素联合白蛋白扩容治疗已被证实能够改善肾功能及使血清肌酐恢复正常（Cardenas et al.，2006）。虽然没有标准的治疗指南，通常特利加压素的应用剂量为每 4～6 小时静点 0.5～2mg。治疗的最大疗程为 15 天，或血清肌酐＜130mol/L（1.5mg/dl）。特利加压素通常与静脉输注白蛋白联合使用，白蛋白用量为 20～40g/d。

　　给予特利加压素后，尿量往往会在 12～24 小时内增加，GFR 在数天内也会慢慢改善。在应用特利加压素治疗有效的患者中肝肾综合征罕有复发（Gines et al.，2003）。应用特利加压素的患者应每天行心电图检查，定期监测其四肢、神经系统及腹痛情况，以评估潜在的缺血性副作用。有 5%～10% 的患者因缺血性副作用而中断治疗（Gines et al.，2003）。

　　其他药物如 α-肾上腺素受体激动剂去甲肾上腺素和米多君（midodrine）治疗肝肾综合征也有一定疗效（Alessandria et al.，2007）。口服肿瘤坏死因子（tumour necrosis factor，TNF）抑制剂已酮可可碱已被证明可降低急性酒精性肝炎患者肝肾综合征的发病率（Cardenas et al.，2006）。

经颈静脉肝内门体分流术（TIPS）

　　TIPS 可以降低门脉压力，使肾素-血管紧张素-醛固酮系统和交感神经系统活性减弱，因此可减少肾血管收缩，改善肾功能。尽管一些缺乏对照的研究表明 TIPS 可改善 1 型和 2 型肝肾综合征的预后，但对其生存的实际影响仍有待评估（Cardenas et al.，2006）。

　　在比较性的研究实施之前，血管收缩剂应作为 1 型肝肾综合征选择的治疗方案，因为与 TIPS 相比，其疗效类似、更加普及且费用更低（Gines et al.，2003）。此外血管收缩药物适用于大多数肝肾综合征患者，无论其肝衰竭程度如何，可用于所有临床环境中（Gines et al.，2004b）。

肾替代疗法

　　血液透析或连续性肾替代疗法的效果在肝肾综合征患者中并没有得到充分

评估，因此这些肾脏支持疗法只适宜于那些肝脏可能再生、恢复或进行肝移植的患者，因为他们只用来延长终末期患者的生存期（Moore，2000）。虽然研究表明体外白蛋白透析等新的治疗方法通过清除与白蛋白结合的物质，可改善全身血流动力学状态、减少 1 型肝肾综合征患者血浆肾素水平，但仍需进一步研究来证实。

肝移植

虽然上述治疗方案可改善患者短期生存期，但对终末期肝病患者治疗肝肾综合征的唯一有效而持久的方法是肝移植。因为肝移植不但可治愈肝肾综合征，也可治愈肝脏相关的疾病。应用肝移植治疗肝硬化 1 型肝肾综合征患者的主要问题是许多患者在肝移植前可能死亡，这是因为他们的生存期很短或目前因为等待合适的供体肝需很长时间。结果是肝移植在 2 型肝肾综合征患者中更加常见（Gines et al.，2003）。

本章小结

本章就肝硬化腹水及其相关并发症如自发性细菌性腹膜炎、低钠血症和肝肾综合征的发病机制和治疗进行了阐述。虽然在过去的几十年中对其基本发病机制和治疗策略有了很大的提高，但肝移植仍是患者获得长期生存的唯一有效的治疗方法。

说明性案例研究

一位 37 岁男性患者，出现黄疸 4 周（血清胆红素 212μmol/L），国际标准化比值（INR）为 1.38，腹部有压痛，近期有食欲减退、体重下降和疲乏。既往体健，但在过去的 6 个月内因压力和经济问题而过度饮酒。每天的饮酒量从 20 单位增加到 140 单位。体格检查提示腹软，肝、脾肿大，无其他慢性肝病的体征。患者被诊断为失代偿性酒精性肝病和急性酒精性肝炎。Maddrey 判别函数计算值为 41.8（详细介绍请参阅第 7 章）。

其他肝脏疾病的病因学检查结果都是阴性，腹部超声检查排除了梗阻因素引起的黄疸，并确认存在肝、脾大。患者肝功能 AST、ALT、碱性磷酸酶和 GGT 检查符合急性酒精性肝炎的诊断。

患者入院时肾功能表现异常，血清肌酐 196μmol/L（正常值 35～135μmol/

L），尿素氮 28.9mmol/L（正常值＜7mmol/L）。尽管给予 2L 胶体液，患者尿量仍很少，并发展为无尿。患者心血管系统稳定，无肾损害的其他危险因素。然而，在随后的 24 小时，患者肾功能持续下降，血清肌酐上升至 262μmol/L。

患者被补充诊断为 1 型肝肾综合征，每 6 小时给予静点特利加压素 0.5mg，同时输注白蛋白 20g/d，并被转移到当地的肝病治疗中心。由于严重的酒精性肝炎，患者开始口服已酮可可碱（400mg，每 8 小时 1 次）和泼尼松龙。继续给予静点特利加压素 5 天，直到血清肌酐＜130μmol/L。患者血清肌酐继续恢复，并在血清肌酐持续正常 10 天后出院（图 5.5）。

1 型肝肾综合征由于死亡率很高，曾一度被认为是终末期疾病。但这个案例表明近期的药物治疗进展可使肝肾综合征逆转，从而使患者肾功能恢复正常，而无需肾脏替代疗法。

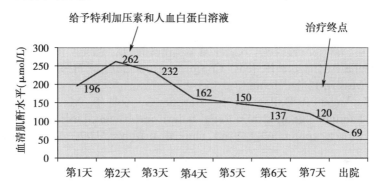

图 5.5　图示应用特利加压素和人血白蛋白溶液后患者肾功能改善

Suzanne Sargent　著

赵大辉　刘　群　译

聂文博　丁胜楠　周　豪　李虹彦　牛俊奇　校

参考文献

Alessandria C, Ottobrelli A, Debernardi-Venon W, Todros L, Torrani Cerenzia M, Martini S, Balzola F, Morgando A, Rizzetto M, Marzano A (2007) Noradrenaline vs terlipressin in patients with hepatorenal syndrome: a prospective; randomised, unblended, pilot study. *Journal of Hepatology* 47:499–505

Angeli P, Gatta A (2005) Medical treatment of ascites in cirrhosis. In: Gines P, Arroyo V, Rodes J, Schrier RW (eds) *Ascites and Renal Dysfunction in Liver Disease*, 2nd edn. Blackwell Publishing, Oxford

Arroyo V, Bataller R, Gines P (2000) Ascites and spontaneous bacterial peritonitis. In: O'Grady J, Lake J, Howdle P (eds) *Comprehensive Clinical Hepatology*. Mosby, London, pp. 2.7.1–2.7.14

Arroyo V, Gines P, Gerbes A, Dudley FJ, Gentilini P, Laffi G, Renyolds TB, Ring-Larsen H, Schomerich J (1996) Definition and diagnostic criteria of refractory ascites and hepatorenal syndrome in cirrhosis. International Ascites Club. *Hepatology* 23:164–176

Arroyo V, Terra C, Gines P (2007) Advances in the pathogenesis and treatment of type-1 and type-2 hepatorenal syndrome. *Journal of Hepatology* 46:935–946

Cardenas A, Gines P (2005a) Management of complication of cirrhosis in patients awaiting liver transplantation. *Journal of Hepatology* 42:S124–S133

Cardenas A, Gines P (2005b) Management of hyponatremia in cirrhosis. Gines P, Arroyo V, Rodes J, Schrier RW (eds) *Ascites and Renal Dysfunction in Liver Disease*, 2nd edn. Blackwell Publishing, Malden, MA, pp. 315–326

Cardenas A, Gines P, Arroyo V (2006) Ascites, hyponatremia, hepatorenal syndrome and spontaneous bacterial peritonitis. In: Bacon BR, O'Grady JG, Di Bisceglie AM, Lake JR (eds) *Comprehensive Clinical Hepatology*, 2nd edn. Elsevier-Mosby, Philadelphia, pp. 153–176

Fasolato S, Angeli P, Dallagnese L, Maresio G, Zola E, Mazza E, Salinas F, Dona S, Faqiuali S et al. (2007) Renal failure and bacterial infections in patients with cirrhosis; epidemiology and clinical features. *Hepatology* 45(1):223–229

Fernandez-Esparrach G, Sanchez-Fueyro A, Gines P, Uriz J, Quinto L, Ventura PJ et al. (2001) A prognostic model for predicting survival in cirrhosis with ascites. *Journal of Hepatology* 34:46–52

Friedman L, Keeffe E (2004) *Handbook of Liver Disease*, 2nd edn. Churchill Livingstone, Philadelphia

Garcia-Tsao G (2001) Current management of the complications of cirrhosis and portal hypertension, variceal haemorrhage, ascites and spontaneous bacterial peritonitis. *Gastroenterology* 120:726–748

Gines P, Cardenas A, Arroyo V, Rodes J (2004a) Management of cirrhosis and ascites. *The New England Journal of Medicine* 350(16):1646–1654

Gines P, Guevara M, Arroyo V, Rodes J (2003) Hepatorenal syndrome. *The Lancet* 362:1819–1827

Gines P, Quintero E, Arroyo V, Teres J, Bruguera M, Rimola A, Caballeria J, Rodes J, Rozman C (1987) Compensated cirrhosis: natural history and prognostic factors. *Hepatology* 7(1):122–128

Gines P, Torre A, Terra C, Guevara M (2004b) Review article: pharmacological treatments of hepatorenal syndrome. *Alimentary Pharmacology & Therapeutics* 20(suppl 3):57–62

Krige JE, Beckingham IJ (2001) ABC of diseases of liver, pancreas, and biliary system. Portal hypertension – 1: varices. *British Medical Journal* 322:348–351

Marik PE, Wood K, Starlz TE (2006) The course of type 1 hepato-renal syndrome post liver transplantation. *Nephrology, Dialysis, Transplantation* 21:478–482

Moore K (2000) Hepatorenal syndrome and other renal diseases. In: O'Grady J, Lake J, Howdle P (eds) *Comprehensive Clinical Hepatology*. Mosby, London, pp. 2.8.1–2.8.16

Moore KP, Aithal GP (2006) Guidelines on the management of ascites in cirrhosis. *Gut* **55**; 1–12

Moore KP, Wong F, Gines P, Bernardi M, Ochs A, Salerno F, Angeli P et al. (2003) The management of ascites in cirrhosis: Report on the consensus conference of the International Ascites Club. *Hepatology* 38(1):258–266

Porcel A, Diaz F, Rendon P, Macias M, Martin-Herrera L, Giron-Gonzalez JA (2002) Dilutional hyponatremia in patients with liver cirrhosis and ascites. *Archives on Internal Medicine* 162(3):323–328

Runyon BA (2004) Practice guidelines committee, American Association for the Study of Liver Disease (AASLD) Management of adult patients with ascites due to cirrhosis. *Hepatology* 39(3):1–16

Saab S, Nieto JM, Lewis SK, Runyon BA (2006) TIPS versus paracentesis for cirrhotic patients with refractor ascites. *Cochrane Database of Systemic Reviews Issue 4*, art No CG004889 DOI: 10.1002/14651858.CD004889. pub.2

Sanyal A, Gennings C, Reddy KR, Wong F, Kowdley K, Benner K, McCashland T et al. (2003) A randomised control study of TIPS vs. large volume paracentesis in the treatment of refractory ascites. *Gastroenterology* 124:634–643

Sargent S (2006) The management and care of cirrhotic ascites. *British Journal of Nursing* 15(4):212–219

Schrier RW, Arroyo V, Bernardi M, Epstein M, Henriksen JH, Rodes J (1988) Peripheral arterial vasodilation hypothesis: a proposal for the initiation of renal sodium and water retention in cirrhosis. *Hepatology* 8:1152–1157

Sherlock S, Dooley J (2002*) Diseases of the Liver and Biliary System*, 11th edn. Blackwell Publishing, Oxford

第 6 章

肝性脑病

前言

　　肝性脑病是急性和慢性肝病引起的以神经损伤为表现的一种并发症。本章将详细介绍肝性脑病病理生理学的三个主要学说，其他的学说将做简要介绍。重点阐述肝性脑病普遍认可的分类标准及临床医生在疾病的评估中如何去使用。本章还将讨论肝性脑病目前的治疗方法。急性肝衰竭所致危重肝性脑病的治疗措施将在第 13 章作专门论述。

定义

　　肝性脑病是指患有肝脏疾病或门体分流的患者所表现的一种认知功能或意识状态的可逆性损伤（Voigt and Conn，1995）。Ferenci 等（2002）指出对同时患有神经精神疾病和肝脏疾病的患者，应除外其他脑部疾病。

　　当肝功能恶化时，其解毒作用减弱，肝脏出现血液分流。这些代谢紊乱可导致来源于肠道的神经毒素的蓄积。这些神经毒素经体循环到达脑部，引起神经系统的损害，从而诱发肝性脑病。

肝性脑病的病理生理学

　　有三种学说对肝衰竭患者发生肝性脑病的机制进行了阐述，分别是：

- 氨中毒学说
- γ-氨基丁酸/苯二氮䓬学说
- 假性神经递质学说

虽然这些学说都被证实是引起肝性脑病的病因，然而他们可能共同发挥作用而导致意识障碍。另外还有一些学说已被提出（表 6.1），但这些学说的依据尚不充分，因此不进行介绍。

表 6.1　肝性脑病发病机制学说的总结

学说	发病机制
氨	由于肝功能障碍，不能通过尿素循环清除氨，导致血氨升高。高氨血症有神经毒性作用
γ-氨基丁酸/苯二氮䓬	肝功能障碍时 γ—氨基丁酸（脑内主要的抑制性神经递质）浓度升高。能引起神经抑制的内源性苯二氮䓬增加，从而竞争 γ—氨基丁酸受体
假性神经递质学说（多巴胺/去甲肾上腺素）	在肝功能失代偿时，肠道细菌作用于蛋白质活性增强，产生芳香族氨基酸增加，产生较弱的神经递质，这些较弱的神经递质取代了正常的神经递质，如多巴胺
谷氨酸	增高的血氨与谷氨酸结合，这种结合导致谷氨酸神经递质功能障碍
5-羟色胺	5-羟色胺的增高是由于肝病患者血清中的色氨酸增高所导致，同时影响了睡眠觉醒周期的控制
锰	肝硬化不能使肝脏有效地清除锰，锰增高引起多巴胺受体减少而出现非典型的帕金森氏病的症状

氨中毒学说

这是最被广泛接受的学说，其理论基础是肝功能障碍直接导致氨蓄积在体内。临床观察证明降低血氨浓度的治疗可以改善肝性脑病症状。但该学说也受到一定的质疑，因为有明显脑病症状的患者中仍有 10% 血氨水平正常（Sherlock and Dooley，2002），而尚有很多血氨增高的肝硬化患者没有脑病症状（Nicolao et al.，2003）。尽管许多研究已经证实了氨中毒学说为肝性脑病的病因之一，但尚不足以做出肯定的结论（Faint，2006）。

胃肠道来源的酶类通过脱氨基作用分解蛋白质、胺类、氨基酸、嘌呤和嘧啶，从而产生氨，氨通过血液进入肝脏被代谢掉，这是肝的正常代谢过程。在肝脏中，氨既可以经尿素循环转化成尿素又可以通过谷氨酸（一种兴奋性神经递质和γ—氨基丁酸合成的前体）转化为谷氨酰胺。当肝功能受损时，氨和谷氨酰胺蓄积导致高氨血症。

肝功能障碍时会使高氨血症进一步加剧，因为门体分流使氨直接进入到体循环。骨骼肌和肾脏利用谷氨酰胺合成酶合成谷氨酰胺将氨代谢和排出。肝脏损伤时肌肉中该酶活性增强。然而，在慢性肝硬化患者中，肌肉萎缩很常见，因此该酶的数量减少。

由于高氨血症刺激呼吸中枢，导致呼吸性碱中毒，碱中毒的加重导致血氨水平的上升。任何抑制尿素循环的因素将进一步增加碳酸盐和血氨浓度，加剧碱中毒和高氨血症。

血氨的神经毒性作用包括损伤氨基酸代谢，影响脑内能量应用，从而影响大脑功能。这也同时影响星型胶质细胞。而星型胶质细胞能保持电解质的动态平衡，提供神经递质的前体和营养素给神经元并存在解毒作用。像血氨这种神经毒素的蓄积能引起星型胶质细胞改变，从而使神经毒素通过大脑并且影响血脑屏障渗透的规律性。急性肝衰竭时星型胶质细胞出现肿胀导致脑水肿，然而在慢性肝衰竭中，细胞肿胀的同时细胞成分也发生了与阿尔茨海默氏病相似的改变（Butterworth，1999）。继发于高氨血症的星型胶质细胞肿胀可刺激神经甾体合成增加（Haussinger et al.，2000），它们被认为可与γ-氨基丁酸受体复合物相结合。

γ-氨基丁酸学说

γ-氨基丁酸是一种重要的抑制性神经递质，能阻止过多的神经刺激（Park and Navapurkar，1994）。它在胃肠道内由谷氨酸转变而来，在脑内与γ-氨基丁酸受体复合物结合。该受体还有苯二氮䓬类和巴比妥的结合位点。任何配体与该受体结合后都会引起氯通道开放，导致的氯浓度改变会促进神经抑制。这些氯通道与高氨血症的影响是相似的（Jalan and Hayes，1997；Haussinger et al.，2002；Sherlock and Dooley，2002）。

尽管γ-氨基丁酸蓄积能诱发脑病，γ-氨基丁酸受体复合物的作用提示内源性苯二氮䓬类也可以诱发脑病。关于苯二氮䓬类受体拮抗剂氟马西尼有效性的研究，证实了这一理论，然而研究结果尚存在分歧（Sherlock and Dooley，2002）。

假性神经递质学说

假性神经递质学说提出苯乙醇胺、酪胺和章胺等物质是细菌在肠道中活动的产物。我们认为这些物质可代替正常的神经递质，例如导致多巴胺生成减少，从而抑制脑神经传递。神经递质前体的改变也是如此，在肝衰竭时芳香氨基酸的浓度增加而支链氨基酸的浓度减少。这两组氨基酸的意义是在大脑内竞争性地被摄取，导致血脑屏障渗透的不平衡，诱发了血管源性脑水肿。芳香氨基酸也被认为可促进抑制性神经递质 5-羟色胺合成。

其他因素

炎症和败血症在脑病的发展和严重程度方面也是一个促进因素（Rolando et al.，2000），并且在任何一个学说中都有影响。显而易见，这些理论相互重叠，协同作用导致代谢紊乱，从而引起脑中毒。

这些病理生理学的改变导致了血脑屏障渗透性的增加和星型胶质细胞的肿胀，增加了急性肝衰竭脑病患者继发性脑水肿的可能性。脑水肿能引起颅腔内容量和压力的增加，并可能发生脑疝或锥体外系症状从而导致脑干死亡。

肝性脑病的分类

在一个重要会议上经讨论将肝性脑病分为三种类型（Ferenci et al.，2002）：

■ 急性肝衰竭相关性脑病。这种脑病伴有脑水肿和颅内压增高。急性肝衰竭的患者脑病发展迅速，也能导致脑干疝和死亡（Knawy，2004）

■ 门-体分流，非肝实质损伤相关性脑病。门体分流通常发生在肝硬化的肝衰竭时，但也可发生在没有肝脏疾病的人群，例如门腔分流术后，这是很严重且棘手的问题（Krige and Beckingham，2001）

■ 肝硬化和门脉高压或门体分流相关性脑病

Ferenci 等（2002）将这类肝性脑病进一步细分为以下三种：

■ 发作性脑病：其严重度是波动性的，可能有明确的诱发因素或是自然产生。复发性脑病是指在一年内发生两次以上的发作性脑病。

■ 持续性脑病：持续性脑病的认知缺陷对社会功能和工作有消极影响。轻型只能通过心理和神经生理测试来诊断，严重性可通过自控程度来判定（Blei and Cordoba，2001）。持续性脑病患者如果在治疗中有任何中断，症状就会迅速增加（Ferenci et al.，2002）

■ 轻微脑病：有 30%～80% 的肝硬化患者存在轻微脑病（Knawy，2004）。

它可通过心理测试诊断出来，而且重要的是，它将影响患者的工作能力和正常的生活。

量化肝性脑病的严重程度很困难，因为其诊断标准很主观。West Haven 分级系统是被广泛使用的，它基于意识、智力功能和行为的改变（表 6.2）。通过这个系统或相似的工具可以评估患者精神状态的变化。但级别的理解可能是主观的。在严重的肝性脑病中，除了 West Haven 分级系统，Glasgow 昏迷评分也可以帮助量化神经损伤程度（Ferenci et al.，2002）。

表 6.2　West Haven 精神状态的半定量分级标准

肝性脑病的分级	临床症状和体征
1 级	轻度意识障碍，欣快或焦虑，注意力减退，加法能力受损
2 级	嗜睡或淡漠，时间或地点的定向力轻度障碍，性格改变，行为异常，减法能力受损
3 级	嗜睡或半昏迷，但可唤醒，精神错乱，定向力全面障碍
4 级	昏迷（不可唤醒，对强刺激无反应）

诊断与检查

脑病的诊断是依据肝病病史和临床检查来确定的。没有特定的诊断检查手段，虽然可能需要某些测试以排除其他原因。表 6.3 总结了神经评估和可能需要的检查。

化验结果会显示肝功能障碍，例如肝功能检查异常和 PT/INR 升高。在初步诊断时应该检测血氨水平，尽管对慢性肝病患者没有必要持续检测（Blei and Cordoba，2001）。然而，当急性肝衰竭动脉氨含量大于 150μmol/L 时，其与颅内高压相关，因此在确定患者是否存在脑并发症风险时是很有效的（Clemmesen et al.，1999）。

慢性肝脏疾病中脑病通常是由突发事件诱发的，例如一个近期的胃肠道出血或败血症（表 6.4）。在调查和研究中寻找诱发因素有助于诊断。

肝性脑病早期症状可能包括性格和行为轻微的改变。随着肝性脑病的进展，淡漠状态及无法集中精神可能会有所加重。这些零散的病情变化需要医护人员的细心观察并且使用分级系统来帮助监测脑病的变化。

表 6.3 神经评估和肝性脑病的检查摘要

神经学检查	
意识状态	时间、地点和人物定向
	睡眠觉醒周期的改变（白天睡觉，夜间清醒）
	认知变化，自理能力明显降低
	West Haven 标准（Ferenci et al.，2002）和 Glasgow 昏迷评分
运动功能	颅神经功能通常是正常的，但可能存在构音障碍，患者难以说话
	语气增强、可能有震颤的表现
	患者在伸出掌指和手腕关节快速屈伸运动时可能存在扑翼样震颤
感觉功能	感觉变化不常见，如果出现应考虑其他的诊断
检查	
CT 扫描	可以证实如肿瘤或出血占位性病变的不存在
	可以显示酒精性肝硬化的患者有轻微的脑萎缩
	可以证实急性肝衰竭会有脑水肿存在，但不是常规检查
腰椎穿刺	可能需要用来排除感染，如脑炎
脑电波（EEG）	在上面 2 级肝性脑病中可存在变化。但由于这在肝性脑病中无特异性，因此不作为确定性依据

表 6.4 发生肝性脑病的危险因素

风险等级	危险因素
低度风险	平稳的慢性肝衰竭
中度风险	失代偿性肝衰竭
	■ 败血症
	■ 近期胃肠道出血
	■ 肾衰
高度风险	急性肝衰竭，例如对乙酰氨基酚（扑热息痛）过量

肝性脑病的治疗与处理

继发于急性和慢性肝衰竭的肝性脑病的处理包括治疗和预防诱因以及减少循环氨浓度。急性肝衰竭的特殊治疗将另外讨论。

诱因的治疗与预防

败血症

败血症导致组织分解代谢增加，而使血氨浓度升高，可能加重脑病。肝病中有慢性腹水的患者存在自发性细菌性腹膜炎的危险，它的处理在第 5 章讨论。

为了减少感染的危险因素，良好的感染控制措施是必需的。Dellinger 等（2004）制定了严重败血症和感染性休克的处理指南。该指南虽然不是为这组患者专门制定的，但是所遵循的原则是相同的。当怀疑存在感染时，应及早进行全面的筛查，包括抽取腹水。采集腹水培养后，试验性的抗生素治疗应马上开始，并且依据微生物培养结果定期进行评估。保持肠壁的完整性可以降低肠道细菌转移的危险，也能减少败血症的发生（Buckley and MacFie，1997），机械通气患者可通过肠内营养实现。

便秘

便秘将增加氨在肠道中的产生与吸收，因此必须避免。目前肝性脑病的治疗基于氨主要是由肠道细菌所产生，因此理论上通过清洁肠道降低氨水平可减少肝性脑病的发生。尽管支持这个理论的依据有限，但是使用乳果糖去治疗和预防肝性脑病是很普遍的措施（Shawcross and Jalan，2005）。调整乳果糖的剂量目的是使患者每天有二至四次半软质粪便（Blei and Cordoba，2001）。这就需要密切监测，因为过度腹泻能加剧电解质失平衡。对于不能耐受口服乳果糖的患者可给予磷酸盐灌肠，但是医护人员必须知道该疗法有引起直肠损伤和高磷酸血症的风险（Davies，2004）。

消化道出血

上消化道出血能增加肠道中氨和氮的吸收，这会诱发肝性脑病（Knawy，2004）。治疗和预防上消化道出血是非常重要的，使用乳果糖和（或）磷酸盐灌肠能确保充分的清除肠道中的积血。

肾衰

肾脏损伤是肝性脑病的另一个危险因素，可能与氨和尿素等含氮物质的清除减少有关。常见原因有败血症、脱水和肝肾综合征。肾脏损伤的病因治疗以及适当时肾脏替代疗法是重要的处理措施。

液体和电解质紊乱

肝硬化患者由于呕吐、腹泻和营养不良引起钾的丢失形成低钾血症。低钾常伴随着细胞外碱中毒，这被认为是由于肾合成与释放氨引起的（Conn，1994）。通过静脉和口服补充钾来避免低钾血症的发生。使用利尿剂时可能发生钾和钠的丢失。利尿能减少肝血流，这也可引起肝性脑病。因此肝衰竭的患者使用利尿剂时应非常小心。

避免使用镇静剂

一些止痛药、巴比妥类和其他的镇静剂能诱发肝性脑病的发生（Krige and Beckingham，2001）。控制肝性脑病的患者是个挑战，因为他们可能变得意识模糊和易激动。然而应该避免使用不必要的镇静剂，因为它能加重患者神经系统功能障碍。对于戒酒综合征的患者合理使用苯二氮䓬类药物在第7章讨论。

减少氨

营养

通过限制食物中的蛋白质来减少氨量的方法存在一些争议。然而 Cordoba 等（2004）证明了确保患者摄入足够的食物蛋白质能降低肝性脑病的发生，因此，不主张限制蛋白质摄入。欧洲临床营养和新陈代谢学会编译的营养指南建议可实施口服和肠道喂养来补充营养（Plauth et al.，2006）。当营养需求得不到满足，肌肉中的含氮产物破坏了葡萄糖异生作用可能加重肝性脑病。满足患者的营养需求可能会非常困难，在第14章中将做进一步讨论。

药物和其他治疗方法

肝性脑病常使用各种各样的试验性治疗方法，但是关于其有效性的争论一直持续。在表6.5中概述了一些治疗方法。

表6.5 肝性脑病的治疗方法

治疗方法	作用方式
益生菌	用于饮食管理。调整肠道菌群，减少血氨
乳果糖	减少肠道内的氨吸收
L-鸟氨酸-L-天冬氨酸	刺激尿素循环导致氨排出
苯甲酸钠	促进尿氨排泄

续表

治疗方法	作用方式
左旋多巴和溴隐亭	纠正多巴胺神经传递的缺陷
氟马西尼	苯二氮䓬受体拮抗剂，被发现可改善肝性脑病患者的症状
支链氨基酸	纠正支链氨基酸和芳香氨基酸的比例失调
分子吸附再循环系统（Molec-ular Adsorbents Recirculating System，MARS®）	体外去除血液中的氨等毒素，作为暴发性肝衰竭患者进行肝移植的桥梁
锌	尿素循环中五个酶促反应的辅助因子。可改善肝性脑病的症状，尤其在营养不良的患者中

一般护理和护理中的评估

在护理一位肝病患者的过程中监测并评估其精神的变化是很重要的。某些阶段的肝性脑病患者伴有短期记忆丧失或睡眠紊乱，像急性肝衰竭的患者可能在几个小时内迅速恶化。当护理肝病患者时，对肝性脑病危险因素的认知能帮助识别最危险的患者。这将有助于凸显那些尤其需要密切监护的患者。

护理这些患者的困难在于他们可能会变得意识不清而且不合作。镇静和镇痛能进一步抑制患者的神经状态，因而睡眠剥夺或激素类能诱发意识和行为障碍。密切观察电解质和血糖是必需的，电解质和血糖异常时能导致神经损伤，应进行纠正。如果患者变得难以控制或有气道塌陷，应该做气管插管。

急性肝衰竭的肝性脑病

急性肝衰竭患者肝性脑病的发病率和进展差异很大、难以预测。肝性脑病的发病标志着真正的急性肝衰竭的出现，还是一个判断是否需要肝移植的决定性因素。护理这些患者的关键是发现急性肝衰竭的诱因及恰当的治疗。最初包括密切观察和评估他们意识的细致变化。由于患者意识状态和行为的恶化，动态的生理评估变得非常重要。基于这点，急性肝衰竭患者应被转移到危重病房。

3-4 级肝性脑病患者有 80% 的风险发展成脑水肿（Bersten et al.，2003）；其中 35% 患者可能死于脑干疝（Bernal and Wendon，2004）。这些患者的治疗重点在于保持大脑的健全和正常的生理功能。通过采取机械通气、维护血流动力学、调整体位和采取表 6.6 所列举的其他措施，最终目的是使患者颅内血流波动最小。进一步治疗措施在第 13 章中详细讨论。

表 6.6　总结建议要点（O'Neal et al.，2006）

频繁的神经评估：

- 瞳孔反射

- 密切观察癫痫发作

- 短暂发作的心血管异常

充足的镇静剂

临床吸吮症状

轻度低碳酸血症

通气护理应用

- 床头抬高 30°

- 深静脉血栓的预防

- 应激性溃疡的预防

血流动力学监测

抗真菌和抗生素的预防

低温麻醉

控制肾衰竭

严密控制血糖

本章小结

因肝衰竭伴随着肝性脑病导致的死亡占肝硬化患者所有死因的 20%（Youssef and McCullough，2004）。肝性脑病的程度与肝病的严重度密切相关。患者及其家属可能需要充分认识到肝病是威胁生命的疾病。可能需要决定是否进行器官移植，或在多大程度上继续治疗患者的多脏器功能衰竭。轻微肝性脑病患者可能需要适应一定程度神经功能受损的生活。

说明性案例研究

R 先生是一位有 2 个孩子的 41 岁已婚男子。7 个月前由于酒精性肝病入院，之后戒酒。他住在肝病科治疗腹水，2 个星期后由于病情恶化，转移到高依赖病房（high dependency unit，HDU）。他住院期间验血结果在表 6.7 中列举。

表 6.7　住在 HDU 时的验血结果

参考单位	正常范围	入住 HDU
尿素（mmol/L）	<7.5	34.4
肌酐（μmol/L）	35～135	198
白蛋白（g/L）	30～44	28
CRP（mg/L）	0～6	21
血红蛋白（g）	13～18	8
血小板（×10^9/L）	150～450	99
白细胞（×10^9/L）	4～11	41.4
凝血酶原时间（s）	11～14	17.2
活化部分凝血酶时间（s）	22.5～34.5	39.3

在转到 HDU 时医生进行了一次全面评估。尽管患者没有呼吸困难，但却有肺水肿而且听得到肺有爆裂音。他需要吸氧 2L/min 来保持血氧饱和度超过95%。最近有无尿的病史，已经采用白蛋白治疗，中心静脉压 18mmHg，发热，血压 90/40mmHg 且进行性下降，心动过速 110 次/分钟。白细胞计数增加和炎性标志提示存在感染。血液检测出肌酐和尿素增加，确证他已经发展成肾衰竭。

在神经评估中，他具有时间和地点定向力，但他频繁地要求回家，从而表现出对自己所处状态的认知有限。睡眠时间延长，有间歇性不安和烦躁。他被诊断为 1 级肝性脑病。

由于感染，R 先生病情恶化，这也导致肝性脑病的加重和肾功能的恶化。医生进行了细菌培养以确保他能得到最适当的抗生素治疗。通过给予磷酸盐和乳果糖的灌肠治疗以确保他每天排便 3～5 次。通过血滤治疗尿毒症能改善他的神经状态，也能减少水肿并且可以鼻饲喂养。

在 HDU 的最初 24 小时他的病情持续恶化已经发展成为 2 级肝性脑病，嗜睡症状增加。这次 Glasgow 昏迷评分为 12 分，他不能服从指令而且意识变得更混乱。然而接下来的几天，败血症状开始消退，而且心血管和神经状态有所改善。10 天后他从 HDU 返回了普通病房，停用抗生素治疗。

他在普通病房身体恢复得很好。偶尔有些意识混乱，但他知道自己的身体情况。头部 CT 扫描排除了其他引起意识混乱的原因，显示有萎缩性变化，没有局限性实质性异常或出血。希望他能恢复健康，将来有可能进行肝脏移植。

Catherine Houlston，Helen O'Neal 著

张欣颖 王伯莹 译

李银萍 周 豪 阚慕洁 牛俊奇 校

参考文献

Bernal W, Wendon J (2004) Liver transplantation in adults with acute liver failure. *Journal of Hepatology* **40**(2):192–197

Bersten AD, Soni N, Oh TE (2003) *Oh's Intensive Care Manual*, 5th edn. Butterworth Heinemann Ltd, Edinburgh

Blei AT, Cordoba J (2001) Hepatic encephalopathy *The American Journal of Gastroenterology* **96**:1968–1975

Buckley PM, MacFie J (1997) Enteral nutrition in critically ill patients: a review. *Care of the Critically Ill* **13**(1):7–10

Butterworth RF (1999) Hepatic encephalopathy. In: Siegel GJ, Agranoff BW, Fisher SK, Albers RW, Uhler MD (1999) *Basic Neurochemistry: Molecular, Cellular and Medical Aspects*, 6th edn. Lippincott Williams and Wilkins, Philadelphia

Clemmesen JO, Larsen FS, Kondrup J, Hansen BA, Ott P (1999) Cerebral herniation in patients with acute liver failure is correlated with arterial ammonia concentrations. *Hepatology* **29**(3):648–653

Conn HO (1994) Effects of high-normal and low-normal serum potassium levels on hepatic encephalopathy: facts, half facts or artefacts? *Hepatology* **20**(6):1637–1640

Cordoba J, Lopez-Hellin J, Planas M, Sabin P, Sanpedro F, Castro F, Esteban R, Guardia J (2004) Normal protein diet for episodic encephalopathy: results of a randomised study. *Journal of Hepatology* **41**(1):38–43

Davies C (2004) The use of phosphate enemas in the treatment of constipation. *Nursing Times* **100**(18):32–35

Dellinger RP, Carlet JM, Masur H, Gerlach H, Calandra T, Cohen J, Gea-Banacloche J, Keh D, Marshall JC, Parker MM, Ramsay G, Zimmerman J, Vincent JL, Levy MM (2004) Surviving sepsis: guidelines for management of severe sepsis and septic shock. *Critical Care Medicine* **32**(3):858–873

Faint V (2006) The pathophysiology of hepatic encephalopathy. *Nursing in Critical Care* 11(2):69–74

Ferenci P, Lockwood A, Mullen K, Tarter R, Weissenborn K, Blei AT (2002) Hepatic encephalopathy: definition, nomenclature, diagnosis, and quantification. Final report of the working party at the 11th World Congresses of Gastroenterology, Vienna 1998. *Hepatology* 35:716–721

Haussinger D, Kircheis G, Fischer R, Schliess F, Vom Dahl S (2000) Hepatic encephalopathy in chronic liver disease: a clinical manifestation of astrocyte swelling and low grade cerebral edema? *Journal of Hepatology* 32:1035–1038

Haussinger D, Schleiss F, Kircheis G (2002) Pathogenesis of hepatic encephalopathy. *Journal of Gastroenterology and Hepatology* 17(Suppl 3):S256–S259

Jalan R, Hayes P (1997) Hepatic encephalopathy and ascites. *Lancet* 350:1309–1315

Knawy BA (2004) Encephalopathy. In: Knawy BA, Shiffman ML, Wiesner RH (eds) *Hepatology: a Practical Approach*. Elsevier, Amsterdam, pp. 381–387

Krige JE, Beckingham IJ (2001) ABC of diseases of liver, pancreas and biliary system: portal hypertension – 2. Ascites, encephalopathy, and other conditions. *British Medical Journal* 322:416–418

Nicolao F, Efrati C, Masini A, Merli M, Attili AF, Riggio O (2003) Role of determination of partial pressure of ammonia in cirrhotic patients with and without hepatic encephalopathy. *Journal of Hepatology* 38:441–446

O'Neal H, Olds J, Webster N (2006) Managing patients with acute liver failure: developing a tool for practitioners. *Nursing in Critical Care* 11(2):63–68

Park G, Navapurkar V (1994) Sedation in critically ill patients. *Care of the Critically Ill* 10(1):5–9

Plauth M, Cabre E, Riggio O, Assis-Camilo M, Pirlich M, Kondrup J, Ferenci P, Hom E, vom Dahl S, Muller MJ, Notle W (2006) ESPEN guidelines on enteral nutrition: liver disease. *Clinical Nutrition* 25(2):285–294

Rolando N, Wade J, Davalos M, Wendon J, Phillpott-Howard J, Williams R (2000) The systemic inflammatory response syndrome in acute liver failure. *Hepatology* 32(4):734–739

Shawcross D, Jalan R (2005) Dispelling myths in the treatment of encephalopathy. *Lancet* 365:431–434

Sherlock S and Dooley J (2002) *Diseases of the Liver and Biliary System*, 11th edn. Blackwell Publishing, Oxford

Voigt M, Conn H (1995) Hepatic encephalopathy. In: Kirsch R, Robson S, Trey C (eds) *Diagnosis and Management of Liver Disease*. Chapman and Hall Medical, London

Yousseff W, McCullough AJ (2004) Nutrition in liver disease. In: Knawy BA, Shiffman ML, Wiesner RH (eds) *Hepatology: a Practical Approach*. Elsevier, Amsterdam

Yurdaydin C (2003). Blood ammonia determination in cirrhosis: still confusing after all these years? *Hepatology* 38(5):1307–1310

第 7 章

酒精性肝病

前言

在西方国家，酒精性肝病（alchoholic liver disease，ALD）是导致肝硬化的最主要原因（Stewart and Day，2003）。据调查，在英国所有地区综合医院收治的各类肝硬化患者中，酒精性肝硬化占 80%（O'Grady，2002）。

发病率

酒精性肝病在过去被称作 Laennec 病（雷奈克氏病），也曾被称作酒精诱导性肝硬化以及酒精相关性肝病。从某种意义上看酒精性肝病这个词汇并不确切，因为它暗示着这种疾病会是酗酒者的结局。尽管疾病进展的风险随酒精消耗总量的增加而增加（Gutjahr et al.，2001），然而有报道表明重度酗酒者中只有 20 ~ 30% 会罹患酒精性肝病，根据个体之间危险因素的不同，这些患者可被分为危险饮酒者或有害饮酒者，许多酒精依赖者并不会发展为肝硬化（Lieber，1993）。

目前已有一些研究试图去量化能引起酒精性肝病的总的饮酒量及饮酒时间（表 7.1）。一项研究中指出进展为酒精性肝病需要男性每天饮酒 80g（10U），女性每天饮酒 60g（7.5U），连续饮酒 10 ~ 12 年以上。但很多饮酒量更大、时间更长的人反而没有明显的肝病症状（Grant et al.，1988）。此外，加拿大的一项针对于该疾病的研究表明，65% 以上确诊为非酒精性肝病的患者事实上是与酒精相关的（Ramstedt，2003）。对于饮酒量适中的患者排除其他病因十分重要，同时还要尽量通过家属和医疗记录确定患者的饮酒史（Paton，1989）。

表7.1 根据性别和饮酒量对诱发肝脏疾病的相对危险因素进行分层

ICD-9	ICD-10	女性			男性		
		饮酒 第一类	饮酒 第二类	饮酒 第三类	饮酒 第一类	饮酒 第二类	饮酒 第三类
疾病 4 码	4 码						
肝癌 155	C22	1.45	3.03	3.6	1.45	3.03	3.6
肝硬化 5.71	K70，K74	1.30	9.50	13.00	1.30	9.05	13.00

饮酒类别根据平均饮酒量进行划分：

第一类：女性每日 0～19.99g 酒精，男性每日 0～39.99g 酒精。

第二类：女性每日 20～39.99g 酒精，男性每日 40～59.99g 酒精。

第三类：女性40g 酒精或以上，男性60g 酒精或以上。一瓶 75cl（1cl = 10ml）的葡萄酒约含酒精70g。（ICD = international classification of disease，国际疾病分类，世界卫生组织疾病分类程序。目前的版本是第 10 版，即 ICD-10。）

在过去的几十年，对于酒精性肝病临床症状的管理已经有稳步的提高。认识到酒精消耗量的增加是酒精性肝病发病率和死亡率上升的首要原因是至关重要的。因而，戒酒也被认为是最有效的干预手段（Tilg and Day，2007）。

酒精的代谢

酒精在与其他物质共存时，可以作为能源被肝脏优先利用。而且有研究表明酒精的毒性作用来源于代谢过程，而非酒精本身（Haber et al.，2003）。10% 的酒精以原形的形式通过肺部和尿液被清除，其余的 90% 则是通过肝脏进行代谢（NIAAA，1997）。

代谢是指机体将摄入的物质转化为其他成分的过程。在代谢过程中由于代谢物的不同，毒性可以升高或降低。在所有的酒精被完全代谢前，酒精在体内分散到各组织器官，具有潜在的毒性作用，且组织中的含量与血液中相似（NIAAA，1997）。

乙醇（酒精）代谢分为几个阶段：首先是氧化，在这个过程中乙醇脱氢酶（alcohol dehydrogenase，ADH）———一种肝脏线粒体酶会将乙醇转化为乙醛。乙醛的活性很高，被认为在肝损伤的发生中起着重要作用（Haber et al.，2003）。在最终代谢为二氧化碳和水之前，尚需要其它酶将乙醛转化为乙酸（醋酸）。也有研究表明，偶尔饮酒者和经常酗酒者肝脏酶学的代谢是不同的，后者的细胞色素 P450 酶系会受到额外的诱导，并进一步影响酒精代谢。酒精代谢酶的基因多态性被认为是饮酒者罹患酒精性肝病易感性不同的原因（Frenzer et al.，2002）。

病理生理学

如上所述，乙醇、乙醛和氧化应激是酒精性肝病发病机制中的关键因素。炎症是酒精性肝炎的标志性改变，表现为肝内中性粒细胞或单核细胞浸润，伴有炎症因子在局部或是全身表达的变化（Haber et al.，2003）。肿瘤坏死因子-β（tumour necrosis factor-β，TNF-β）、白细胞介素-1（interleukin-1，IL-1）和IL-6等炎症因子被认为在酒精相关性肝损伤中发挥着重要的作用（O'Grady，2002）。

肝脏纤维化或肝脏瘢痕形成被认为是肝星状细胞（hepatic stellate cell，HSC）的活化所致。肝星状细胞被激活后，会出现成肌纤维细胞样改变，进一步导致纤维蛋白增生和细胞增殖（Friedman et al.，1993）。实验研究显示，肝星状细胞由乙醛直接激活。另有一些研究表明，肝星状细胞诱导的肝脏纤维化进程可能是可逆的（Iredale et al.，1998）。

临床表现

酒精性肝病是一个渐进的、连续的过程，一般认为规律过量饮酒10年以上才会出现临床症状，一些患者可能经过更长的时间（Sheron，2000；Carey，2004）。即便有一些可用于诊断酒精性肝病的较为明确的指标，但也需注意，许多临床症状在判别病因时是不准确的。

肝活检是确诊的有效手段，但不属于常规操作。而且目前在某些特定的情况下，有尽量避免肝活检的趋势（Grant and Neuberger，1999），详见第2章。监测和评价饮酒量，采集和确认患者的饮酒史在确定酒精是首要或是次要病因方面尤为重要。

Stewart和Day（2003）描述了酒精性肝病的疾病进展分期：首先是脂肪变性（脂肪肝），经历脂肪性肝炎、纤维化，最后进展为肝硬化。需明确的是，酒精性肝病三个阶段的分类有助于描述，但事实上，这三个阶段是彼此重叠的，无法真正区分开。

脂肪变性（脂肪肝）

酗酒者在饮酒期间，约90%会出现脂肪肝。长期和过量饮酒会导致在水肿的肝细胞胞质内出现异常的脂肪积聚（Sheron，2000）。这个阶段，禁酒或减到适度饮酒可使病变获得完全逆转。触诊时可能会提示肝大，但多数患者并不会出现明显的临床症状。不饮酒的患者在肥胖等其他病因存在的情况下也可发生脂肪肝，肥胖的酗酒者发生脂肪肝的风险更高。

急性酒精性脂肪性肝炎

　　由于患者无不适症状，急性酒精性肝炎在发病初期可能被忽视。随着疾病的逐渐进展，患者会出现各种临床症状，常见的包括食欲减退、恶心、疲劳和全身不适感等。患者的体温可有轻度波动，需进行监测。病情进一步进展，症状会更加突出，恶心加重，通常伴有黄疸，一些严重病例可出现肌肉萎缩、腹水等情况。虽然这时患者可能被收住院并停止饮酒，但在接下来的几周里，这些患者的情况可能会进行性恶化。严重酒精性脂肪性肝炎的死亡率很高，本章后面会进一步说明。

肝硬化

　　酒精相关性炎症（酒精性肝炎）如果继续发展，将引起肝脏纤维化。Grant 等（1988）认为约有 40% 的严重肝纤维化患者在 5 年内将进展为肝硬化。另外，Galambos（1972）提出如果继续饮酒，38% 的酒精性肝炎患者将在18 个月内发展为肝硬化。肝硬化的病理生理的相关描述见第 1 章。

预后

　　临床上代偿期肝硬化患者戒酒后 5 年生存率约为 90%，继续饮酒者五年生存率降至 70%（Tome and Lucey，2004）。而失代偿期肝硬化患者如果继续饮酒，5 年生存率将会降至 30%（Alexander et al.，1971）。

酒精性肝炎

　　酒精性肝炎可能是酒精性肝病最特别的表现形式。据统计急性酒精性肝炎在 1 个月内的死亡率可达 40% ~50%（Maddrey et al.，1978），在 6 周内高达60%（Edwards et al.，1997；Sargent，2005），因此该病对于医疗和护理都极具挑战性。据 Sheron（2000）报道，肝衰竭所致的无法控制的脓毒症或静脉曲张破裂出血是导致死亡的主要原因，通常伴有肾衰竭（肝肾综合征）。总体而言，酒精性肝炎的死亡率约为 15%（Philippe，2007）。

发病机制

有明确的证据表明酒精性肝炎是多因素参与的过程（Hill and Kugelmas，1998）。肝脏所有的细胞类型，包括肝细胞、Kupffer 细胞、星状细胞和内皮细胞，都在某一阶段参与了酒精诱导肝脏损伤的进程（Sougioultzis et al.，2005）。Haber 等（2003）的报告中指出，乙醇代谢产生毒性产物、内毒素激活 Kupffer 细胞及营养障碍等因素导致了肝损伤、炎症和纤维化。然而，少数酒精性肝炎患者急性发病的触发机制尚不明确（Ceccanti et al.，2006）。酒精与肝再生能力的受损直接相关。

流行病学

据估计，大约 40% 慢性饮酒者在某一时期患有酒精性肝炎（Hislop et al.，1983）。由于轻度的酒精性肝炎常为亚临床型，不一定能被诊断，或者轻度和非特异症状可能被认为是由其他生理问题所致（Edwards et al.，1997；Ceccanti et al.，2006）。患者出现恶心、腹部不适、食欲缺乏时可能被误认为是戒酒的结果，酒精依赖患者饮酒后上述症状在短期内可能出现改善。对上述病情较轻的患者可在门诊进行治疗，同时应重视鼓励这部分人群去参与相关的戒酒活动（Tilg and Day，2007）。

对于重症酒精性肝炎患者，急性肝炎的诊断通常是明确的，但为了明确病因，评估和确定准确的饮酒史是极其重要的（O' Beirne et al.，2000）。

临床表现

酒精性肝炎可引起一系列临床症状（表 7.2），同一患者可表现其中几种或所有的症状。

表 7.2　酒精性肝病的临床症状

酒精性肝炎的临床症状
急性腹痛（外上象限）
恶心
不适感

续表

食欲缺乏
发热
黄疸
肝大

门脉高压症相关的症状也可能出现

腹水
食管静脉曲张破裂出血
肝性脑病

病理特征

　　鉴别诊断的最终确立需进行肝活检，然而 Talley 等（1988）报道肝活检不大可能改变诊断和治疗。O'Beirne 等（2000）认为完善的病史采集、血液化验和放射线检查可以为诊断提供充足的证据，但通过肝活检可排除其他病因。对酒精诱导的严重血小板减少症患者经皮活组织检查存在大出血的危险（Ceccanti et al.，2006），而经颈静脉活检是更加专业的操作，但尚未广泛开展（Sargent，2005）。

　　用于确诊的肝活检表现可能包括：

- 中性粒细胞浸润（常见）
- 肝细胞肿大
- Mallory 小体（普遍）
- 细胞周围纤维化
- 多形核白细胞浸润
- 肝细胞坏死
- 脂肪变性

　　Bode（1999）认为症状发作的频率和强度与组织学病变的严重程度之间有直接的相关性。需要指出的是有些患者在戒酒时出现失代偿表现。酒精性肝炎患者的临床症状在起病 2~3 周内会继续加重，戒酒是否会诱发酒精性肝炎的发病尚不明确（Sargent，2005）。

　　尽管预测酒精性肝炎的发病是不可能的，但在诊断后判断疾病的预后已经取得了一些进步，酒精性肝炎的生化学和血液学特点见表 7.3。病情完全恢复之前应每日监测肝功能、凝血功能和肾功能（Sargent，2005）。

表 7.3　酒精性肝炎的生化和血液指标

	正常范围	AH 患者结果	备注
胆红素	<17μmol/L	高	(50~1000μmol/L)
白蛋白	36~54g/L	低	提示肝脏合成功能下降
碱性磷酸酶	35~115U/L	稍有升高	水平通常较低
天冬氨酸氨基转移酶（AST）	7~40U/L	200U/L	多数患者 AST 升高，在 AH 中，AST：ALT 几乎都是 2：1
丙氨酸氨基转移酶（ALT）	3~30U/L	200U/L	正常或轻度升高
血清 r-谷氨酰转肽酶（GGT）	2~65U/L	升高	水平升高无法区分 AH 和过度饮酒
钾	3.5~5.0mmol/L	低	低蛋白饮食、腹泻、继发性醛固酮增多症
钠	135~146mmol/L	低	低钠血症在 AH 中较普遍，由体液过多引起，因患者不能根据水摄入量调节尿量
尿素氮	2.5~6.7mmol/L	低	除出现肝肾综合征的情况下，大部分降低
肌酐	60~100μmol/L	不等	肌酐升高可能预示肝肾综合征
凝血酶原时间	12~16s	通常延长	超过正常参考值 5 秒，是反映肝功能的重要指标
平均红细胞容积（MCV）	80~96 fl	变大	由酒精对骨髓产生影响所致
白细胞	4~10×10⁹/L	增加，通常在 12~20×10⁹/L	由肝脏内中性粒细胞因子释放导致
铁蛋白	男 20~260μg/L 女 24~70μg/L	高，>1000μg/L	作为急性期反应蛋白，铁蛋白在 AH 时明显升高，即使没有血色病存在。铁蛋白水平下降在戒酒数月后才会出现
血清免疫球蛋白 A 浓度（IgA）	0.8~4g/L	升高	升高的水平被认为与分泌性免疫系统所受到的局部刺激相关，在戒酒后并不出现明显下降

评估预后

目前针对酒精性肝炎结局的预测和改进治疗手段已经进行了大量的研究。

Maddrey 判别函数（discriminant function，DF）是预测酒精性肝炎患者 30 天内死亡率的价值很高的判定公式。前瞻性研究证实根据疾病的严重程度决定治疗方案时，该评分是对临床决策最有帮助的。

DF = 凝血酶原延长时间 ×4.6 + 血清胆红素（mg/dl）

DF≥32 表明预后差，3 个月死亡率为 55%（O'Beirne，2000；Sargent，2005）。与该公式的预测价值相关的还有其他一些提示预后不良因素，包括高龄、肾损害、脑病及住院前 2 周内出现白细胞计数升高（Philippe，2007）。

另一种评估酒精性肝炎预后的方法是格拉斯哥酒精性肝炎评分（Glasgow Alcoholic Hepatitis Score，GAHS）。GAHS≥9 提示预后不良。这项新近的评分工具基于一项对英国 8 所医院 241 名患者的多中心试验结果（Forrest et al.，2005），其生化指标和评分标准见表 7.4。

表 7.4　格拉斯哥酒精性肝炎分数

分数	1	2	3
年龄	<50	≥50	—
白细胞（×10⁹/L）	<15	≥15	—
尿素氮（mmol/L）	<5	≥5	—
PT 比	<1.5	1.5~2.0	>2.0
胆红素（μmol/L）	<125	125~250	>250

管理和治疗

无论在酒精性肝病哪一阶段，戒酒都是唯一的最有效的治疗手段（Tome and Lucey，2004；Sargent，2005；Sougioultzis et al.，2005；Tilg and Day，2007）。

轻度的酒精性肝炎基本没有给予医疗和护理干预的指征（Carey，2004）。然而，对于急性重度酒精性肝炎患者，死亡率高，必须住院治疗。如果可能的话，应由专科医生进行治疗（Moore，2001）。

如果不需要入院治疗，将患者转诊到可以治疗过度饮酒的机构就至关重要。当患者就诊时，对戒酒措施进行评估、短暂的干预、建议出院后接受戒酒方面的帮助应该是治疗计划的一部分，在本章的其他部分还会进行阐述（Carey，2004；Sargent，2005）。

失代偿期管理

严重的酒精性肝炎有进展为肝功能失代偿的风险，可表现出下列症状

- 腹水
- 静脉曲张破裂出血
- 肝性脑病
- 肝肾综合征（hepatorenal syndrome，HRS）

这些并发症的处理将在本书其他章节介绍，但是应注意一些特殊情况，如：腹水时应当谨慎使用利尿剂，因为存在诱发肝肾综合征的危险。

营养

酗酒者的营养状态往往被忽视，特别是蛋白质热量营养不良会直接或间接地影响患者的预后。有研究表明，补充营养对酒精性肝炎患者有良好的治疗效果（Mendenhall et al.，1984；Stewart and Day，2003）。对于营养方面更全面的介绍请参阅第 14 章。

抗生素治疗

由于细菌移位和真菌感染的风险性增加，可以考虑预防性应用抗生素和抗真菌药物（如环丙沙星 250mg，每日 2 次；氟康唑 100mg，每日 1 次）。在应用抗生素或抗真菌药物进行初始治疗前，应对血、尿及腹水进行细菌培养（O'Beirne et al.，2000）。由于感染发生的频率与发病率和死亡率都是相关的（Moore，2001），因此，监测患者的体温和及时报告是非常重要的（Sargent，2005）。

皮质类固醇

此类药物在临床上已广泛使用，大量的研究对其应用和获益进行了评价（Maddrey et al.，1978；Tilg and Day，2007）。但对于这部分人群，激素的使用尚存在疑虑和争议，人们倾向于使用这类药物治疗重度酒精性肝炎的患者（Maddrey 判别评分≥32）。通过对严重酒精性肝炎患者的肝活检中发现，类固醇可抑制或阻断级联发生的炎症反应。使用中等和大剂量类固醇类药物时存在两个副作用：伤口不易愈合和感染的风险性升高（Stewart and Day，2003），皮质类固醇治疗禁忌证是难以控制的感染和静脉曲张破裂出血（Sheron，2000）。

抗氧化剂

酗酒者缺乏多种抗氧化剂和维生素。此外，Stewart 和 Day（2003）进一步

的研究表明，氧化应激是酒精介导的肝毒性的关键机制。在上述理论的基础上，一系列应用抗氧化剂治疗重症酒精性肝炎患者的临床试验被实施，包括维生素 A 至维生素 E、硒和 N-乙酰半胱氨酸等。无论是否与糖皮质激素联用，这些试验均未获得令人信服的结果，未能显示对重度酒精性肝炎患者生存期的益处（Tilg and Day，2007）。

己酮可可碱

动物实验表明，肿瘤坏死因子（TNF-α）在疾病的病理进展中发挥着重要作用（Yin et al.，1999）。己酮可可碱是周围血管病的常用药，但由于它具有抗细胞因子的作用，它又被认为是一种 TNF 抑制剂（Carey，2004），此外，该类药物还被认为具有抗纤维化的作用（Windmeier Gressner，1997）。Akriviadis 等（2000）的研究表明与安慰剂相比，己酮可可碱在治疗重症酒精性肝炎时可以使死亡率降低 40%。

其他药物

大量研究和临床试验正在寻找其他有潜在治疗价值的药物，包括丙硫氧嘧啶、秋水仙素和卵磷脂等，这在其他书籍中已有详细阐述（Haber et al.，2003；Tilg and Day，2007）。

肝移植

对于终末期肝病患者，进行原位肝移植的观点目前被广为接受（Prince and Hudson，2002）。对于酒精性肝病患者进行肝移植还主要停留在实验阶段，对于急性酒精性肝炎是否也能广泛应用还存在许多分歧。有两个主要原因：一方面，酒精性肝病通常在戒酒一段时间后病情保持稳定，没有移植的必要；另一方面，移植后将继续无节制地饮酒的可能性降至最低是非常重要的。经验告诉我们移植前戒酒的时间并不能预测移植后仍能戒酒（Tang et al.，1998），且不论进行任何相关有意义的预防复发的治疗措施或风险评估难以解决，对那些在接受移植后仍饮酒的患者是否应该进行肝移植就是一个有争议和引发情绪的问题。目前，肝病咨询专家组（Liver Advisory Group，LAG）的指南不推荐酒精性肝炎患者进行肝移植（Bathgate，2006）。

护理要点

对于酒精性肝病的患者，其护理指导的种类是多样的，并且根据疾病程度而有所不同。患者在入院时会感到不安，尤其当患者意识到他们此次入院是由于饮酒过量时会更为难堪。让患者因此感到害羞和内疚是没有必要的，也是没有益处的，并且在与他们进一步讨论饮酒方式可能会使他们存有戒备和敌对情绪（Millward，2000）。众所周知，护士不应向患者灌输害羞和内疚感，而此类问题的发生多是由于护士在处理与酗酒有关的问题时缺乏相关的知识、培训和自信造成的（Brown et al.，1997；Owens et al.，2000）。

除了酒精筛查、教育和态度外，对酒精戒断综合征（alcohol-withdrawal syndrome，AWS）患者给予生理和心理干预同样是必要的。酒精戒断综合征的治疗将在本章后面讲述，熟悉当地戒酒的药物或方案以及支持和安慰对缓解症状严重程度的作用是很重要的（Hawker，1994）。在综合医院应该由酒精指导专家根据适应证进行戒断指导（Pirmohamed et al.，2000）。如果没有这种服务，作为补充，护理人员应考虑根据症状给予简要的干预（Chick et al.，1985；Elvy et al.，1998）。这种干预可界定为对严重的酗酒者给予一系列短暂干预措施和条件允许范围内低强度的互动。这种干预对酒精依赖组的效果不确定，但费用低、时间短，可以由非专科医生来完成，护士等医务人员是理想的人选。

Thomas（1999）一书中阐述了生理问题、完整的生理评估项目、采集病史及其与护理干预的关系。护士必须认识到酒精性肝病没有特异性的管理计划。医护共同体是指护士要考虑目前出现了哪些临床症状和体征，并和医务人员一起进行处理。如上所述，患者可能无症状或仅有轻度的或不明显的非特异性症状。尽管如此，如果护士了解酒精性肝病的疾病发展谱，也可以相应的监测患者临床状况，早期发现潜在的失代偿的表现。

同其他多学科（康复）综合小组成员合作，共同从事相应的工作是至关重要的。主要的合作成员包括营养专家、药剂师和酒精专家。腹水、肝性脑病及食管静脉曲张等临床表现的护理干预将在其他地方阐述。值得一提的是，这些疾病均可引起患者本人和家属的不安和焦虑。因此，在这些情况下护士传达信息和安慰患者的能力是非常重要的。

酒精戒断治疗及其方案

多数人戒酒后不会感觉不适（Whitfield，1980）。然而每日过量饮酒超过数周，没有逐渐减少饮酒量或戒酒的过程，突然停止饮酒可引起酒精戒断综合征。临床医师要认识到通过饮酒总量、饮酒时间来绝对准确地预测特定个体是否出现酒精戒断综合征是不可能的。通常认为每日饮酒，每周超过 100 单位的人群中更易诱发酒精戒断综合征，但有报告指出低至每周 50 单位的饮酒者也可出现酒精戒断症状（Cooper，1994）。

　　酒精被认为是中枢神经系统（central nervous system，CNS）的抑制剂，可阻断神经传导（Fadda and Rosetti，1998）。大脑对传导时间延长产生的代偿称为神经适应（neuroadaption）。如果个体的饮酒模式相对稳定，通常不会表现出明显的障碍。然而突然停止饮酒，如：在入院等情况下，会导致反弹性的神经兴奋性升高。在酒精戒断过程中，多巴胺和 N - 甲基- D - 天冬氨酸（N-methyl- D- aspartate，NMDA）水平升高，γ-氨基丁酸（gamma aminobutyric acid，GABA）减少（Glue and Nutt，1990）。中枢神经系统在受到戒酒这一突然的刺激后会出现生理和心理的过度兴奋，症状轻重不一，可表现为轻微的不适到严重失常，严重谵妄性震颤的病例，偶尔也会死亡。

　　酒精戒断综合征通常在末次饮酒约 4 小时后发病。早期症状较轻，但在发病后 6 ~ 24 小时内会逐渐进展。Hall 和 Zador（1997）将酒精戒断过程大致分以下三个阶段。

　　■ 自主神经高反应性（Autonomic hyperactivity）　　这是最常见症状，通常在 24 ~ 48 小时内达到高峰。常见症状见表 7.5。

表 7.5　酒精戒断的典型症状

出汗
恶心
干呕
焦虑
心动过速（ > 100 次/分）
反射亢进
震颤（主要是手，严重者波及到头和躯干）
呕吐
睡眠障碍
兴奋
高血压
发热（37 ~ 38℃）

　　■ 神经元兴奋（Neuronal excitation）　　突然酒精戒断常伴有抽搐发作，称为酒精戒断性发作，持续时间短。O'Brien 证实（1996），上述症状一般在末次饮酒后 12 ~ 48 小时出现。临床上为避免意外可在最初几天内注意监测，护理计划应考虑患者独自离开病房或无陪伴洗澡等危险因素。最近研究提出了"点燃效应（kindling effect）"，即以前出现酒精戒断典型症状的患者再次出现戒断症状的风险明显增加（Becker，1996；Gonzalez et al.，2001）。

　　■ 震颤谵妄（Delirium tremens，DTs）　　早期识别酒精戒断的危险因素并使用苯二氮䓬类药物治疗通常可以避免震颤谵妄的发生，而不治疗者死亡率可达 20%（Hall and Zador，1997）。震颤谵妄通常在末次饮酒后 48 ~ 72 小时出现，也可长达 14 天（Victor，1970）。80% 的症状可在 72 小时内得到控制（Victor and Adams，1953）。震颤谵妄在酒精戒断综合征中不很常见，也是可以避免的。发作时会使患者体会到极度的恐惧，是其重要的特征之一。患者通常描述自己虽然清醒，但却像是陷入在梦魇之中，在发作时有明显的自主神经症状（满头大汗），但应注意即使不出现上述症状，也可能存在震颤谵妄。患者在发作时可能出现三个维度（时间、地点、人物）的定向障碍，但只有通过详细的询问才能获得相关证据。震颤谵妄易发生在 30 岁以上长期酗酒的患者中（Pristach et al.，1983）。震颤谵妄史是今后突然戒酒后出现相应临床症状的重要预测因素。预期的戒断症状与症状的严重程度之间也存在关联（Hawker，1994）。除良好的戒断治疗外，通过移情进行安慰和给予支持性护理措施都应引起关注。

酒精性幻觉症

酒精性幻觉症是一种严重的精神综合征，多在戒酒或减少饮酒后短时间内发生，幻听是其主要特征。急性酒精性幻觉症鉴别诊断包括震颤谵妄、狂想症、短暂精神病发作或其他物质所致的精神障碍（Jones，2002）。酒精戒断幻觉症可能会独立于震颤谵妄单独出现（Holloway et al.，1984），因此，常难以预测。尽管酒精性幻觉症会出现轻微的自主神经症状，但和继发于谵妄的酒精性幻觉症仍很难区分（Jones，2002）。过去研究表明，严重酗酒 10 年以上的患者中大约 25% 的患者出现过上述症状（Victor，1966）。虽然酒精性幻觉症在住院患者中发病率高，但早期识别和药物治疗的改进在某种程度上可降低这一指标。酒精性幻觉症的患者存在幻听，但幻视的症状往往更明显，极少数病例会发展为精神分裂症（Glass，1989a，b）。常见的症状是看到虫子在地板上爬或是看到床边的窗帘上出现人脸，听到嗡嗡声或点击的声音较为普遍，有时会听到他人讲话，内容上多为批评性或指责性的言论。触觉（感觉）幻觉（蚁走感）也很常见，例如感到有蜘蛛在身上爬（Holloway et al.，1984；Turner et al.，1989）。

酒精戒断管理指南

发现和评估

为确保治疗的安全性，早期预测到酒精戒断及进行干预是非常重要的。患者主要表现可以为酒精戒断的症状，也可以是因其他原因入院而持续未饮酒后出现的难以解释的病情进展。对所有新入院的患者进行酒精筛查是有价值的。酒精筛查工具包括：酒精滥用鉴别测试（Alcohol Use Disorders Identification Test，AUDIT）（Babor et al.，2001）、酒精快速筛查工具（the Fast Alcohol Screening Tool，FAST）（Hodgson et al.，2002）和 Paddington 酒精测试（Patton et al.，2004）。把酒精摄入量评价作为入院程序的组成部分是很有实际意义的，内容应包括饮酒量、饮酒频次和最后饮酒时间（Paton，1989）。如果无法获取准确的饮酒史，应询问家属、全科医生并查阅过去的医疗记录。如果过去曾以酒精戒断综合征入院，应该降低使用药物治疗的标准。血液中酒精浓度可以用来证实近期是否有酒精摄入，但这最好能取得患者的同意。在血液或呼出气酒精检测阴性之前不应停用戒断药物，因为酒精依赖患者可能在此之前出现严重的酒精戒断症状。

酒精戒断综合征的早期治疗

若患者症状轻微，可给予安慰和常规支持治疗。对于意识不清的患者，良好的光照、凉爽的环境以及护理人员或亲属的安慰是非常重要的（Hawker，1994；CRAG Working Group，1998）。同时也应注意维持足够的营养及液体的平衡。

出现严重戒断反应的危险因素包括（Raistrick，2001）：

- 过量饮酒（每日 > 15 单位）
- 严重戒断反应史、癫痫或震颤谵妄
- 同时使用其他精神药物
- 身体健康状况差
- 极度焦虑或其他心理障碍
- 电解质紊乱
- 发热或出汗
- 失眠
- 心动过速

这些症状越多，越需要住院监护，以降低癫痫或震颤谵妄的风险。对更严重的患者，药物治疗可以减少症状，降低发生抽搐、震颤谵妄的风险（Mayo-Smith，1997；Williams and McBride，1998）。

酒精戒断药物

针对酒精戒断的药物治疗已有一些相关的研究和荟萃分析（Mayo-Smith，1997；Williams and McBride，1998）。整体的共识是选择氯氮䓬等中、长效的苯二氮䓬类药物作为酒精戒断治疗的一线药物。苯二氮䓬类药物优点是与酒精可以交叉耐受，作用持续时间长，具有抗焦虑、抗惊厥作用（Chick，1996；Hall and Zador，1997；Mayo-Smith，1997）。所有苯二氮䓬类药物在治疗酒精戒断可以有相同的功效，但不同药物间比较，各有利弊（Hall and Zador，1997；Mayo-Smith，1997）。

戒断治疗的用药原则是开始高剂量（取代大量摄入的酒精），以后逐渐减少剂量（表7.6）。理想的剂量应是规律用药（即每天4次）直到疗程的后期，将戒断症状反跳的风险降至最低。夜间剂量应增加，以保证在延长的服药间期能发挥足够的药效。需谨记，所有患者对于戒断治疗会呈现不同的个体化应答，尽管如此，一般情况下，酒精摄入量越多，给予的药物剂量应越大。但年老体弱患者需要限定相对低的累积药物浓度，患者在用药过程中要监测苯二氮䓬的毒性，并且建议备有苯二氮䓬类药物拮抗剂，即氟马西尼。

表 7.6　使用氯氮䓬或奥沙西泮的戒断方案

	早	午	晚	夜	每日总剂量
第 1 日	30mg	30mg	30mg	30mg	120mg
第 2 日	30mg	20mg	20mg	30mg	100mg
第 3 日	20mg	20mg	20mg	20mg	80mg
第 4 日	20mg	10mg	10mg	20mg	60mg
第 5 日	10mg	10mg	10mg	10mg	40mg
第 6 日	10mg	10mg	0	10mg	30mg
第 7 日	10mg	0	0	10mg	20mg

氯氮䓬（利眠宁）

如上所述氯氮䓬是戒断治疗的一线药物。表7.6提供了戒断时的推荐剂量。

地西泮（安定）

安定通常被看做是氯氮䓬的辅助用药。安定半衰期长，容易在体内蓄积并产生毒性，在使用时可如表7.6减少相应的剂量，必须注意的是，5mg的地西泮大约相当于10~15mg氯氮䓬。

奥沙西泮（去甲羟基安定）和劳拉西泮（氯羟去甲安定）

有些情况可考虑使用此类药物作为补充治疗。奥沙西泮和劳拉西泮不产生活性代谢产物，单纯的葡萄糖醛酸化反应即可灭活和清除（Chick，1996）。因此，在肝病中心，如有典型的肝损伤的临床表现或既往史的患者，可选用其中一种替代氯氮䓬。尽管这类药物半衰期短、蓄积少，但护士应意识到在药物使用的间歇期再次出现戒断症状的风险增加。使用戒断评估工具是非常有益的（见下文）。

奥沙西泮的给药剂量和服药模式与氯氮䓬相同（见表7.6），1mg劳拉西泮约相当于10mg安定或30mg氯氮䓬。

苯二氮䓬类药物的注意事项

苯二氮䓬类药物有镇静作用，可引起呼吸抑制。在某些临床情况下，如存在可疑的近期脑部损伤史，某些神经系统症状可能被掩盖，在使用此药时应慎重并进行严密监测。最好用药前行头部CT扫描，并权衡脑部疾病与有效控制酒精戒断的需求。同样，由于半衰期短，奥沙西泮在此时更合适。

要注意的是，苯二氮䓬类药物滥用率很高，若服药期间同时饮酒，严重时可致命。因此，除非专家指导或社区跟踪随访，在戒断治疗时苯二氮䓬类药物作为处方药禁止带回家中自服。此外要注意的是如患者还存在饮酒的可能，应考虑住院治疗。

严重戒断

既往若出现严重的酒精戒断症状往往预示着戒酒过程更加困难（Gonzalez等，2001）。戒断综合征越严重，出现以下并发症的风险越高，包括：

- Wernicke脑病
- 酒精性幻觉症
- 抑郁症
- 自杀倾向

谵妄的管理

严重意识障碍或焦虑的患者在起始治疗时要给予足够剂量的苯二氮䓬类药（必要时可静脉注射）。治疗目的是使患者安静下来，处于镇静状态但是易于唤醒。

- 对于可口服药物的患者，增加氯氮䓬使用的剂量及频次是有必要的。
- 对于接受肠外营养进行治疗的患者，可静脉注射地西泮。应避免肌肉注射，如果静脉注射有困难可直肠给药（CRAG Working Group，1998）。
- 对于肝衰竭的患者，可静脉注射或肌肉注射劳拉西泮作为替代方案。
- 不建议使用氯甲噻唑（一种抗惊厥药物）（Duncan and Taylor，1996）。

■ 使用足量的苯二氮䓬类药物进行治疗应该是首选的治疗方案，但严重的精神症状，在加用氟哌啶醇后可能得到控制。

■ 密切监测体液平衡是十分重要的，应定期检测尿常规和电解质（包括镁）水平（CRAG Working Group，1998）。

护士应该知道英国国家药典（British National Formulary，BNF）建议使用长效的苯二氮䓬制剂进行酒精戒断治疗。在临床实践中，可能会使用替代品（如肝衰竭使用劳拉西泮，或静脉注射地西泮和氟哌啶醇联合用药，剂量超过 BNF 的推荐量）。在这种情况下，应争取联系精神科医生或物质滥用专家，进一步征求他们的建议，最好是能够在当地制定合适的临床管理指南。

Wernicke 脑病

Wernicke 脑病（Wernicke's encephalopathy，WE）不可与肝性脑病混淆。在突然戒酒出现酒精戒断症状时，Wernicke 脑病虽然不是特有的，但却是最为常见的临床症状。不当的治疗可造成超过 15% 的死亡率（Victor et al.，1989；Sechi and Serra，2007），85% 的幸存者中可有永久性脑损伤（Korsakoff 精神病）（Victor et al.，1989；Sechi and Serra，2007）。

Wernicke 脑病是由硫胺素（维生素 B_1）缺乏引起的。焦磷酸硫胺素（TPP）（硫胺素的生物活性形式）是一系列大脑生化代谢通路中的一个重要辅酶（Sechi and Serra，2007）。当硫胺素缺乏时，依赖硫胺素的酶和其他系统功能下降，最终导致细胞死亡（Thomson et al.，2002）。

只有约 10% 的患者会表现出典型的 Wernicke 脑病的"三联征"（突然发作的意识模糊、共济失调和眼肌麻痹）（Harper et al.，1986）。因此，不能用这三个症状作为诊断依据，必需仔细辨别，给予高度警惕。下面的症状只要有一个就可以确诊并启动治疗（Cook，2000）：

■ 突然发作的意识模糊

■ 意识水平下降，包括意识丧失或昏迷

■ 记忆障碍

■ 共济失调/步态不稳

■ 眼肌麻痹

■ 眼球震颤

■ 原因不明的低血压和低体温

Wernicke 脑病被认为是一种临床急症，治疗上采用补充维生素 B_1 的替代疗法（Sechi and Serra，2007）。在一项近期系统回顾报道中（Cochrane review），Day 等（2004）通过相关随机对照试验的结果中获得的数据尚不充分，不足以用于指导临床医生使用维生素 B_1 治疗 Wernicke 脑病的剂量、频率、用药方式及持续用药时间。尽管如此，预防性和治疗性使用该药物是明确得到广泛认同的（Harper et al.，1986；Victor et al.，1989；Chick，1996；Cook，2000）。

治疗

Pabrinex Ⅳ（高效复合维生素 BC 注射液），高剂量，每日 3 次，2~3 天，然后改为一半原有剂量的低剂量，每日 1 次，3~5 天。Pabrinex Ⅳ应持续使用直至临床症状不再继续改善，之后可考虑口服辅助药物（维生素 B_1 100mg，每日 2 次 + 复合 B 族维生素每日 1 次）。Pabrinex Ⅳ在给药时，应先给予超过30 分钟的静脉注射，然后每 2 安瓿用 100ml 生理盐水稀释后静滴（Sechi and Serra，2007）。（译者注：该药使用请以药物说明书介绍为准。）

预防

B 族维生素本身在体内储量不足，需求量的增加会使此类患者 Wernicke 脑病的发病风险升高。因此，任何接受酒精戒断治疗的患者都应预防性服用 B 族维生素。其中包括因其他原因住院然后发现需要进行解毒的患者、酒精依赖史的患者以及具有下列任何一项者：

- 中途发病
- 震颤谵妄
- 酒精相关性癫痫
- 颅脑损伤
- 进食不佳、营养不良或明显的体重下降
- 近期腹泻或呕吐
- 每日饮酒 >20 单位
- 周围神经病变

给予高效 Pabrinex Ⅳ注射液每日 1 安瓿，3~5 天/组，然后口服辅助药物（维生素 B_1 100mg 每日 2 次 + 复合 B 族维生素每日 1 次）。由于可能会诱发Wernicke 脑病，在使用 Pabrinex Ⅳ前应避免静脉补充葡萄糖。其机制为糖代谢需要利用维生素 B_1，这一过程会消耗维生素 B_1 的储存。

酒精戒断量表

临床实践中最好使用一个客观的监测工具来监测酒精戒断时症状的严重程度。临床酒精戒断评估量表-修改版（Clinical Institute Withdrawal assessment for Alcohol- Revised，CIWA- R）是此类工具中的一种，临床医生可以借此给患者的酒精戒断症状评分，以便指导苯二氮䓬类药物的减量。CIWA-R 量表的使用频率取决于个人的临床经验。但是如果患者处于戒断的早期阶段，建议每 90 分钟使用一次。

该工具使临床医生确定患者是否需要额外的临时用药。我们建议，如果患者分数 >10 应该补充氯氮䓬（或等价药物）。如果患者分数 <10 不需给予临时用药。除非患者镇静过度，常规用药应该一直使用（Sullivan et al.，1989）。

本章小结

酒精相关的肝脏损伤是酒精滥用导致的最为严重的后果，同时也是西方国家肝硬化的常见病因，发病率和死亡率高。本章从多个角度对疾病谱的演变和临床管理进行阐述，贯穿文章的主线强调选择健康的饮酒方式、鼓励患者参与治疗。

说明性案例研究

一名 32 岁的男性因恶心、右上腹疼痛入院。自诉没有精力、全身不适、食欲不佳。患者体温大致正常，但偶尔中等程度体温升高。查体有轻度黄疸，肝大，轻度腹水。

当问及是否存在过量饮酒时，患者自诉有社交时饮酒史，现已戒酒。在初步诊断为急性肝炎后，医生重新采集了饮酒史，并征求患者妻子的支持。结果发现该患者确实在 2 天前停止饮酒，但在此之前，正常工作期间，每晚下班后在酒吧饮用 5 品脱（酒精度 4.1%）啤酒，在星期五、星期六和星期日饮酒 8 品脱（每周 88 单位）。

入院第二天，患者黄疸加重、体温上升、伴有心动过速、大汗，患者不能进食、未出现扑翼样震颤，但双手存在中度震颤。

血液学化验结果：AST 升高（120U/L），AST：ALT 比值 2：1。胆红素 350μmol/L、白蛋白 29g/L，GGT：256U/L，钠：115mmol/L，MCV：100.4fL。PT：17 秒（维生素 K 纠正后）。

患者没有败血症和出血的迹象，此时拟诊为急性酒精性肝炎伴有急性酒精戒断综合征。

治疗：小剂量奥沙西泮（使用 CIWA-R 戒断评分检测），预防性使用 Pabrinex Ⅳ 制剂、环丙沙星 250mg 每日 2 次、氟康唑 100mg 每日 1 次。

是否应行肝活检尚存争议，该中心可以进行经颈静脉穿刺活检，于是实施了该操作。病理结果显示明显的炎症性改变，提示酒精性肝炎。

改良 Maddrey 判别指数（modified discriminant function，mDF）是 44，患者没有明显的败血症或出血迹象，肾功能正常。医疗小组在慎重研究后决定使用皮质类固醇激素（泼尼松 30mg/d）进行为期 4 周的治疗，并每天监测使用激素的不良反应。

在最初 7 天，患者出现临床症状的恶化，随后逐渐稳定。在此期间，咨询营养师给予营养指导，实施完全肠内营养。治疗的第 3 周后，患者的临床症状开始改善。

治疗第 5 周时，患者症状消失。住院阶段的后期，护士和医务人员有了更多的机会向患者讲解饮酒与肝脏疾病之间的相关性，并对其进行教育。出院前，相关的酒精专家与患者探讨出院后酒精控制的目标。医疗咨询小组需为患者提供戒酒的相关建议。酒精干预行动的重点是患者和家属共同参与，制定出一套可供多种选择的戒酒方案，以便回家后能够坚持。患者转诊到当地社区后，仍需接受戒酒治疗团队的建议。治疗小组应为患者提供系统规范的建议，劝告患者不要听信"少饮不会伤身"等诸如此类的说法。

Kerry Webb　著

李红艳　袁久莉　刘　群　译

聂文博　张明媛　金美善　李虹彦　牛俊奇　校

参考文献

Akriviadis E, Botla R, Briggs W, Han S, Reynolds T, Shakil O (2000) Pentoxifylline improves short-term survival in severe acute alcoholic hepatitis: a double-blind, placebo-controlled trial. *Gastroenterology* 119:1637–1648

Alexander JF, Lichner MW, Galambos JT (1971) Natural history of alcoholic hepatitis: the long term prognosis. *American Journal of Gastroenterology* 56:515–525

Ali A, Hassiotis A (2006) Alcohol misuse: diagnosis and management. *British Journal of Hospital Medicine* 67(10):M182–185

Babor T, Higgins-Biddle J, Saunders J, Monteiro M (2001) *AUDIT: The Alcohol Use Disorders Identification Test, Guidelines For Use In Primary Care*, 2nd edn. World Health Organization, Geneva

Bathgate AJ (2006) Recommendations for alcohol-related liver disease. *Lancet* 367:2045–2046

Becker H (1996) The alcohol withdrawal 'kindling' phenomenon: clinical and experimental findings. *Alcoholism, Clinical and Experimental Research* 20(8):121A–124A

Bode J (1999) Alcoholic liver disease. In: Bianchi Porro G, Cremer M, Krejs G, Ramadori G, Madsen J (eds) *Gastroenterology and Hepatology*. McGraw-Hill, Maidenhead

Brown C, Pirmohamed M, Park BK (1997) Nurses' confidence in caring for patients with alcohol-related problems. *Professional Nurse* 13(2):83–86

Carey W (2004) Alcohol-induced liver disease. In: Al Knawy B, Shiffman M, Wiesner R (eds) *Hepatology: A Practical Approach*. Elsevier, London

Ceccanti M, Attili A, Balducci G, Attilia F, Giacomelli S, Rotondo C, Sasso G, Xirouchakis E, Attilia M (2006) Acute alcoholic hepatitis. *Journal of Clinical Gastroenterology* 40(9):833–841

Chick J (1996) Medication in the treatment of alcohol dependence. *Advances in Psychiatric Treatment* 2:249–257

Chick J, Lloyd G, Crombie E (1985) Counselling problem drinkers on medical wards: a controlled study. *British Medical Journal (Clinical Research Edition)* 290:965–967

Cook CCH (2000) Prevention and treatment of Wernicke-Korsakoff syndrome. *Alcohol & Alcoholism* 35(Suppl. 1):19–20

Cooper D (1994) *Alcohol Home Detoxification and Assessment*. Radcliffe Medical Press, Oxford

CRAG Working Group on Mental Illness (1998) *The Management of Alcohol Withdrawal and Delirium Tremens*. The Scottish Executive, Edinburgh

Day E, Bentham P, Callaghan R, Kuruvilla T, George S (2004) Thiamine for Wernicke-Korsakoff syndrome in people at risk from alcohol abuse. *Cochrane Database of Systematic Reviews*, Issue 1. Art. No.: CD004033. DOI: 10.1002/14651858.CD004033.pub2

Duncan D, Taylor D (1996) Chlormethiazole or chlordiazepoxide in alcohol detoxification. *Psychiatric Bulletin* 20:599–601

Edwards G, Marshall EJ, Cook CH (1997) Physical complications of excessive drinking. In: Edwards G, Marshall EJ, Cook CH (eds) *The Treatment of Drinking Problems: A Guide for the Helping Professions*, 3rd edn. Cambridge University Press, Cambridge

Elvy GA, Wells JE, Baird KA (1998) Attempted referral as intervention for problem drinking in the general hospital. *British Journal of Addiction* 83(1):83–89

Fadda F, Rosetti ZL (1998) Chronic ethanol consumption: from neuroadaption to neurodegeneration. *Progress in Neurobiology* 54(4):385–431

Forrest EH, Evans CD, Stewart S, Phillips M, Oo YH, MvAvoy NC, Fisher NC, Singhal S, Brind A, Haydon G, O'Grady J, Day CP, Hayes PC, Murray LS, Morris AJ (2005) Analysis of factors predictive of mortality in alcoholic hepatitis and derivation and validation of the Glasgow alcoholic hepatitis score. *Gut* 54(18):1174–1179

Frenzer A, Butler WJ, Norton ID, Wilson JS, Apte MV, Pirola RC, Ryan P, Roberts-Thompson IC (2002) Polymorphism in alcohol-metabolizing enzymes, glutathione S-transferases and apolipoprotein E and susceptibility to alcohol-induced cirrhosis and chronic pancreatitis. *Journal of Gastroenterology and Hepatology* 17(1):177–182

Friedman S, Wei S, Blaner S (1993) Retinol release by activated rat hepatic lipocytes: regulation by Kuppfer cell-conditioned medium and PDGF. *American Journal of Physiology* 264:G247–252

Galambos JT (1972) Alcoholic hepatitis: its therapy and prognosis. *Progress in Liver Diseases* 4:567–588

Glass I (1989a) Alcoholic hallucinosis: a psychiatric enigma – 1. The development of an idea. *The British Journal of Addiction* 84:29–41

Glass I (1989b) Alcoholic hallucinosis: a psychiatric enigma – 2. Follow-up studies. *The British Journal of Addiction* 84:151–164

Glue P, Nutt D (1990) Overexcitement and disinhibition. Dynamic neurotransmitter interactions in alcohol withdrawal. *British Journal of Psychiatry* 157:491–499

Gonzalez LP, Veatch LM, Ticku MK, Becker HC (2001) Alcohol withdrawal kindling: mechanisms and implications for treatment. *Alcoholism: Clinical & Experimental Research* 25(5 Suppl):197S–201S

Grant A, Neuberger J (1999) Guidelines on the use of liver biopsy in clinical practice. *Gut* 45(Suppl 4):1V1–1V11

Grant BF, Dufour MC, Hartford TC (1988) Epidemiology of alcoholic liver disease. *Seminars in Liver Disease* 8(1):12–25

Gutjahr E, Gmel G, Rehm J (2001) Relation between average alcohol consumption and disease: an overview. *European Addiction Research* 7(3):117–127

Haber P, Warner R, Seth D, Gorrell M, McCaughan G (2003) Pathogenesis and management of alcoholic hepatitis. *Journal of Gastroenterology and Hepatology* 18:1332–1344

Hall W, Zador D (1997) The alcohol withdrawal syndrome. *Lancet* 349:1897–1900

Harper, CG, Giles M, Finlay-Jones, R (1986) Clinical signs in the Wernicke-Korsakoff complex: a retrospective analysis of 131 cases diagnosed at necropsy. *Journal of Neurology, Neurosurgery, and Psychiatry* 49(4):341–345

Hawker R (1994) Alcohol withdrawal: a physical or psychological syndrome? *New Directions in the Study of Alcohol* 19:29–43

Hill DB, Kugelmas M (1998) Alcoholic liver disease: treatment strategies for the potentially reversible stages. *Postgraduate Medicine* 103(4):261–264, 267–268, 273–275

Hislop WS, Bouchier IA, Allan JG, Brunt PW, Eastwood M, Finlayson ND, James O, Russell RI, Watkinson G (1983) Alcoholic liver disease in Scotland and North-Eastern England. *Quarterly Journal of Medicine* 52:232–243

Hodgson R, Alwyn T, John B, Thom B, Smith A (2002) The FAST alcohol screening test. *Alcohol and Alcoholism* 37(1):61–66

Holloway H, Hales P, Watanabe H (1984) Recognition and treatment of acute alcohol withdrawal syndromes. *The Psychiatric Clinics of North America* 7:729–743

Iredale JP, Benyon RE, Pickering J, McCullen M, Northrop M, Pawley S, Hovell C, Arthur MJ (1998) Mechanisms of spontaneous resolution of rat liver fibrosis. Hepatic stellate cell apoptosis and reduced hepatic expression of metalloproteinase inhibitors. *Journal of Clinical Investigation* 102(3):538–549

Jones P (2002) Alcohol addiction: a psychobiological approach. *Behavioural Medicine*. Associates Comprehensive Modern Mental Health Services. http://www.bma-wellness.com/papers/EtOH_Psychobiology.html (accessed 17/05/07)

Lieber CS (1993) Aetiology and pathogenesis of alcoholic liver disease. *Clinical Gastroenterology* 7:581–608

Maddrey WC, Boitnott JK, Bedine MS, Weber FL, Mezey E, White R (1978) Corticosteroid therapy of alcoholic hepatitis. *Gastroenterology* 75:193–199

Madhotra R, Gilmore I (2003) Recent developments in the treatment of alcoholic hepatitis. *Quarterly Journal of Medicine* 96:391–400

Mayo-Smith M (1997) Pharmacological treatment of alcohol withdrawal: a meta-analysis and evidence-based practice guideline. American Society of Addiction Medicine Working Group on pharmacological management of alcohol withdrawal. *Journal of the American Medical Association* 278:144–151

McBride A (2002) Medical approaches and prescribing: alcohol. In: Petersen T, McBride A (eds) *Working with Substance Misusers: A Guide to Theory and Practice*. Routledge, London

Mendenhall CL, Anderson S, Weesner RE, Goldberg SJ, Crolic KA (1984) Protein-calorie malnutrition associated with alcoholic hepatitis. Veterans Administrative Cooperative Study Group on Alcoholic Hepatitis. *American Journal of Medicine* 76(2):211–222

Millward L (2000) Attitudes towards alcoholics: staff-patient relationships in the acute hospital setting. Unpublished PhD Thesis, University of London

Moore K (2001) Management of alcoholic hepatitis. *Clinical Medicine* 1(4):281–284

National Institute on Alcohol Abuse and Alcoholism (NIAAA) (1997) Alcohol metabolism. *Alcohol Alert* No. 35; PH 371

O'Beirne J, Patch D, Holt S, Hamilton M, Burroughs A (2000) Alcoholic hepatitis – the case for intensive management. *Postgraduate Medical Journal* 76:504–507

O'Brien CP (1996) Drug addiction and drug abuse. In: *Goodman and Gilman's The Pharmacological Basis of Therapeutics*, 9th edn. McGraw-Hill, New York

O'Grady J (2002) Liver and biliary tract disease. In: Souhami R and Moxham J (eds) *Textbook of Medicine*, 4th edn. Churchill Livingstone, Edinburgh

Owens L, Gilmore I, Pirmohamed M (2000) General practice nurses' knowledge of alcohol use and misuse: a questionnaire survey. *Alcohol and Alcoholism* 35:259–262

Paton A (1989) Alcohol misuse and the hospital doctor. *British Journal of Hospital Medicine* 42(5):394–398

Patton R, Hilton C, Crawford M, Touquet R (2004) The Paddington Alcohol Test: a short report. *Alcohol and Alcoholism* 39(3):266–268

Philippe, L (2007) Acute alcoholic hepatitis. http://www.hepatitis.org/hepatalcool_angl.htm

Pirmohamed M, Brown C, Owens L, Luke C, Gilmore I, Breckenridge A, Park B (2000) The burden of alcohol misuse on an inner city general hospital. *Quarterly Journal of Medicine* 93(5):291–295

Prince MI, Hudson M (2002) Liver transplantation for chronic liver disease: advances and controversies in an era of organ shortages. *Postgraduate Medicine Journal* 78(917):135–141

Pristach CA, Smith CM, Whitney RP (1983) Alcohol withdrawal syndromes – prediction from detailed medical and drinking histories. *Drug and Alcohol Dependence* 11(2):177–199

Raistrick D (2001) Alcohol withdrawal and detoxification. In: Heather N, Peters TJ, Stockwell T (eds) *International Handbook of Alcohol Dependence and Problems*. John Wiley & Sons, Chichester

Ramstedt M (2003) Alcohol consumption and liver cirrhosis mortality with and without mention of alcohol: the case of Canada. *Addiction* 98:1267–1276

Sargent S (2005) The aetiology, management and complications of alcoholic hepatitis. *British Journal of Nursing* 14(10):556–562

Sechi G, Serra A (2007) Wernicke's encephalopathy: new clinical settings and recent advances in diagnosis and management. *The Lancet Neurology* 6(5):442–455

Sheron N (2000) Alcoholic liver disease. In: O'Grady J, Lake J, Howdle P (eds) *Comprehensive Clinical Hepatology*. Harcourt, London

Sougioultzis S, Dalakas E, Hayes P, Plevris JN (2005) Alcoholic hepatitis: from pathogenesis to treatment. *Current Medical Research and Opinion* 21(9):1337–1346

Stewart SF, Day CP (2003) The management of alcoholic liver disease. *Journal of Hepatology* 38(suppl 1):S2–S13

Sullivan JT, Sylora K, Schneiderman J, Naranjo CA, Sellers EM (1989) Assessment of alcohol withdrawal: the revised clinical institute withdrawal assessment for alcohol scale (CIWA-Ar). *British Journal of Addiction* 84(11):1353–1357

Talley NJ, Roth A, Woods J, Hench V (1988) Diagnostic value of liver biopsy in alcoholic liver disease. *Journal of Clinical Gastroenterology* 10:647–650

Tang H, Boulton R, Gunson B, Hubscher S, Neuberger J (1998) Patterns of alcohol consumption after liver transplantation. *Gut* 43(1):140–145

Thomas D (1999) Management of persons with problems of the hepatic system. In: Phipps W, Sands J, Marek J (eds) *Medical–Surgical Nursing: Concepts and Clinical Practice*, 6th edn. Mosby, Missouri

Thomson AD, Cook CC, Touquet R, Henry JA (2002) The Royal College of Physicians' report on alcohol: guidelines for managing Wernicke's encephalopathy in the accident and emergency department. *Alcohol and Alcoholism* **37**(6):513–521

Tilg H, Day C (2007) Management strategies in alcoholic liver disease. *Nature Clinical Practice Gastroenterology Hepatology* **4**(1):24–34

Tome S, Lucey M (2004) Current management of alcoholic liver sisease. *Alimentary Pharmacology and Therapy* **19**(7):707–714

Turner RC, Lichstein PR, Peden JG, Busher JT, Waivers LE (1989) Alcohol withdrawal syndromes: a review of pathophysiology, clinical presentation and treatment. *Journal of General Internal Medicine* **4**:432–444

Victor M (1966) The treatment of alcoholic intoxication and the withdrawal syndrome. *Psychosomatic Medicine* **28**:636–650

Victor M (1970) The alcohol withdrawal syndrome. *Postgraduate Medicine* **47**(6):68–72

Victor M, Adams RD (1953) Effect of alcohol on the nervous system. *Research Publications – Association for Research in Nervous and Mental Disease* **32**:526–533

Victor M, Adams RD, Collins GH (1989) *The Wernicke–Korsakoff Syndrome and Related Neurological Disorders Due to Alcoholism and Malnutrition*. FA Davis Company, Philadelphia

Whitfield CL (1980) Non-drug treatment of alcohol withdrawal. *Current Psychiatric Therapies* **19**:101–109

Williams D, McBride AJ (1998) The drug treatment of alcohol withdrawal symptoms: a systematic review. *Alcohol & Alcoholism* **33**(2):103–115

Windmeier C, Gressner A (1997) Pharmacological aspects of pentoxifylline with emphasis on its inhibitory actions on hepatic fibrogenesis. *General Pharmacology* **29**(2):181–196

Yin M, Wheeler MD, Kono H, Bradford B, Gallucci R, Luste M, Thurman R (1999) Essential role of tumour necrosis factor alpha in alcohol-induced liver injury in mice. *Gastroenterology* **117**(4):942–952

第8章
非酒精性脂肪性肝病

前言

非酒精性脂肪性肝病（Non-alcoholic fatty liver disease，NAFLD）主要由肥胖引起，是发达国家引起慢性肝功能障碍的主要原因。部分患者可发展为肝硬化。发病机制是胰岛素抵抗和肝胶原细胞激活增加氧化应激。目前尚没有一种单一的检查可以诊断 NAFLD。目前治疗大部分处于实验阶段，新出现的治疗药物包括二甲双胍、格列酮类、维生素 E、血管紧张素受体阻滞剂和 α-受体拮抗剂等。

定义

Ludwig 等（1980）首次将 NAFLD 定为临床综合征。在发达国家，NAFLD 是公认的引起慢性疾病的主要原因（Falck-Ytter et al.，2001）。NAFLD 是一种组织病理学改变与酒精性脂肪肝相似的慢性肝脏疾病，可发生在少量饮酒或不饮酒的个体。多年来少量饮酒或不饮酒的定义一直在变化，目前美国国立卫生研究院、非酒精性脂肪肝临床研究网络认为男子每周饮酒少于 140g（17.5U）、女子每周饮酒少于 70g（8.75U）满足 NAFLD 的诊断要求。

NAFLD 疾病谱包括肝脂肪变（脂肪肝），可发展到伴炎症反应的脂肪变（脂肪性肝炎或非酒精性脂肪性肝炎（non-alcoholic steatohepatitis，NASH））（图 8.1、图 8.2，彩图 7、彩图 8），进一步可发展为肝纤维化，部分患者出现肝硬化和肝癌（Powell et al.，1990；Bugianesi et al.，2002）。对于我们最重要的是掌握 NAFLD 发展到肝硬化的时间，此时脂肪变程度往往出现下降（Powell et al.，1990）。

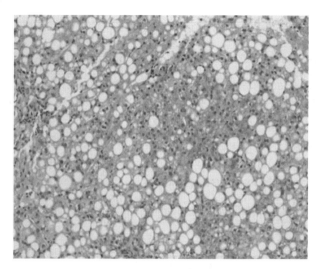

图 8.1　大泡性脂肪变性。彩色图片请参阅彩图 7

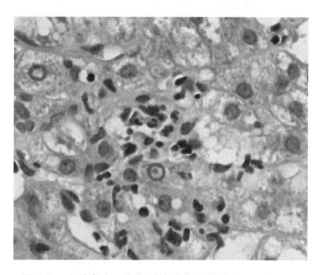

图 8.2　小叶炎症。彩色图片请参阅彩图 8

NASH（非酒精性脂肪性肝炎）和 NAFLD（非酒精性脂肪性肝病）不是同一概念。NASH 是 NAFLD 的严重阶段，就像是心肌梗死是缺血性心脏病的严重阶段。目前认为以前诊断的隐源性肝硬化大部分存在 NAFLD（Bugianesi et al.，2002）。

流行病学

　　根据谷丙转氨酶升高、超声或磁共振等诊断方法的不同，NAFLD 的人群患病率估计为 7%～35%（Bellentani et al.，2000；Clark et al.，2003；Ruhl and Everhart，2003；Bedogni et al.，2005；Szczepaniak et al.，2005）。磁共振可能是最准确的诊断方法。其中约有 2.5% 的患者进一步发展到较严重的阶段 NASH（Underwood Ground，1984；Wanless and Lentz，1990；Yu and Keeffe，2002）。尽管发展为 NASH 的风险仅有 2.5%，其发病率仍高于慢性丙型肝炎、慢性乙型肝炎、酒精性肝病和代谢性肝病。

危险因素

　　NAFLD 与肥胖、2 型糖尿病、胰岛素抵抗、高血压和血脂异常等代谢综合征有关（Marchesini et al.，2001，2003；Bugianesi et al.，2005）。NAFLD 也可发生在身体较瘦的个体（Underwood Ground，1984；Wanless and Lentz，1990；Pratt and Kaplan，2000）。肥胖率在发达国家和发展中国家都在升高（Mokdad et al.，2001，2003）并使 NAFLD 成为发达国家慢性肝病的主要病因，预计 NAFLD 的发病率还会增加。据预测，如果肥胖率继续增加，未来 10 年因 NAFLD 实施肝移植的患者将超过因慢性丙型肝炎实施肝移植的患者（Michael，2004）。

NAFLD 的自然史

　　NAFLD 的自然史尚不明确，目前最好的研究结果是两家斯堪的纳维亚医院随访 14 年总结的自然史（Ekstedt et al.，2006）。此研究中的患者由肝活检确诊为 NAFLD，分为脂肪变性（脂肪肝）和炎症（脂肪性肝炎）两组。研究结果显示脂肪肝发展到肝硬化的风险性很低，但 NASH 进展更快，研究开始时的 NASH 患者有大约 20% 在随访期间发展到肝硬化。

　　相反，脂肪肝组没有患者发展成肝硬化，但一半的患者出现较严重的肝纤维化。可以推论脂肪肝在中期内不会发展为肝硬化，但部分患者经历更长的时间可能会发展为肝硬化（Ekstedt et al.，2006）。该研究显示 NASH 患者的存活率比一般人群低（Ekstedt et al.，2006），更早的研究显示不分期的 NAFLD 患者的存活率也是这样（Adams et al.，2005；Ekstedt et al.，2006）。

毫无疑问，NAFLD 患者的心血管疾病的危险性增加（Villanova et al.，2005），是这些患者的主要死因（Adams et al.，2005）。但不要低估 NAFLD 患者由肝病所导致的死亡（Adams et al.，2005），因为 Adams 等人研究发现肝病是 NAFLD 患者的第三大死因，而正常人死因中肝病仅排在第十三位（Adams et al.，2005）。一个近 100 万患者的前瞻性队列研究证实在排除其他慢性肝脏疾病后，伴有 2 型糖尿病的 NAFLD 患者患肝癌的风险性增加（El-Serag et al.，2004）。

临床表现

大多数 NAFLD 患者早期无不适症状，之后可出现右上腹不适和疲劳。体格检查可能发现肝大及右上腹压痛，即使是典型的 NAFLD 患者，也有可能被误诊为胆结石（McCullough，2002）。如果发展为肝硬化可出现肝掌、黄疸、蜘蛛痣、男性乳房发育、腹水或脾大。

诊断

目前 NAFLD 尚无可靠的诊断方法。因此，该病很大程度上是一种排除性诊断，存在肥胖、胰岛素抵抗、血脂异常的患者出现肝功能异常，否认饮酒史且可以证实未过量饮酒，影像学肝脏无局灶性病变，血清学除外甲型肝炎、乙型肝炎和丙型肝炎，自身免疫、铁蛋白、转铁蛋白饱和度、铜和血浆铜蓝蛋白正常。

多数 NAFLD 患者存在肝功异常，但血清转氨酶与 GGT 升高对于 NAFLD 来讲缺乏敏感性和特异性，并可见于所有肝脏疾病。放射线确诊脂肪肝的患者通常 ALT 升高，但也有可能正常（Browning et al.，2004），甚至在疾病进展后恢复正常。AST：ALT 比值常小于 1，而酒精性肝病的比值一般大于 1。如果 NAFLD 的 AST：ALT 比值逆转到大于 1 预示发展到肝纤维化。

超过 50% 的患者 ALP 和 GGT 增加 2 到 3 倍。血清胆红素和白蛋白通常处于正常水平，除非已发展成肝硬化。血清铁正常的情况下出现铁蛋白水平升高反映肥胖和 NAFLD 患者存在轻度炎症。这里升高的铁蛋白是一种急性时相反应物（Powell et al.，1990；Bacon et al.，1994；Brunt，2001）。超过 25% 的

NAFLD 患者出现抗核抗体和抗平滑肌抗体异常，提示有更严重的损伤和炎症（Adams et al. , 2004）。

影像学在 NAFLD 诊断中的应用

目前超声是最经济的诊断方法，其检测肝脂肪变的敏感性是 66% ~ 100%，脂肪变小于 33% 时其敏感性下降（Caturelli et al. , 1992；Saadeh et al. , 2002）。CT 的敏感性和特异性与超声基本相同，但费用更高（Saadeh et al. , 2002）。MRI 和 CT、超声一样也能用于诊断，因费用过高而很少用于筛查。MRI 是最敏感的检测手段，当约有 5% 的脂肪变时就可检测到，其他的手段只有当脂肪变超过 33% 时才可检出（Szczepaniak et al. , 2005）。应当注意的是影像学不能区分 NAFLD 的各个阶段，即他们不能区分单纯脂肪变和伴炎症反应的脂肪变（Saadeh et al. , 2002），而这是判断预后的重要指标。

肝活检在 NAFLD 诊断中的应用

许多人认为肝活检是 NAFLD 诊断和确定疾病分期的必要方法。近来 Skelley 等（2001）关于肝活检使用的一篇文章发现 354 例肝功异常的患者中约有 34% 的患者在肝活检后更改了诊断。肝活检并非没有局限性。首先所获得的肝组织约占全肝的 1/ 50000（Bravo et al. , 2001）。此外，NASH 的组织学病变在肝实质分布是不均匀的。因此，肝活检固有的取样误差可能导致误诊或分期不准确（Ratziu et al. , 2005）。

肝活检是一项侵入性检查，其潜在危险性、并发症第 2 章已阐述（Bravo et al. , 2001）。肝活检后患者需要留院观察几小时。最近另一项被证实可以用于慢性肝病纤维化评估的检查是瞬时弹性纤维化扫描（FibroScan），尤其对于慢性丙型肝炎的患者。FibroScan 是一种检测肝脏硬度的非侵入性检查，但对肥胖患者其检测的敏感性下降（Kettaneh et al. , 2007）。

NAFLD 的组织学

苏木素伊红染色显示 NAFLD 的组织学特征包括：大泡性脂肪变、急性或慢性炎细胞浸润、Mallory 小体及结缔组织染色可见细胞周围纤维化（图 8.1 ~ 8.3 彩图 7 ~ 9）。酒精性肝病也有这些组织学特征，更加突出了确证患者饮酒史的重要性。最近 Brunt 和他的团队制定了计分系统，以用于 NAFLD 患者肝活检的评分（Brunt, 2005, 2007；Kleiner et al. , 2005）。

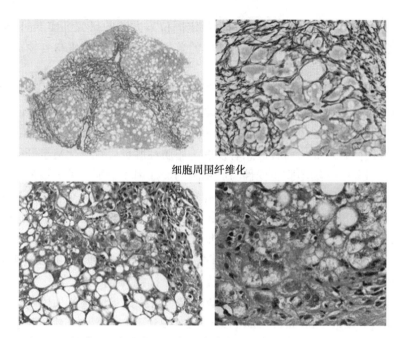

细胞周围纤维化

图 8.3　细胞周围纤维化。彩色图片请参阅彩图 9

发病机制

　　NAFLD 的发病机制尚未阐明。但目前已知道的是胰岛素抵抗和肥胖是导致脂肪肝的主要因素。胰岛素抵抗促进脂肪的分解以及游离脂肪酸向肝细胞的转运。胰岛素抵抗被认为是 NAFLD 发病机制的第一次打击（Day and James，1998）。

　　胰岛素抵抗引起的高胰岛素血症还会导致肝线粒体内脂肪酸氧化障碍、甘油三酯排出减少、肝内合成增加，上述因素均引起甘油三酯在细胞质内聚集（Harrison and Di Bisceglie，2003）。结果导致脂质过氧化增强、促纤维形成和促炎性细胞通路激活，TNF-α 和脂联素在其中发挥关键作用（Tilg and Diehl，2000；Hui et al.，2004；Kamada et al.，2007a）。一些研究发现非酒精性脂肪肝动物模型和不同病因导致肝脂肪变性患者均存在脂质过氧化作用，提示其在NASH 中发挥一定作用（Letteron et al.，1996）。第二次打击是脂质过氧化增加导致的氧化应激增强、促纤维形成和促炎因子增加（Day and James，1998）。甘油三酯的致病作用存在异议，因为数据显示甘油三酯在肝内聚集可能是一种保护机制，以减少从外周转运到肝的游离脂肪酸的毒性（Yamaguchi et al.，2007）。

　　Nielsen 等（2004）认为，游离脂肪酸可能直接调节 NAFLD 的炎症反应。他们的研究表明，向心性肥胖增加 NASH 的风险，增加体内脂肪分解使游离脂肪酸在肝内聚集。此外最近一项利用稳定同位素方法的研究证实 NAFLD 患者肝脏贮积的脂肪有 2/3 来自进入血液中的游离脂肪酸，而非来自食物或新的脂肪生成（Donnelly et al.，2005）。

肝脏铁、抗氧化剂缺乏和肠道细菌都与潜在的氧化应激有关。近期研究显示，HFE 基因突变或肝铁增加都可增加 NAFLD 患者的肝损伤（George et al.，1998；Nelson et al.，2007）。目前还不清楚为什么有的患者发展为脂肪肝而多年后没有任何并发症，而有些患者发展为脂肪性肝炎、纤维化甚至肝硬化。

肥胖引起的肝细胞脂肪变性与肝细胞的炎症因子增加有关。最近对啮齿类动物的研究证实脂肪肝与慢性炎症时肿瘤坏死因子（TNF-α）增加，抗炎性脂肪因子——脂联素减少有关（Cai et al.，2005）。就这一点而言，诱导出 NASH 的实验动物缺乏脂联素，与对照组相比其发生肝癌的风险增加（Kamada et al.，2007b）。如上所述，铁蛋白升高是慢性炎症的一种急性期反应物质。

很多药物也可导致脂肪肝，如胺碘酮、抗病毒药物（齐多夫定和干扰素）、非甾体抗炎药、四环素和丙戊酸钠等。脂肪聚集通过各种机制抑制线粒体脂肪酸 β- 氧化（Fromenty and Pessayre，1995）。胺碘酮等药物不仅造成脂肪肝，而且增加氧化应激，诱导脂肪性肝炎。

从肥胖的 ob/ob 小鼠 NASH 动物模型发现肠道菌群可能诱导脂肪肝，肠道菌群使内源性乙醇明显增加（Cope et al.，2000）。Nair 等（2001）发现在否认最近饮酒的一组患者中呼吸酒精浓度与肥胖呈正相关。

纤维化的发展很可能与肥胖相关的交感神经系统（SNS）激活有关。该系统的激活可直接或通过提高瘦素水平间接加速纤维化，因为如果通过基因或药物操纵或减少血管紧张素-1 信号传导阻断交感神经系统，NASH 动物模型的纤维化程度均显著减轻（Oben et al.，2003b，2004；Hirose et al.，2007）。

疾病治疗

目前没有 NAFLD 的特效药物。由于很大一部分 NAFLD 患者伴有肥胖、2 型糖尿病或血脂异常，即具有代谢综合征的表现，初步治疗的目的是减少这种疾病的病因，即肥胖和胰岛素抵抗。因此初始治疗包括改变生活方式，接受营养专家饮食指导和增加运动量。在这方面，减肥手术可改善 NAFLD 的组织学特征（Clark et al.，2005；Klein et al.，2006）。运动同样可改善 NAFLD 患者的生化和组织学特征（Ueno et al.，1997），也可通过提高胰岛素的敏感性来改善。NAFLD 的患者短期内减肥过快可加速疾病的发展（Capron et al.，1982）。减轻体重理想的方法是由脂类代谢专家、营养师、心理学家或精神科医生及肝病专家共同制定肥胖治疗方案。

药物治疗可以帮助减肥。可用药物有奥利斯特、西布曲明和最近使用的利莫那班。小范围的研究显示奥利斯特和西布曲明对 NAFLD 最有效（Clark，2006）。大麻受体阻滞剂——利莫那班治疗 NAFLD 的临床试验现处于计划阶段。

除了改变生活方式和药物治疗减轻体重来提高胰岛素的敏感性外，二甲双胍可以直接提高胰岛素的敏感性。二甲双胍降低血糖水平主要是通过减少肝脏葡萄糖和糖原分解及适度增加骨骼肌葡萄糖摄取。在肥胖、瘦素缺乏的 ob/ob 小鼠的动物模型中发现脂肪肝出现了逆转（Lin et al.，2000）。动物模型已证明二甲双胍可防止脂质诱导的胰岛素抵抗（Cleasby et al.，2004）。Nair 等（2004）对 NAFLD 患者小规模研究发现二甲双胍可暂时使肝脏炎症指标和肝脂肪变恢复正常。

曲格列酮等噻唑烷二酮类药物也可治疗 NAFLD。Cadwell 等（2001）通过一个小的 NAFLD 患者队列发现曲格列酮可以明显减轻肝酶异常，且能从一定程度上改善肝组织异常。曲格列酮具有可致命的肝毒性，尽管发生率很低，因此已被撤出 2 型糖尿病的一线药物。最近噻唑烷二酮类的另一组安慰剂对照试验表明吡格列酮可以改善 NASH 的肝功能、肝脂肪含量和对胰岛素的敏感性。但该药对肝纤维化无改善作用（Belfort et al.，2006）。3-羟基-辅酶 A 还原酶抑制剂阿伐他汀等降胆固醇药物在 NAFLD 患者的小样本试验中显示了一定效果（Gomez-Dominguez et al.，2006）。他汀类药物对 NAFLD 患者是安全的，目前的共识建议他汀类药物用于 NAFLD 和血脂异常的患者。Dallas 心脏研究数据也证实了他汀类药物对 NAFLD 患者的安全性（Browning，2006）。

探索性研究显示抗氧化剂维生素 E 可改善 NAFLD 患者的组织学特征（Sanyal et al.，2004），对熊去氧胆酸（ursodeoxycholic acid，UDCA）等细胞保护剂也进行了评估。Lindor 等（2004）给予 126 例肝活检确诊 NASH 的患者服用 UDCA2 年，剂量为每天 13mg/kg 和 15mg/kg，发现该药安全性且耐受性良好，但效果跟安慰剂相比无明显差异，因此研究缺乏说服力（Clark and Brancati，2004；Lindor et al.，2004）。其他新兴的 NAFLD 的治疗方法包括益生菌：在 NAFLD 的严重阶段 NASH 的动物模型中，益生菌能改变肠道菌群、减少 TNF-α（Solga and Diehl，2003）。血管紧张素-1 受体阻滞剂（Yokohama et al.，2004；Hirose et al.，2007）和 α-肾上腺素受体拮抗剂可以减少肝损伤，提高肝再生，并减少肝纤维形成（Oben et al.，2003a，2004）。

本章小结

NAFLD 的疾病谱是由炎症脂肪肝发展到纤维化、肝硬化和肝癌。目前是发达国家慢性肝病的最常见原因。其发病率随着肥胖和 2 型糖尿病的发病率升高而增加。胰岛素抵抗是氧化应激增加的关键，也与炎症细胞因子有关。没有一种单一的诊断方法来诊断 NAFLD，因此该病是一种排除性诊断，有些患者需要肝活检来确诊和分期。

目前 NAFLD 尚无特效的治疗方法。治疗措施首先是改变生活方式，可能需要药物来减轻体重、增加胰岛素的敏感性。减肥手术对肥胖的 NAFLD 患者有一定疗效。利莫那班、肾上腺素受体拮抗剂和血管紧张素-1 受体阻滞剂在实验研究中显示了不错的效果，计划进行临床试验。

说明性案例研究

ZK 先生，男，77 岁，体格消瘦，是一位退休裁缝。ZK 先生患 2 型糖尿病多年，近来在家人要求下减肥。患者突然出现黑便。既往没有上消化道症状，没有使用过非类固醇药物。无过度饮酒史，家属证实每月饮酒最多 1 单位，既往肥胖、健康。

查体：无心血管疾病，无明显慢性肝病体征。血红蛋白稍低，血小板减少，白蛋白降低，国际标准化比值（INR）延长（1.6）。紧急胃镜检查见门脉高压性胃病、食管静脉轻度曲张，不适合行套扎治疗。肝病病原学检查未发现异常。腹部超声显示肝脏缩小，回声增粗，提示肝硬化。肝活检显示严重大泡性脂肪变性，炎性细胞浸润，提示细胞外周纤维化和不完全性肝硬化。这些特征与酒精性肝病或 NAFLD 相吻合。结合饮酒史诊断 NAFLD 伴有肝硬化。

Antonis Nikolopoulos，Jude A. Oben　著

李红艳　袁久莉　刘群　译

聂文博　吕娟　金美善　李虹彦　牛俊奇　校

参考文献

Adams LA, Lindor KD, Angula P (2004) The prevalence of autoantibodies and autoimmune hepatitis in patients with nonalcoholic fatty liver disease. *The American Journal of Gastroenterology* **99**:1316–1320

Adams LA, Lymp JF, St Sauver J, Sanderson SO, Lindor KD, Feldstein A, Angulo P (2005) The natural history of nonalcoholic fatty liver disease: a population-based cohort study. *Gastroenterology* **129**:113–121

Bacon BR, Farahvash MJ, Janney CG, Neuschwander-Tetri BA (1994) Nonalcoholic steatohepatitis: an expanded clinical entity. *Gastroenterology* **107**:1103–1109

Bedogni G, Miglioli L, Masutti F, Tiribelli C, Marchesini G, Bellentani S (2005) Prevalence of and risk factors for nonalcoholic fatty liver disease: the Dionysos nutrition and liver study. *Hepatology* **42**:44–52

Belfort R, Harrison SA, Brown K, Darland C, Finch J, Hardies J, Balas B, Gastaldelli A, Tio F, Pulcini J, Berria R, Ma JZ, Dwivedi S, Havranek R, Fincke C, Defronzo R, Bannayan GA, Schenker S, Cusi K (2006) A placebo-controlled trial of pioglitazone in subjects with nonalcoholic steatohepatitis. *New England Journal of Medicine* **355**:2297–2307

Bellentani S, Saccoccio G, Masutti F, Croce LS, Brandi G, Sasso F, Cristanni G, Tiribelli C (2000) Prevalence of and risk factors for hepatic steatosis in Northern Italy. *Annals of Internal Medicine* **132**:112–117

Bravo AA, Sheth SG, Chopra S (2001) Liver biopsy. *New England Journal of Medicine* **344**:495–500

Browning JD (2006) Statins and hepatic steatosis: perspectives from the Dallas Heart Study. *Hepatology* **44**:466–471

Browning JD, Szczepaniak LS, Dobbins R, Nuremberg P, Horton JD, Cohen JC, Grundy SM, Hobbs HH (2004) Prevalence of hepatic steatosis in an urban population in the United States: impact of ethnicity. *Hepatology* **40**:1387–1395

Brunt EM (2001) Nonalcoholic steatohepatitis: definition and pathology. *Seminars in Liver Disease* **21**:3–16

Brunt EM (2005) Nonalcoholic steatohepatitis: pathologic features and differential diagnosis. *Seminars in Diagnosis and Pathology* **22**:330–338

Brunt EM (2007) Pathology of fatty liver disease. *Modern Pathology* **20**(Suppl 1): S40–48

Bugianesi E, Gastaldelli A, Vanni E, Gambino R, Cassader M, Baldi S, Ponti V, Pagano G, Ferrannini E, Rizzetto M (2005) Insulin resistance in non-diabetic patients with non-alcoholic fatty liver disease: sites and mechanisms. *Diabetologia* **48**:634–642

Bugianesi E, Leone N, Vanni E, Marchesini G, Brunello F, Carucci P, Musso A, De Paolis P, Capussotti L, Salizzoni M, Rizzetto M (2002) Expanding the natural history of nonalcoholic steatohepatitis: from cryptogenic cirrhosis to hepatocellular carcinoma. *Gastroenterology* **123**:134–140

Cai D, Yuan M, Frantz DF, Melendez PA, Hansen L, Lee J, Shoelson SE (2005) Local and systemic insulin resistance resulting from hepatic activation of IKK-beta and NF-kappaB. *Nature Medicine* 11:183–190

Cadwell SH, Hespenheide EE, Redick JA, Iezzoni JC, Battle EH, Sheppard BL (2001) A pilot study of a thiazolidinedione, troglitazone, in nonalcoholic steato-hepatitis. *American Journal of Gastroenterology* 96:519–525

Capron JP, Delmarre J, Dupas JL, Braillon A, Degott C, Quenum C (1982) Fasting in obesity: another cause of liver injury with alcoholic hyaline? *Digestive Disease Science* 27:265–268

Caturelli E, Squillante MM, Andriulli A, Cedrone A, Cellerion C, Pompili M, Manoja ER, Rapaccini GL (1992) Hypoechoic lesions in the 'bright liver': a reliable indicator of fatty change. A prospective study. *Journal of Gastroenterology and Hepatology* 7:469–472

Clark JM (2006) Weight loss as a treatment for nonalcoholic fatty liver disease. *Journal of Clinical Gastroenterology* 40:S39–43

Clark JM, Alkhuraishi ARA, Solga SF, Alli P, Diehl AM, Magnuson TH (2005) Roux-en-Y gastric bypass improves liver histology in patients with non-alcoholic fatty liver disease. *Obesity Research* 13:1180–1186

Clark JM, Brancati FL (2004) Negative trials in nonalcoholic steatohepatitis: why they happen and what they teach us. *Hepatology* 39:602–603

Clark J, Brancati DL, Diehl AM (2003) The prevalence and etiology of elevated aminotransferase levels in the United States. *American Journal of Gastroenterology* 98:960–967

Cleasby ME, Dzamko N, Hegarty BD, Cooney GJ, Kraege EW, Ye JM (2004) Metformin prevents the development of acute lipid-induced insulin resistance in the rat through altered hepatic signaling mechanisms. *Diabetes* 53:3258–3266

Cope K, Risby T, Diehl AM (2000) Increased gastrointestinal ethanol production in obese mice: implications for fatty liver disease pathogenesis. *Gastroenterology* 119:1340–1347

Day CP, James OF (1998) Steatohepatitis: a tale of two 'hits'? *Gastroenterology* 114:842–845

Donnelly KL, Smith CI, Schwarzenberg SJ, Jessurun J, Boldt MD, Parks EJ (2005) Sources of fatty acids stored in liver and secreted via lipoproteins in patients with nonalcoholic fatty liver disease. *Journal of Clinical Investigation* 115:1343–1351

Ekstedt M, Franzen LE, Mathiesen UL, Thorelius L, Holmqvist M, Bodemar G, Kechagiag S (2006) Long-term follow-up of patients with NAFLD and elevated liver enzymes. *Hepatology* 44:865–873

El-Serag HB, Tran T, Everhart JE (2004) Diabetes increases the risk of chronic liver disease and hepatocellular carcinoma. *Gastroenterology* 126:460–468

Falck-Ytter Y, Younossi ZM, Marchesini G, McCullough AJ (2001) Clinical features and natural history of nonalcoholic steatosis syndromes. *Seminars in Liver Disease* 21:17–26

Fromenty B, Pessayre D (1995) Inhibition of mitochondrial beta-oxidation as a mechanism of hepatotoxicity. *Pharmacology and Therapeutics* 67:101–154

George DK, Goldwurm S, MacDonald GA, Cowley LL, Walker NI, Ward PJ, Jazwinska EC, Powell LW (1998) Increased hepatic iron concentration in non-alcoholic steatohepatitis is associated with increased fibrosis. *Gastroenterology* **114**:311–318

Gomez-Dominguez E, Gisbert JP, Moreno-Montegudo JA, Garcia-Buey L, Moreno-Otero RO (2006) A pilot study of atorvastatin treatment in dyslipemid, non-alcoholic fatty liver patients. *Alimentary Pharmacology & Therapeutics* 23:1643–1647

Harrison SA, Di Bisceglie (2003) Advances in the understanding and treatment of nonalcoholic fatty liver disease. *Drugs* **63**:2379–2394

Hirose A, Ono M, Saibara T, Nozaki Y, Masuda K, Yoshioka AA, Takahashi M, Akisawa N, Iwasaki S, Oben JA, Onishi S (2007) Angiotensin II type 1 receptor blocker inhibits fibrosis in rat nonalcoholic steatohepatitis. *Hepatology* 45: 1375–1381

Hui JM, Hodge A, Farrell GC, Kench JG, Kriketos A, George J (2004) Beyond insulin resistance in NASH: TNF-alpha or adiponectin? *Hepatology* **40**:46–54

Kamada Y, Matsumoto H, Tamura S, Fukushima J, Kiso S, Fukui K, Igura T, Maeda N, Kihara S, Funahashi T, Matsuzawa Y, Shimomura I, Hayashi N (2007a) Hypoadiponectinemia accelerates hepatic tumor formation in a non-alcoholic steatohepatitis mouse model. *Journal of Hepatology* 47:556–564

Kamada Y, Matsumoto H, Tamura S, Fukushima J, Kiso S, Fukui K, Igura T, Maeda N, Kihara S, Funahashi T, Matsuzawa Y, Shimomura I, Hayashi N (2007b) Hypoadiponectinemia accelerates hepatic tumor formation in a non-alcoholic steatohepatitis mouse model. *Journal of Hepatology* 47:556–564

Kettaneh A, Marcellini P, Douvin C, Poupon R, Ziol M, Beaugrand M, De Ledinghen V (2007) Features associated with success rate and performance of FibroScan measurements for the diagnosis of cirrhosis in HCV patients: a prospective study of 935 patients. *Journal of Hepatology* **46**:628–634

Klein S, Mittendorfer B, Eagon JC, Patterson B, Grant L, Feirt N, Seki E, Brenner D, Korenblat K, McCrea J (2006) Gastric bypass surgery improves metabolic and hepatic abnormalities associated with nonalcoholic fatty liver disease. *Gastroenterology* **130**:1564–1572

Kleiner DE, Brunt EM, Van Natta M, Behling C, Contos MJ, Cummings OW, Ferrell LD, Liu YC, Torbenson MS, Unalp-Arida A, Yeh M, McCullough AJ, Sanyal AJ (2005) Design and validation of a histological scoring system for nonalcoholic fatty liver disease. *Hepatology* **41**:1313–1321

Letteron P, Fromenty B, Terris B, Degott C, Pessayre D (1996) Acute and chronic hepatic steatosis lead to in vivo lipid peroxidation in mice. *Journal of Hepatology* 24:200–208

Lin HZ, Yang SQ, Kujhada F, Ronnet G, Kiehl AM (2000) Metformin reverses nonalcoholic fatty liver disease in obese leptin-deficient mice. *Nature Medicine* 6:998–1003

Lindor KD, Kowdley KV, Heathcoate EJ, Harrison ME, Jorgensen R, Angulo P, Lymp JF, Burgart L, Colin P (2004) Ursodeoxycholic acid for treatment of non-alcoholic steatohepatitis: results of a randomized trial. *Hepatology* 39:770–778

Ludwig J, Viggiano TR, Mcgill DB, Oh BJ (1980) Nonalcoholic steatohepatitis: Mayo Clinic experiences with a hitherto unnamed disease. *Mayo Clinic Proceedings* 55:434–438

Marchesini G, Brizi M, Bianchi G, Tomassetti S, Bugianesi E, Lenzi M, McCullough AJ, Natale S, Forlani G, Melchionda N (2001) Nonalcoholic fatty liver disease: a feature of the metabolic syndrome. *Diabetes* 50:1844–1850

Marchesini G, Bugianesi E, Forlani G, Cerrelli F, Lenzi M, Manini R, Natale S, Vanni E, Villanova N, Melchionda N, Rizzetto M (2003) Nonalcoholic fatty liver, steatohepatitis, and the metabolic syndrome. *Hepatology* 37:917–923

McCullough AJ (2002) Update on nonalcoholic fatty liver disease. *Journal of Clinical Gastroenterology* 34:255–262

Michael C (2004) Nonalcoholic fatty liver disease: a review of current understanding and future impact. *Clinical Gastroenterology and Hepatology* 2(12):1048–1058

Mokdad AH, Ford ES, Bowman BA, Dietz WH, Vinicor F, Bales VS, Marks JS (2003) Prevalence of obesity, diabetes, and obesity-related health risk factors, 2001. *Journal of the American Medical Association* 289:76–79

Mokdad AH, Ford ES, Bowman BA, Nelson DE, Engelgau MM, Vinicor F, Marks JS (2001) The continuing increase of diabetes in the US. *Diabetes Care* 24:412

Nair S, Cope K, Risby TH, Diehl AM (2001) Obesity and female gender increase breath ethanol concentration: potential implications for the pathogenesis of non-alcoholic steatohepatitis. *American Journal of Gastroenterology* 96:1200–1204

Nair S, Diehl AM, Wiseman M, Farr GH Jr, Perrillo RP (2004) Metformin in the treatment of non-alcoholic steatohepatitis: a pilot open label trial. *Alimentary Pharmacology & Therapeutics* 20:23–28

Nelson JE, Bhattacharya R, Lindor KD, Chalasani N, Raaka S, Heathcote EJ, Miskovsky E, Shaffer E, Rulyak SJ, Kowdley KV (2007) HFE C282Y mutations are associated with advanced hepatic fibrosis in Caucasians with nonalcoholic steatohepatitis. *Hepatology* 46:723–729

Nielsen S, Guo Z, Johnson CM, Hensrud DD, Jensen MD (2004) Splanchnic lipolysis in human obesity. *Journal of Clinical Investigation* 113:1582–1588

Oben JA, Roskams T, Yang S, Lin H, Sinelli N, Li Z, Torbenson M, Huang J, Guarino P, Kafrouni M, Diehl AM (2003a) Sympathetic nervous system inhibition increases hepatic progenitors and reduces liver injury. *Hepatology* 38:664–673

Oben JA, Roskams T, Yang S, Lin H, Sinelli N, Li Z, Torbenson M, Thomas SA, Diehl AM (2003b) Norepinephrine induces hepatic fibrogenesis in leptin deficient ob/ob mice. *Biochemical and Biophysical Research Communications* 308:284–292

Oben JA, Roskams T, Yang S, Lin H, Sinelli N, Torbenson M, Smedh U, Moran TH, Li Z, Huang J, Thomas SA, Diehl AM (2004) Hepatic fibrogenesis requires sympathetic neurotransmitters. *Gut* 53:438–445

Powell EE, Cooksley WG, Hanson R, Searle J, Halliday JW, Powell LW (1990) The natural history of nonalcoholic steatohepatitis: a follow-up study of forty-two patients for up to 21 years. *Hepatology* 11:74–80

Pratt DS, Kaplan MM (2000) Evaluation of abnormal liver-enzyme results in asymptomatic patients. *New England Journal of Medicine* 342:1266–1271

Ratziu V, Charlotte F, Heurtier A, Gombert S, Giral P, Bruckert E, Grimaldi A, Capron F, Poynard T (2005) Sampling variability of liver biopsy in nonalcoholic fatty liver disease. *Gastroenterology* 128:1898–1906

Ruhl CE, Everhart JE (2003) Determinants of the association of overweight with elevated serum alanine aminotransferase activity in the United States. *Gastroenterology* 124:71–79

Saadeh S, Younossi ZM, Remer EM, Gramlich T, Ong JP, Hurley M, Mullen KD, Cooper JN, Sheridan MJ (2002) The utility of radiological imaging in nonalcoholic fatty liver disease. *Gastroenterology* 123:745–750

Sanyal AJ, Mofrad PS, Contos MJ, Sargeant C, Luketic VA, Sterling RK, Stravitz RT, Shiffman ML, Clore J, Mills AS (2004) A pilot study of vitamin E versus vitamin E and pioglitazone for the treatment of nonalcoholic steatohepatitis. *Clinical Gastroenterology and Hepatology* 2:1107–1115

Skelly MM, James PD, Ryder SD (2001) Findings on liver biopsy to investigate abnormal liver function tests in the absence of diagnostic serology. *Journal of Hepatology* 35:195–199

Solga SF, Diehl AM (2003) Non-alcoholic fatty liver disease: lumen-liver interactions and possible role for probiotics. *Journal of Hepatology* 38:681–687

Szczepaniak LS, Nurenberg P, Leonard D, Browning JD, Reingold JS, Grundy S, Hobbs HH, Dobbins RL (2005) Magnetic resonance spectroscopy to measure hepatic triglyceride content: prevalence of hepatic steatosis in the general population. *American Journal of Physiology. Endocrinology and Metabolism* 288: E462–468

Tilg H, Diehl AM (2000) Cytokines in alcoholic and nonalcoholic steatohepatitis. *New England Journal of Medicine* 343:1467–1476

Ueno T, Sugawara H, Sujaku K, Hashimoto O, Tsuji R, Tamaki S, Torimura T, Inuzuka S, Sata M, Tanikawa K (1997) Therapeutic effects of restricted diet and exercise in obese patients with fatty liver. *Journal of Hepatology* 27:103–107

Underwood Ground K (1984) Prevalence of fatty liver in healthy male adults accidentally killed. *Aviation, Space, and Environmental Medicine* 55:59–61

Villanova N, Moscatiello S, Ramilli S, Bugianesi S, Magalotti D, Vanni E, Zoli M, Marchesini G (2005) Endothelial dysfunction and cardiovascular risk profile in nonalcoholic fatty liver disease. *Hepatology* 42:473–480

Wanless IR, Lentz JS (1990) Fatty liver hepatitis (steatohepatitis) and obesity: an autopsy study with analysis of risk factors. *Hepatology* 12:1106–1110

Yamaguchi K, Yang L, McCall S, Huang J, Yu XX, Pandey SK, Bhanot S, Monia BP, Li YX, Diehl AM (2007) Inhibiting triglyceride synthesis improves hepatic steatosis but exacerbates liver damage and fibrosis in obese mice with nonalcoholic steatohepatitis. *Hepatology* 45:1366–1374

Yokohama S, Yoneda M, Haneda M, Okamato S, Okada M, Aso K, Hasegawa T, Tokusashi Y, Miyokawa N, Nakamura K (2004) Therapeutic efficacy of an angiotensin II receptor antagonist in patients with nonalcoholic steatohepatitis. *Hepatology* 40:1222–1225

Yu AS, Keefe EB (2002) Nonalcoholic fatty liver disease. *Reviews in Gastroenterological Disorders* 2:11–19

第 9 章

病毒性肝炎

前言

　　肝炎的病因有很多种，包括乙醇等毒素、某些药品、自身免疫、遗传因素以及病毒感染等。

　　病毒性肝炎是世界范围内引起发病和死亡的主要原因，它可引起急性和慢性疾病。病毒性肝炎的疾病谱很广，从无症状的自限性感染到慢性肝炎、急性肝衰竭或肝硬化。病毒性肝炎也是导致肝癌的主要原因。迄今为止，疾病负担最重的疾病是慢性病毒性肝炎，尤其是乙型肝炎病毒（HBV）和丙型肝炎病毒（HCV）所致的感染。

　　病毒侵入宿主细胞内进行复制。通常，病毒本身并不直接破坏细胞。肝脏损伤是对感染的肝脏细胞产生免疫应答的结果，免疫应答可破坏受感染的肝细胞。ALT 和 AST 水平升高显示肝脏细胞受到损伤。在急性感染和病毒清除后，炎症会消失，并出现正常肝脏组织再生。在慢性感染中，持续的炎症会导致组织形成疤痕，即肝脏纤维化。最终纤维化区域就会取代健康的组织形成肝硬化。

　　慢性 HBV 和 HCV 感染是肝硬化和肝癌发生的主要原因，而后者是全球范围内的重要死因。合并感染 HIV 可加速病毒性肝炎的进程。

　　本章将要讨论急性、慢性病毒性肝炎以及肝炎合并 HIV 感染。

甲型肝炎病毒

流行病学

甲型肝炎病毒（hepatitis A virus，HAV）是一种 RNA 病毒，属小核糖核酸病毒科。HAV 是世界上引起急性病毒性肝炎最常见的病原体。它可导致急性自限性疾病。作为一种通过水和食物传播的疾病，甲型病毒性肝炎一般通过粪-口途径传播，是卫生设施体系和卫生保健条件差的结果。HAV 虽然在英国相对少见，但在非洲、亚洲、中美洲和南美洲等地区流行（WHO，2000a）。在这些地区，儿童的发病率高，而且通常没有任何症状。大多数人都会在青年时期产生免疫力。

HAV 的传染性强。在出现明显症状以前，HAV 在患者粪便中的滴度很高，在黄疸出现之后，持续几周内都会检测到 HAV。HAV 的生存能力很强，可在外界环境中存活一段时间。供水受到污染、水处理不充分以及不注意个人卫生都会引起疾病的传播。受污染的水生甲壳类动物是常见的传染源。明确的危险因素包括：

- 接触患者
- 疫区旅游
- 在养老院/惩教机构生活或工作
- 通过注射和非注射的方式吸毒
- 口-肛性行为（WHO，2000a）

诊断

急性 HAV 感染可通过血清中检测到 HAV IgM 抗体确诊。在黄疸出现 3 周后，可检测到 HAV IgG 抗体。反复感染多次以后，HAV IgM 抗体的滴度逐渐下降直至检测不出。HAV IgG 抗体仍然存在。HAV IgG 抗体存在而没有 HAV IgM 抗体提示既往感染而且对感染有免疫力。

临床特征

病毒不能直接引起肝细胞损伤。肝炎是由机体免疫应答破坏受感染的肝细胞所致。(Thimme et al., 2005; Naomov, 2007)。

HAV 感染的潜伏期为 10 ~ 50 天（WHO, 2000a）。成年人的获得性感染通常是有临床症状的。黄疸是常见的体征，经常伴有白陶土色粪便和暗黄色尿液。患者可出现前驱症状，包括发热、疲劳、厌食、恶心、呕吐和腹痛等（Thimme et al., 2005）。多数患者会在六个月内症状完全消失，恢复健康。这种疾病没有慢性感染而且可获得终生免疫。重症肝炎常见于老年患者，以及曾经的慢性肝脏疾病者（WHO 2000a; Thimme et al., 2005）。HAV 感染可能会导致急性肝衰竭（acute hepatic failure, ALF）（< 1%），其中约 50% 可自然康复（Taylor et al., 2006）。对于某些患者，肝脏移植是唯一的选择。ALF 的患者应在肝病专科接受治疗，以便及时评估是否需要进行肝移植。

非典型的 HAV 感染也有报道，包括胆汁淤积性肝炎和复发性肝炎。胆汁淤积性肝炎的特点是黄疸时间很长（2 ~ 8 个月），并伴有瘙痒、疲劳、体重减轻和腹泻等。复发性肝炎的特点是黄疸呈双相，在病情明显好转后出现复发。胆汁淤积性肝炎和 HAV 反复感染都会自愈（Thimme et al., 2005）。

治疗

HAV 感染通常不需要治疗。处理措施包括支持性治疗、鼓励休息、补液和提供充足的营养。所有急性肝炎疾病的患者都应戒酒。短期应用糖皮质激素对胆汁淤积性 HAV 感染可能有一定效果。除非患者有脱水或者重症肝炎的表现，通常不需住院治疗（Thimme et al., 2005）。

预防与健康促进

有效的疫苗已经上市。利用抗-HAV 免疫球蛋白进行被动免疫的方法已基本被主动免疫的方法所取代。然而，免疫球蛋白可用于感染后防止病情的发展或者降低 HAV 感染的严重程度。建议对高危人群接种疫苗。

建议去疾病流行地区的旅游者：

- 喝瓶装水，避免非瓶装水制成的冰
- 勿食未煮过或未去皮的水果蔬菜，知道这些食物是如何清洗和准备的
- 勿食未煮熟的甲壳类动物

戊型肝炎病毒

流行病学

戊型肝炎病毒（hepatitis E virus，HEV）虽然在英国不常见，但是在许多发展中国家，包括亚洲部分地区、中东、非洲北部和西部及中美洲的部分地区都很流行（WHO，2007a）。在流行地区 HEV 感染主要发生在 15～34 岁人群中。戊型病毒性肝炎是一种水传播疾病，主要经粪-口途径传播。在高发区，HEV 可散发或者流行。后者常在暴雨之后出现，这时卫生设施体系不足以应付水灾带来的影响。在发达国家，HEV 感染与到疾病流行地区旅游有关。然而，最近发现了本地的散发 HEV 感染，在老年人中较常见（Dalton et al.，2007）。

HEV 是一种 RNA 病毒（WHO，2007a）。不同于其他类型的肝炎，HEV 所致的肝脏损伤是细胞效应和免疫应答联合作用的结果（Thimme et al.，2005）。

诊断

通常检测是否存在 HEV IgM 抗体来诊断 HEV。不同于 HAV 感染，HEV 的免疫不是终生的。抗体滴度在急性感染后降低，而且患者仍然可以在感染后复发。

临床特征

平均潜伏期为 40 余天，并且感染没有明显症状。前驱期可出现发烧和不适，最常见的症状是黄疸。其他症状包括厌食、关节疼痛、腹痛、腹泻、呕吐和风疹等（Thimme et al.，2005；WHO，2007a）。HEV 一般不会引起慢性感染。然而，疾病在妊娠期会更危险，有时候可导致急性肝衰竭（Khuroo and Kamili，2003）。合并慢性肝炎的 HEV 感染者死亡率较高。

在患者粪便中可检查到 HEV，但是与 HAV 感染不同，HEV 在人与人之间的传播风险非常低。这可能是因为在粪便中的 HEV 的数量比 HAV 低，并且病毒在粪便中存活的时间相对较短（Thimme et al.，2005）。因此，人不太可能是维持感染的传染源。有证据表明，动物尤其是猪，在流行地区（Shukla et al.，2007）和非流行地区（Dalton et al.，2007）可能是病毒的宿主。

治疗

HEV 很少需要治疗。治疗的目的在于减轻症状。而出现急性肝衰竭的患者应在肝病专科接受治疗。

预防与健康促进

HEV 疫苗正在进行三期临床试验。中国的戊型肝炎疫苗已经获得批准（译者注）。

防止感染扩散的措施包括：安全的饮用水供应、良好的个人卫生和垃圾的卫生处理。

对旅行者的建议与预防 HAV 感染的相似。

乙型肝炎病毒

流行病学

乙型病毒性肝炎是重要的公共卫生问题。世界范围内，大约有 3 亿 5 千万人口慢性感染乙型肝炎病毒（hepatitis B virus，HBV），每年大约有 1 百万人口死于其所致的肝硬化、肝衰竭或肝细胞癌（hepatocellucar carcinoma，HCC）（Lavanchy，2004）。该病全球的发病率从小于 1% 到 20% 不等（WHO，2004）（图 9.1）。

HBV 是一种传染性很强的疾病，可通过感染者的血液和体液传播。在疾病高发区，HBV 最常见于婴儿出生时通过母亲获得（垂直传播）。垂直传播和儿童之间的传播是中等程度流行区慢性感染的主要传播途径。污染的血液制品和医疗器械也是传染源。在散发的地区，HBV 一般通过性传播或静脉吸毒获得（Hahne et al.，2004；Lavanchy，2004）。

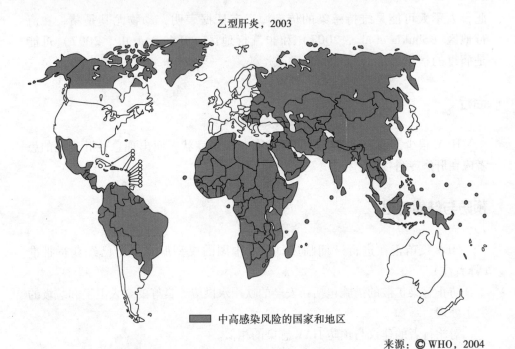

乙型肝炎，2003

■ 中高感染风险的国家和地区

来源：© WHO，2004

图 9.1 HBV 感染的地域分布

诊断

　　HBV 是嗜肝 DNA 病毒科的一种脱氧核糖核苷酸（deoxyribonucleic acid, DNA）病毒。它由核衣壳蛋白和包绕其的表面脂蛋白组成。核衣壳蛋白又被称为乙肝核心抗原（hepatitis B core antigen，HBcAg），表面的脂蛋白，即乙肝表面抗原（hepatitis B surface antigen，HBsAg）。受感染的个体会产生大量 HBsAg，并释放入血液。另外一种与 HBcAg 相似的蛋白也会出现在 HBV 感染患者的血液中，即乙肝 e 抗原（hepatitis B e antigen，HBeAg）。HBeAg 的存在与病毒复制活跃有关系。病毒的数量可以通过 HBV 核酸的定量检测（HBV DNA）来确证。这种检测的结果用每毫升病毒的拷贝数（copies）表示（copies/ml）。

　　感染后针对每种抗原都会产生相应的抗体（抗-HBs、抗-HBc 和抗-HBe）。HBsAg、HBeAg 和 HBV DNA 会在感染后 6 周内检测到。抗 HBcAg 的抗体（anti-HBc）约在感染后 8 周产生。表 9.1 阐述了一些常规的血清检测结果及解释。

表 9.1　HBV 的血清学检查

诊断	抗原/抗体	结果
慢性 HBV 感染	HBsAg	+
	抗-HBc IgM	−
	总抗-HBc	+
	抗-HBs	−
急性 HBV 感染	HBsAg	+
	抗-HBc IgM	+
	总抗-HBc	+
	抗-HBs	+/−
既往 HBV 感染（有免疫力）	HBsAg	−
	抗-HBc	+
	抗-HBs	+/−
进行过疫苗接种（有免疫力）	HBsAg	−
	抗-HBc	−
	抗-HBs	+

临床特征

HBV 可导致急性和慢性感染。如果在成年以后发生感染，很可能是自限性的（Lok and McMahon，2007）。相反，90% 的在出生时发生的感染会发展成慢性 HBV 感染。

急性 HBV 感染

HBV 感染的平均潜伏期是 75 天（WHO，2004）。急性 HBV 感染可能无临床症状。可能发生的症状包括黄疸、瘙痒、疲劳、全身不适、关节疼痛等。这都不需要特殊处理，成年期获得的感染多数会在黄疸出现后的 2 个月内症状消失（Thomas，2007）。HBsAg 消失和针对 HBsAg 的抗体（抗-HBs）出现称为 HBsAg 血清学转换，这表明炎症的缓解。患者以后不会再感染，并且大多数患者对 HBV 感染会有长期的免疫力。爆发性 HBV 感染很罕见（<1%），并且这些患者需要转到肝病专科治疗。可能需要进行肝移植（Thimme et al.，2005；Thomas，2007）。

慢性 HBV 感染

HBsAg 持续存在六个月则提示慢性 HBV 感染。HBV 不直接引起肝细胞损伤。然而，对受感染细胞的免疫应答可引起炎症反应，持续的炎症会导致肝脏纤维化，最终发展成肝硬化。一旦证实是慢性感染，想要根除这种病毒就变得很难（Lok and McMahon，2007）。

多数的慢性感染是由于幼年时感染 HBV 造成的。在这种情况下，会观察到慢性感染的四个时期。

- 免疫耐受期
- 免疫清除期
- 非活动性携带状态状态
- 病毒复制再活动期（Yim and Lok，2006）

免疫耐受期（HBeAg 阳性）

儿童和青年人经常表现为疾病的免疫耐受，这个时期的特点是 HBeAg 阳性及高水平的 HBV DNA（通常高于 100 万 copies/ml）。血清 ALT 是正常的，提示对病毒的免疫应答应很弱或者没有免疫应答。肝脏在此阶段受损伤的风险很低。

免疫清除期（HBeAg 阳性）

在此阶段，免疫系统会对受感染的肝细胞进行攻击。血液中 HBeAg 消失和抗-HBe 抗体出现与之有关。这个过程叫做 HBeAg 的血清学转换，同时伴有病毒复制减少和 HBV DNA 水平的显著降低（通常小于 10000 拷贝/毫升）。HBeAg 血清学转换过程有时是不完全的，导致炎症活动突然增强但是没有持续的 HBV DNA 水平的降低。被称为肝炎"爆发"，特征性表现为 ALT 的显著升高。每年自发性 HBeAg 血清学转换的比例约 10%，大部分（约 90%）的患者将会在 40 岁之前发生血清学转换（Chu and Liaw，2007）。

非活动性携带者（HBeAg 阴性）

病毒滴度的下降通常会引起炎症活动度的降低。HBV DNA 持续低水平或无法检测到，ALT 可能正常。一些患者可能一直处在该时期。而有些人可能发生病毒复制的激活。

病毒复制再活动期（HBeAg 阴性）

HBeAg 持续阴性，但是病毒复制增加。HBV DNA 水平波动，但是经常超过 100000 拷贝/毫升。病毒的复制不如 HBeAg 阳性肝炎中那么高（见上），但是 ALT 的升高说明了肝炎重新活动。

慢性 HBV 感染的并发症

在 e 抗原阳性和阴性的疾病中，HBV DNA 持续高水平和肝炎活动会导致肝脏纤维化。许多会发展成肝硬化（Yim and Lok，2006）。肝硬化患者发展成肝衰竭的风险是每年 3% ~5%。HBV 感染和 HCC 的发展有很大关系。肝硬化患者发展成 HCC 的概率是每年 2% ~3%，但是没有肝硬化的情况下也可以发生 HCC。估计感染 HBV 的患者中约 15% ~40% 会发展成肝硬化、肝衰竭或HCC（Lok and McMahon，2007）。发展成为肝硬化和 HCC 的一般危险因素包括：男性、持续高水平的病毒复制、饮酒和合并 HCV、HDV 或 HIV 感染（Yim and Lok，2006）。

治疗

治疗 HBV 感染的目的是为了抑制病毒复制和减少炎症反应。HBeAg 阳性和 HBeAg 阴性患者（病毒水平很高时）均需要治疗，以阻止纤维化和肝硬化的进程。在英国，目前有两核苷酸类似物类药物获得批准治疗 HBV 感染。其一是 α 干扰素，包括 α-2b 干扰素和聚乙二醇 α-2α（PEG-干扰素）干扰素。另一类药物是核苷及核苷酸类似物（nucleos（t）ide analogues，NAs），包括拉米夫定、阿德福韦、替比夫定、恩替卡韦和替诺福韦。干扰素可增加宿主对HBV 感染的免疫应答。核苷及核苷酸类似物阻断了病毒的复制过程。在考虑使用何种药物时需考虑它们的优缺点。

治疗 HBeAg 阳性患者的目的是诱导 HBeAg 的血清学转换。临床试验表明使用 PEG-干扰素可获得比使用拉米夫定更高的血清学转换比例（Marcellin et al.，2004）。然而，干扰素疗法是非常昂贵的，并有明显的副作用，不适合长期治疗。同样干扰素也不适合疾病晚期的患者。核苷及核苷酸类似物可以长期使用，经过长期治疗 HBeAg 血清学转换率会有所增加。患者通常反映核苷及核苷酸类似物副作用很小。然而，长期使用核苷及核苷酸类似物会使病毒对药物产生耐受，不同核苷及核苷酸类似物的耐药性大不相同。

HBV 感染的治疗与否取决于几个因素，包括患者的纤维化程度、炎症活动度以及患者肝脏未来损伤的风险。例如，一位 22 岁的女性，HBeAg 阳性，她的 HBV DNA 水平可能很高，但是她的 ALT 通常是正常的，提示处于免疫耐受阶段并且没有炎症。在这个时期，肝脏损伤的概率是非常小的。在肝脏损伤发生之前，她可能会经历一个自发的 HBeAg 血清学转换。随访而不进行治疗对这类患者更恰当。相反，对于一个 40 岁的男性患者，HBeAg 阳性，HBV DNA 水平高，并且有反复发作的炎症，这时治疗是必需的，以抑制病毒的复制，降低炎症程度和延缓肝硬化进程。目前对 HBV 感染最佳治疗方案的选择不统一，不同的更具体的治疗方案不是本章的讨论范畴。更多的信息可参考在美国肝病研究协会（Lok and McMahon，2007）和国家优秀健康和临床研究院（2006a）的指南。

我们需要知道 HBV 感染的病程是无法预测的。病毒滴度可发生波动且没有炎症活动损伤的外在标志。一旦确诊，就需要进行终生监测。

预防与健康促进

乙型肝炎是一种可预防的疾病。婴儿、儿童和年轻人接种疫苗的保护率 > 95%。疫苗需要接种三次，产生的保护会持续约 15 年，有时会持续终身（WHO，2004；英国卫生部，2006）。也可应用 HBV 和 HAV 的联合疫苗（英国卫生部，2006）。许多英国人呼吁全世界的人接种疫苗预防 HBV 感染。然而，现在英国也仅仅是对高危人群进行接种（英国卫生部，2006）。这些人包括：

- 注射吸毒者
- 有多个性伴侣的人，尤其是提供性服务者
- 性伴侣是 HBV 阳性的患者
- 家庭成员有 HBV 感染者
- 收养的孩子来自 HBV 感染高/中流行的国家
- 孤儿院的工作者
- 接受输血或血液制品者
- 慢性肝脏疾病的患者
- 监禁犯人机构的工作人员
- 去过 HBV 感染高/中流行国家的旅游者
- 有职业风险的人，例如：健康护理工作者、实验室人员、在居住照护之家为学习困难的人工作的人员、看守所的工作人员
- HBV 阳性母亲的婴儿

受感染的母亲传染给孩子的风险非常高，但是可以通过提早接种疫苗来预防。婴儿出生时从母体获得很高的病毒复制水平，除了接种疫苗，还要给予乙型肝炎免疫球蛋白。如果婴儿出生时接种了全程疫苗，就可以母乳喂养（英国卫生部，2004）。

血液和体液中存在病毒意味着性传播风险很高。性伴侣应该接种疫苗。感

染 HBV 的吸毒者不能共用注射器。用漂白剂并不能保证彻底杀灭病毒。不能共用可能被血液污染的家庭用品，尤其是剃须刀、指甲刀和牙刷。

丁型肝炎病毒

流行病学

丁型肝炎病毒（hepatitis D virus，HDV），或 delta 病毒，需要 HBsAg 才能存活。因此 HDV 只见于有 HBV 感染的患者。大约有5% 的 HBV 感染的患者同时有 HDV 感染。这相当于世界范围内有一千五百万 HDV 感染者（Farci and Lai，2005）。

在南美地区、南太平洋岛屿、非洲西部、地中海某些地区、中东以及中亚地区，HDV 感染呈高流行。在这些地区，HDV 通过性交或与患者亲密接触获得。在北欧和北美地区的发病率低，吸毒是最常见的传播途径（Farci and Lai，2005）。

诊断

HDV 感染可通过检测 HDV RNA 和 HDV 抗体来确诊。丁型病毒肝炎抗原（HDVAg）存在于肝脏组织中，可在血液中检测到。HDV 感染经常会抑制 HBV DNA 复制从而降低其水平。因此 HDV 在肝损伤中所起的作用高于 HBV。

临床特征

HDV 感染可与 HBV 感染同时发生（合并感染），也可发生在在 HBV 感染之后（重叠感染）。合并感染与重叠感染病毒性肝炎都能导致急性肝衰竭。合并感染的多数患者表现为急性自限性的感染。与之相反，大多数重叠感染病毒性肝炎的患者会由急性肝炎向慢性转变。患者的症状和 HBV 感染相似，包括不适、疲劳、厌食和腹部不适等。然而，感染可能是无症状的。HDV 感染可导致疾病进程加快（Thomas，2007）。70% 的感染者将发展成肝硬化，其中有15% 发生在感染 1~2 年内。除此之外，HDV 感染者发生失代偿性肝硬化和肝细胞癌的风险要高于单纯 HBV 感染者（Farci and Lai，2005）。肝脏的损伤是由直接细胞损伤作用引起还是由免疫应答引起，目前仍有争论。

治疗

α-干扰素是 HDV 感染唯一有效的治疗药物。PEG 干扰素可抑制 HDV RNA 复制和使 ALT 水平正常，比普通干扰素效果更好，而且可改善长期预后和生存率（Farci，2006）。

预防与健康促进

HBV 疫苗可预防 HDV 感染。然而目前尚缺乏用于 HBV 患者预防重叠感染病毒性肝炎的疫苗（Farci and Lai，2005）。

对 HDV 健康促进的建议同 HBV。

丙型肝炎病毒

丙型肝炎病毒（hepatitis C virus，HCV）感染是引起肝脏疾病的主要原因之一，是世界范围内进行肝移植的首要病因。HCV 在 1989 年被发现，原来被称为输血后非甲非乙型肝炎。当该病毒被发现时，已有数以百万计的人口被感染，其中许多人已经发展到晚期肝脏疾病。

流行病学

据估计目前约有 1.8 亿的 HCV 感染者，约占世界人口的 3%（WHO，2000b）。该病在非洲、中亚和东南亚地区以及部分南美地区高发（图 9.2）。埃及是世界上发病率最高的国家，其中某些地区约有 60% 的人口存在 HCV 感染。

HCV 是一种 RNA 病毒，属于黄病毒科。HCV 的基因结构存在很大的差异。HCV 主要有六个基因型。它们用数字标记，如基因型 1、基因型 2、基因型 3 等。每种基因型又有它的基因亚型，总共有 100 多个基因型：基因型 1a，基因型 3b 等等（Forns and Sanchez-Tapias，2005）。基因型不影响疾病的严重程度，但是有些基因型比其他的基因型治疗效果更好。

HCV 是血液传播疾病。世界不同地区的传播途径存在差异。在发达国家，HCV 最常见的传播途径是注射吸毒。在英国，健康保护署指出 1996 年到 2005 年间报道的 HCV 感染者，注射吸毒占到了危险因素的 92%。尽管在英国 HCV

丙型肝炎，2003

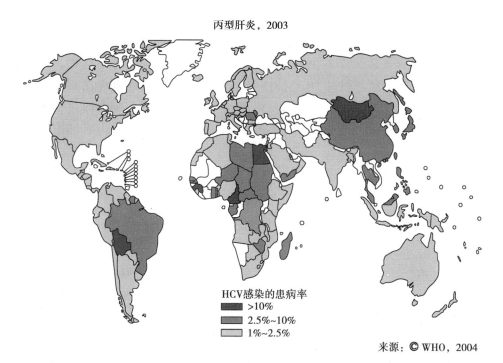

HCV感染的患病率
- >10%
- 2.5%~10%
- 1%~2.5%

来源：© WHO, 2004

图 9.2 HCV 感染的地域分布

感染率很低，但是估计吸毒者的发病率为 45% 左右（HPA，2006）。另外一个危险因素是输过未经筛查的血或血液制品。一组受输血相关影响很大的患者是血友病患者和凝血障碍的患者，他们中的很多人是通过输入被污染的血而获得 HCV（和其他血液传播疾病）。受感染的母亲传染新生儿是不常见的，但如果母体的病毒含量很高，或者母亲合并 HIV 感染，这个风险就会大大增加。文身、针灸和穿耳孔时使用未消毒的用品也可以传染。与 HBV 感染不同，性传播概率是很低的，尤其是一夫一妻的情况下。然而，多个性伴侣、性生活频繁及合并 HIV 感染情况下会增加感染风险。

在发展中国家，感染的传播主要是因为不卫生的医疗保健措施（Shepard et al.，2005），包括使用未经筛查的血液、注射器或者其他的临床设备，其中包括被污染的未经消毒的医疗器械。

诊断

HCV 感染的血清学检查比 HBV 的检查直接。有两个检查是必需的。第一个是检测 HCV 抗体，通常称为抗-HCV。第二个是检测病毒本身，即 HCV RNA。通常，病毒 RNA 可通过实验室检查的方法检测到，这种方法叫做聚合酶链反应（polymerase chain reaction，PCR）。因此，感染患者通常被叫做"PCR 阳性"。曾经被 HCV 感染过的患者在血液中都会检测到 HCV 抗体。HCV RNA 的存在证明患者仍然存在感染。在清除了病毒的个体内，HCV RNA 将会检测不到，但是 HCV 抗体仍然存在。HCV 抗体对再次感染并无保护作用，不论是相同或不同的基因型感染。HCV RNA 在体内持续存在六个月以上表明感染已从急性转变成慢性。此后就不太可能出现病毒自发清除。

其他的血清学检查包括 HCV 基因分型和 HCV 病毒滴度。这些检查在治疗时是非常重要的。

临床特征

急性感染通常没有任何临床症状。症状一般是非特异性的，且多数人不会出现黄疸（Dusheiko，2007）。事实上，直到慢性期或发展为晚期肝脏疾病才发现感染的情况不常见，这个时期偶然会发现肝脏功能不正常。HCV 很少会造成急性肝衰竭。

HCV 感染的潜伏期是 15～150 天（WHO，2000b）。仅仅有少数的感染者会清除病毒，大约有 85% 的感染者会转变成慢性病毒携带者（Shiffman，2003）。

长时间的慢性感染后仍可能未被觉察或发现。肝脏炎症会造成纤维化然后导致肝硬化。肝脏活体组织检查是评估由 HCV 感染引起肝脏损伤的金标准。它不仅能评估炎症程度还能确定纤维化分期（Ishak et al.，1995）。很难预测何时会发展成为肝硬化。在一个对大量 HCV 感染者的横断面研究中，从开始感染到发展成肝硬化的平均时间是 30 年（Poynard et al.，1997）。然而，对一些患者来说，肝纤维化的过程很快，而其他患者则不会发展成晚期肝脏疾病。尽管疾病的发展是多变的，但是有几个因素可以加速纤维化的过程。这些因素包括：男性、酗酒、在老年时感染（Poynard et al.，1997）及合并 HIV 感染（Poynard et al.，2003）。

当肝硬化患者并发肝癌（每年 1.4%）或肝衰竭（每年 3.9%）（Fattovich et al.，1997）时，肝移植可作为挽救生命的一种治疗方案。

治疗

目前慢性 HCV 感染的治疗方法是 PEG-干扰素每周一次皮下注射，联合利巴韦林一日两次口服。这种治疗方法已被英国国家卫生与临床优化研究所批准

（NICE，2004/2006b）。基因型 2 型和 3 型的患者需要治疗六个月。基因型 1、4、5 或 6 型的患者则需要治疗 12 个月。治疗成功的患者在治疗期间和停药后至少六个月血清 HCV RNA 转为阴性。在停药 6 个月后仍检测不到病毒，则被称为持续病毒学应答（sustained virological response，SVR）。SVR 表明患者的感染已经痊愈。已发表的 PEG- 干扰素联合利巴韦林治疗的临床试验结果表明基因型 1 型的 SVR 率是 42%～52%，基因型 2/3 型的是 77%～88%（Manns et al.，2001；Fried et al.，2002）。

HCV 治疗是必需的，许多患者会出现明显的不良反应（表 9.2），其中有些患者不能完成治疗（Fried，2002）。选择最佳的治疗时间并结合患者自身的情况可提高患者的依从性。依从性是治疗成功的关键因素。在 HCV 的抗病毒治疗时，有些重要因素需要着重考虑，包括肝脏疾病的严重程度、经济状况、生理与心理健康情况、患者是否愿意接受 6 到 12 个月的治疗。治疗前应向患者说明抗病毒治疗的风险和益处、可能的不良反应及其处理以及治疗成功的几率。心理评估是非常有用的。在治疗过程中，需要密切监视与支持。大多数患者需要每周都去诊所，最少每月要去一次。

表 9.2 HCV 抗病毒治疗的副作用

流感样症状
疲劳
心情低落
注意力不集中
厌食及体重下降
脱发
皮疹
中性粒细胞减少症
贫血
血小板减少
糖尿病
甲状腺功能障碍

治疗的最佳时间是在出现肝脏广泛损伤之前。这个时期，获得 SVR 的概率最高。

已有报道急性 HCV 感染患者对治疗的应答很好。不管何种基因型的急性 HCV 感染均需要 PEG- 干扰素单药治疗 24 周（Santantonio et al.，2005）。

　　由于 HCV 感染的隐匿性，许多患者就诊时已发生慢性肝炎，有些已形成肝硬化。对肝脏合成功能良好的肝硬化患者来说，根除病毒可降低发生肝硬化失代偿的风险，因此具有很大治疗价值。然而，肝硬化患者的治疗是困难的，且耐受性差。减小剂量很普遍，而且应答率比非肝硬化患者要低。贫血和血小板减少一般会比较严重，肝脏储备能力很低，而且发生肝功能失代偿的风险比较高。失代偿期肝硬化是抗病毒治疗的禁忌证。

　　译者注：高效、方便的含直接作用抗病毒（direct-acting antiviral，DAA）药物的治疗方案的到来，为全球 HCV 慢性感染的患者带来光明的前景。临床试验正在评估最佳的抗病毒药物组合，治疗剂量和持续时间。新的治疗方法的耐受性更好，显示出超过 95% 的成功率。2011，第一代 DAA 的到来极大地提高了 HCV 治疗的 SVR 率。特拉匹韦（telaprevir）和长效干扰素/利巴韦林治疗可显著增加 SVR 率。2014，的第一个核苷酸 NS5B 聚合酶抑制剂索非布韦（Sofosbuvir）通过审批（商品名：Sovaldi，Gilead Sciences）。被认为是安全的，耐受性良好，泛基因型的活性和抗变异高屏障的药物，是慢性丙型肝炎治疗的一大里程碑，索非布韦（Sofosbuvir）每日一次合用长效干扰素/利巴韦林联合治疗基因型 1、4、5、6 型 HCV 感染者 12 周 SVR 率为 82% ~ 100%。来地帕韦（ledipasvir，Gilead）是 HCV NS5A 蛋白抑制剂，它在病毒复制、组装中发挥重要作用。无干扰素，无利巴韦林的索非布韦和来地帕韦治疗丙肝 SVR 率达到 93% ~ 99%。其他的一批不需干扰素和利巴韦林的 DAA 正在涌现。但也带来了病毒耐药等新问题。

HCV 感染的肝外症状

有些疾病与 HCV 感染有关，包括：
- 冷球蛋白血症
- 膜性增生性肾小球肾炎
- 糖尿病
- 扁平苔藓
- 干燥综合征
- 非霍奇金淋巴瘤

HCV 感染后的生活质量

　　许多 HCV 的患者出现疲劳乏力、精神不集中、记忆力减退、抑郁等。当然有证据表明 HCV 感染者的健康生活质量（health-related quality of life，

HRQoL）要低于一般人（von Wagner and Lee，2006）。这些与肝脏疾病的严重
程度有关（Bonkovsky et al.，2007）。引起健康生活质量降低的其他因素包括
HCV 相关的不典型症状、患有慢性病、传染性疾病带来的耻辱感、未来健康
存在的风险、对治疗应答的不确定性和抗病毒治疗的副作用（Heitkemper et
al.，2001）。一些研究发现不知道诊断和相信已被治愈的 HCV 阳性患者存在
健康生活质量下降。这提示疾病本身与生活质量下降有关，而不只是其导致的
心理作用（Rodger et al.，1999；Bonkovsky et al.，2007）。同时应考虑到患病
之前居住环境的影响，例如物质滥用以及有关的精神健康情况。最后，HCV
直接影响肝外部位的证据逐渐增加，包括中枢神经系统感染（Laskus et al.，
2005）。这个发现增加了健康生活质量降低源于直接的神经毒性的可能性。在
HCV 感染中，明确影响健康生活质量的主要因素仍是将来调查研究的重要
课题。

预防与健康促进

目前尚没有可用于预防 HCV 感染的疫苗。健康促进的重点是确诊和治疗
感染的患者以及防止疾病的继续传播。

注射吸毒者等高危人群需要采取降低风险的措施，包括注射器替换项目和
告知安全注射方面的信息。HCV 感染不会经下述物品传播，例如餐具和陶具，
这是因为没有直接的血液接触。然而，可能有血液污染的物品不能公用，尤其
是剃须刀、指甲刀和牙刷。

减少饮酒是应该提倡的。许多患者在确诊 HCV 后戒酒，这种态度应该予
以支持。没有饮食限制，应该鼓励患者有一个均衡营养的饮食。

性传播的危险很低但是不能排除。在血液之外的其他体液中会发现比较低
水平的 HCV 病毒，其中包括生殖器的分泌物。合并 HIV 感染者或者有其他性
传播疾病的患者，传染 HCV 的危险更高。而只有一个性伴侣的夫妻之间可不
必担心。HCV 阳性的性伴侣需要做 HCV 的相关检查。大多数长期一夫一妻制
的夫妇不选择改变其性行为，包括是否采用避孕措施。这种做法看来是明智
的。推荐在多个性伴侣和（或）高危性行为的人群中采取避孕措施（Terrault，
2002）。

HCV 感染的母亲传染给新生儿的风险很低，尤其当母亲体内病毒载量很
低时。只要乳头不出血，而且皮肤未破损，则不认为母乳喂养会传染。合并
HIV 感染会增加母婴传播的风险（Roberts and Yeung，2002）。

肝炎合并 HIV 感染

诊断

　　HIV 是引起世界范围内发病和死亡的主要原因之一，影响着约 4000 万人口。高效抗逆转录病毒疗法（highly active anti-retroviral therapy，HAART）的发展显著改善了 HIV 感染的预后（Palella et al.，1998）。然而，未能接受 HAART 治疗的患者不可避免地会进展为获得性免疫缺陷综合征（acquired immune deficiency syndrome，AIDS）（联合国 HIV/AIDS 共同合作项目（Joint U-nited Nations Programme on HIV/AIDS，UNAIDS）和世界卫生组织，2006）。作为经血液传播的病毒，HIV 与 HBV、HCV 感染有共同的传播途径，合并感染也很常见。大约有 2 百万~4 百万 HIV 阳性的患者同时有 HIV/HBV 感染，大约有 4 百万~5 百万的患者合并 HCV 感染（Alter，2006）。HIV/HCV 合并感染的高危人群一般是注射毒品和使用血液或血液制品的人。合并感染也会增加 HCV 在围产期（Alter，2006）和通过性传播（Nelson et al.，2003）感染的风险。

　　HIV/HBV 合并感染通常由性传播或注射毒品所致（Alter，2006）。在 HAART 出现之前，HIV/肝炎合并通常是由艾滋病相关疾病所致，而与出现肝脏疾病无关。然而，HAART 阻止了 AIDS 发展的进程。这样，HIV/肝炎合并感染的患者有足够的时间出现肝硬化及其并发症。

临床特征

　　HBV/HIV 和 HCV/HIV 合并感染的患者发展成更严重肝脏疾病的概率比单一感染要大得多。这主要是因为 HIV 改变了免疫系统调控 HBV 或 HCV 病毒复制的能力。其结果是合并感染者的病毒滴度更高、肝硬化进程更快，且发生失代偿性肝脏疾病的风险增加。肝脏损伤发展的速度与免疫抑制的程度成反比（由 CD4 的数量可反映出来）（Graham et al.，2001）。除此之外，合并肝炎的 HIV 感染者发生 HAART 相关的药物性肝损伤风险升高。

　　与 HIV 感染相关的免疫抑制可以抑制抗-HCV 抗体的产生。这样，就可能出现 HCV 抗体的假阴性，引起误诊。因此，有 HCV 危险因素的 HIV 阳性患者和（或）肝脏功能检查不正常的患者都应该做 HCV RNA 的检查（尽管 HCV 抗体检查是阴性）。

治疗

HCV 和 HIV

　　HCV/HIV 合并感染时，抗病毒治疗是一种挑战。推荐用 PEG-干扰素和利巴韦林联合治疗 12 个月，该方案适用于 HCV 所有的基因型。已发表的研究表明治疗应答率低于单一感染者，尤其是在基因型 1 型的感染中。也有报道说治疗的中断率也很高。HIV 药物与利巴韦林可能会相互作用，要尽可能地避免使用地达诺新（Didanosine, DDI）（Nelson et al., 2003）。

　　尽管很有挑战性，清除 HCV 感染可以避免发生严重的肝脏疾病，有 HIV/HCV 合并感染的患者都应该考虑。在发展成晚期的肝脏疾病之前，治疗会更有效而且有更好的耐受性，可以有效地控制 HIV 感染。CD4 的数量可用来反映免疫能力，有研究显示成功的 HCV 治疗至少需要 $200 \times 10^9/L$ 的水平。CD4 数量更低的患者接受 HCV 治疗的效果较差，应该优先考虑 HAART 治疗（Neslon et al., 2003）。

HBV 和 HIV

　　一些抗病毒治疗，例如拉米夫定和替诺福韦，对 HIV 和 HBV 感染同时有效。这种双重作用对合并感染的治疗很有意义。然而，由于 HIV 的抗药性，要着重考虑每个疾病的阶段，以及将来治疗的适用条件。如果仅针对 HBV 进行治疗，指导原则是避免使用抗 HIV 活性的药物。

　　因为新的抗病毒治疗方案不断出现，HBV/HIV 和 HCV/HIV 合并感染的治疗方案也会逐渐发展。这些病情复杂的患者的治疗需要 HIV 和肝炎感染的专科知识。

本章小结

　　病毒性肝炎是导致世界范围内发病和死亡的主要原因，既可以引起急性疾病，也可以引起慢性疾病。本章阐述了病毒性肝炎的流行病学、诊断、临床特征和治疗，以及健康促进的建议和预防感染传播的重要措施。

　　迄今为止，病毒性肝炎的疾病负担最大，尤其是乙型肝炎病毒（HBV）和丙型肝炎病毒（HCV）感染。HBV 感染是一个重要的公共卫生问题。世界范围内每年约有 1 百万人死于其所致的肝硬化、肝衰竭或肝细胞癌。HCV 感染是引起肝脏疾病的主要病因，也是世界范围内进行肝移植的首要原因。作为经血液传播的病毒，HIV 与 HBV、HCV 病毒传播途径相同，并且合并感染也很常见，因此额外讨论了 HBV/HIV 和 HCV/HIV 合并感染所带来的影响。

说明性案例研究

　　X 先生是一位 51 岁的会计师。他已多年未献血，但是参加了公司组织的一次检查。后来他收到输血服务中心的来信，被告知感染了 HCV，并要他去全科医师那看一下。他的医生告知他感染了 HCV 并且推荐他去肝脏病专家那里接受进一步治疗。他平素很健康而且没有重大疾病史。不吸烟，仅在周末偶尔饮酒。血液检查显示肝功能异常。他的 ALT 是 83U/L，AST 是 69U/L。胆红素和 ALP 的水平正常。X 先生承认在很多年前上大学时吸过两次毒。

　　X 先生听到诊断后变得很憔悴，他最担心的是他是否会传染给他的妻子和三个孩子。然而他大可不必担心，因为这几乎是不可能的，可医生还是建议他们全家检查一下。进一步的检查确定他是基因型 1 型感染。肝脏活组织检查表明肝纤维化及轻微的炎症。计划治疗为 12 个月。X 先生想要推迟 9 个月再开始治疗，原因是他想等他 16 岁的儿子完成升学考试。治疗方案包括 PEG- 干扰素和利巴韦林。X 先生完成了全程治疗，没有难以忍受的副作用。他的主要问题是在注射干扰素时有类似感冒的症状、乏力和皮肤瘙痒，在治疗的最后两个月出现劳力性呼吸困难。他的血红蛋白水平从治疗前的 15.2g/L 降到结束时的 11.3g/L。X 先生治疗期间正常工作。治疗快结束时，他的 HCV 滴度低于可检测的水平（PCR- 阴性）。在治疗结束后 6 个月，仍然未检测到病毒，证明他的 HCV 感染已经痊愈（达到了 SVR）。他的肝功能正常，治疗结束的 2 年后，他不再需要看肝病专科医生了。

Tracey Dudley　著

张　敏　王伯莹　译

周　豪　杭　蕾　金晶兰　隋东明　牛俊奇　校

参考文献

Alter MJ (2006) Epidemiology of viral hepatitis and HIV co-infection. *Journal of Hepatology* **44**(Suppl 1):S6–S9

Bonkovsky HL, Snow KK, Malet PF, Back-Madruga C, Fontana RJ, Sterling RK, Kulig CC, Di Bisceglie AM, Morgan TR, Dienstag JL, Ghany MG, Gretch DR,

HALT-C Trial Group (2007) Health-related quality of life in patients with chronic hepatitis C and advanced fibrosis. *Journal of Hepatology* **46**:420–431

Chu C-M, Liaw Y-F (2007) Chronic hepatitis B virus infection acquired in childhood: special emphasis on prognostic and therapeutic implication of delayed HBeAg seroconversion. *Journal of Viral Hepatitis* **14**:147–152

Dalton HR, Thurairajah PH, Fellows HJ, Hussaini HS, Mitchell J, Bendall R, Banks M, Ijaz S, Teo CG, Levine DF (2007) Autochthonous hepatitis E in southwest England. *Journal of Viral Hepatitis* **14**:304–309

Department of Health (2004) Children in need and blood-borne viruses: HIV and hepatitis. http://www.dh.gov.uk/en/Publicationsandstatistics/Publications/PublicationsPolicyAndGuidance/DH_4093509 (accessed March 2007)

Department of Health (2006) Immunisation against infectious disease – 'The Green Book'. http://www.dh.gov.uk/en/Policyandguidance/Healthandsocialcaretopics/Greenbook/DH_4097254 (accessed March 2007)

Dusheiko G (2007) Hepatitis C. *Medicine* **35**(1):43–48

Farci P (2006) Treatment of chronic hepatitis D: new advances, old challenges. *Hepatology* **44**(3):536–539

Farci P, Lai ME (2005) Chronic viral hepatitis D. In: Weinstein WM, Hawkey CJ, Bosch J (eds) *Clinical Gastroenterology and Hepatology*. Elsevier Mosby, Philadelphia, pp. 609–612

Fattovich G, Giustina G, Degos F, Tremolada F, Diodati G, Almasio P, Nevens F, Solinas A, Mura D, Brouwer JT, Thomas H, Njapoum C, Casarin C, Bonetti P, Fuschi P, Basho J, Tocco A, Bhalla A, Galassini R, Noventa F, Schalm SW, Realdi G (1997) Morbidity and mortality in compensated cirrhosis type C: a retrospective follow-up study of 384 patients. *Gastroenterology* **112**(2):463–472

Forns X, Sanchez-Tapias JM (2005) Chronic viral hepatitis C. In: Weinstein WM, Hawkey CJ, Bosch J (eds) *Clinical Gastroenterology and Hepatology*. Elsevier Mosby, Philadelphia, pp. 601–607

Fried MW (2002) Side effects of therapy of hepatitis C and their management. *Hepatology* **36**(5 Suppl. 1):S237–S244

Fried MW, Shiffman ML, Reddy KR, Smith C, Marinos G, Gonçales FL Jr, Häussinger D, Diago M, Carosi G, Dhumeaux D, Craxi A, Lin A, Hoffman J, Yu J (2002) Peginterferon alfa-2a plus ribavirin for chronic hepatitis C virus infection. *New England Journal of Medicine* **347**:975–982

Graham CS, Baden LR, Yu E, Mrus JM, Carnie J, Heeren T, Koziel MJ (2001) Influence of human immunodeficiency virus infection on the course of hepatitis C infection: a meta-analysis. *Clinical Infectious Diseases* **33**:562–569

Hahne S, Ramsay M, Balogun K, Edmunds WJ, Mortimer P (2004) Incidence and transmission of hepatitis B virus in England and Wales, 1995–2000: implications for immunisation policy. *Journal of Clinical Virology* **29**:211–220

Health Protection Agency (2006) *Hepatitis C in England: an update 2006*. Health

Protection Agency Centre for Infections, London

Heitkemper M, Jarrett M, Kurashige EM, Carithers R (2001) Chronic hepatitis C: implications for health-related quality of life. *Gastroenterology Nursing* 24(4):169–175

Ishak K, Baptista A, Bianchi L, Callea F, De Groote J, Gudat F, Denk H, Desmet V, Korb G, MacSween RN, et al. (1995) Histological grading and staging of chronic hepatitis. *Journal of Hepatology* 22:696–699

Joint United Nations Programme on HIV/AIDS (UNAIDS) and World Health Organisation (WHO). Aids epidemic update 2006. http://www.unaids.org/en/ HIV_data/epi2006/default.asp (accessed May 2007)

Khuroo MS, Kamili S (2003) Aetiology, clinical course and outcome of sporadic acute viral hepatitis in pregnancy. *Journal of Viral Hepatitis* 10:61–69

Laskus T, Radkowski M, Adair DM, Wilkinson J, Scheck AC, Rakela J (2005) Emerging evidence of hepatitis C neuroinvasion. *AIDS* 19(Suppl. 3): S140–S144

Lavanchy D (2004) Hepatitis B virus epidemiology, disease burden, treatment, and current and emerging prevention and control measures. *Journal of Viral Hepatitis* 11:97–107

Lok AS-F, McMahon BJ (2007) Chronic hepatitis B. *Hepatology* 45(2):507–539

Manns MP, McHutchison JG, Gordon SC, Rustgi VK, Shiffman M, Reindollar R, Goodman ZD, Koury K, Ling M, Albrecht JK (2001) Peginterferon alfa-2b plus ribavirin compared with interferon alfa-2b plus ribavirin for initial treatment of chronic hepatitis C: a randomised trial. *The Lancet* 358:958–965

Marcellin P, Lau GK, Bonino F, Farci P, Hadziyannis S, Jin R, Lu ZM, Piratvisuth T, Germanidis G, Yurdaydin C, Diago M, Gurel S, Lai MY, Button P, Pluck N; Peginterferon Alfa-2a HBeAg-Negative Chronic Hepatitis B Study Group (2004) Peginterferon alfa-2a alone, lamivudine alone, and the two in combination in patients with HBeAg-negative chronic hepatitis B. *New England Journal of Medicine* 351(12):1206–217

Naomov NV (2007) Hepatitis A and E. *Medicine* 35(1):35–38

National Institute for Clinical Excellence (2004) Interferon alfa (pegylated and non-pegylated) and ribavirin for the treatment of chronic hepatitis C. http:// www.nice.org.uk/TA075guidance (accessed February 2007)

National Institute for Health and Clinical Excellence (2006a) Adefovir Dipivoxil and peginterferon alfa-2a for the treatment of chronic hepatitis B. http://guidance. nice.org.uk/TA96 (accessed February 2007)

National Institute for Health and Clinical Excellence (2006b) Peginterferon alfa and ribavirin for the treatment of mild chronic hepatitis C. http://guidance.nice. org.uk/TA106 (accessed February 2007)

Nelson MR, Matthews G, Brook MG, Main J (2003) BHIVA guidelines: coinfection with HIV and chronic hepatitis C virus. *HIV Medicine* 4:52–62

Palella FJ Jr, Delaney KM, Moorman AC, Loveless MO, Fuhrer J, Satten GA, Aschman DJ, Holmberg SD (1998) Declining morbidity and mortality among patients with advanced human immunodeficiency virus infection. *New England Journal of Medicine* **338**(13):853–860

Poynard T, Bedossa P, Opolon P (1997) Natural history of liver fibrosis progression in patients with chronic hepatitis C. *The Lancet* **349**:825–832

Poynard T, Mathurin P, Lai CL, Guyader D, Poupon R, Tainturier MH, Myers RP, Muntenau M, Ratziu V, Manns M, Vogel A, Capron F, Chedid A, Bedossa P; PANFIBROSIS Group. (2003) A comparison of fibrosis progression in chronic liver diseases. *Journal of Hepatology* **38**:257–265

Roberts EA, Yeung L (2002) Maternal-infant transmission of hepatitis C virus infection. *Hepatology* **36**(5 Suppl 1):S106–S113

Rodger AJ, Jolley D, Thompson SC, Lanigan A, Crofts N (1999) The impact of diagnosis of hepatitis C virus on quality of life. *Hepatology* **30**:1299–1301

Santantonio T, Fasano M, Sinisi E, Guastadisegni A, Casalino C, Mazzola M, Francavilla R, Pastore G (2005) Efficacy of a 24-week course of PEG-interferon alfa-2b monotherapy in patients with acute hepatitis C after failure of spontaneous clearance. *Journal of Hepatology* **42**:329–333

Shepard CW, Finelli L, Alter MJ (2005) Global epidemiology of hepatitis C virus infection. *The Lancet Infectious Diseases* **5**:558–567

Shiffman ML (2003) Natural history and risk factors for progression of hepatitis C virus disease and development of hepatocellular cancer before liver transplantation. *Liver Transplantation* **9**(11 Suppl 3):S14–S20

Shukla P, Chauhan UK, Naik S, Anderson D, Aggarwal R (2007) Heptitis E infection among animals in northern India: an unlikely source of human disease. *Journal of Viral Hepatitis* **14**:310–317

Taylor RM, Davern T, Munoz S, Han SH, McGuire B, Larson AM, Hynan L, Lee WM, Fontana RJ; US Acute Liver Failure Study Group (2006) Fulminant hepatitis A virus infection in the United States: incidence, prognosis and outcomes. *Hepatology* **44**(6):1589–1597

Terrault NA (2002) Sexual activity as a risk factor for hepatitis C. *Hepatology* **36**(5 Suppl 1):S99–S105

Thimme R, Spangenburg HC, Blum HE (2005) Acute viral hepatitis. In: Weinstein WM, Hawkey CJ, Bosch J (eds) *Clinical Gastroenterology and Hepatology*. Elsevier Mosby, Philadelphia, pp. 583–593

Thomas HC (2007) Hepatitis B and D. *Medicine* **35**(1):39–42

von Wagner M, Lee J-H (2006) Impaired health-related quality of life in patients with chronic hepatitis C and persistently normal aminotransferase levels. *Journal of Viral Hepatitis* **13**(12):828–834

World Health Organisation (2000a) Hepatitis A. http://www.who.int/csr/disease/hepatitis/HepatitisA_whocdscsredc2000_7.pdf (accessed May 2007)

World Health Organisation (2000b) Hepatitis C. http://www.who.int/mediacentre/factsheets/fs164/en/index.html (accessed March 2007)

World Health Organisation (2004) Position paper on hepatitis B. http://www.who.int/immunization/wer7928HepB_July04_position_paper.pdf (accessed March

2007)

World Health Organisation (2007a) Hepatitis E. http://www.who.int/vaccine_research/diseases/zoonotic/en/index2.html (accessed May 2007)

World Health Organisation (2007b) International Travel and Health. http://www.who.int/ith/en/ (accessed June 2007)

Yim HJ, Lok AS-F (2006) Natural history of chronic hepatitis B infection: what we knew in 1981 and what we know in 2005. *Hepatology* 43(2 Suppl 1):S173–S181

第 10 章

自身免疫性肝炎

前言

自身免疫性肝炎（Autoimmune hepatitis，AIH）是一种病因不明的进行性疾病，可导致持续的肝脏炎症。AIH 在儿童和成年均可发病。与大多数自身免疫性疾病类似，AIH 的发病率女性高于男性。AIH 的诊断基于临床症状、血清免疫球蛋白异常、循环自身抗体和典型的组织学特征。AIH 自然史的特征是疾病活动程度呈波动性。大多数患者对治疗的反应良好。但如不及时治疗，重症患者有较高的死亡率。持续的肝损伤最终可导致肝硬化和慢性肝脏疾病的并发症。

历史回顾

1950 年，Jan Waldenstrom 向德国消化和代谢病学会描述了一组具有 γ-球蛋白升高和隐匿起病的肝脏疾病的年轻女性患者。同年，纽约的内科医生 Kunkel 报告了一组具有类似特点的患者。这些患者有着复杂的临床症状，包括关节痛、粉刺、多毛症、皮疹、库欣综合征和闭经等。澳大利亚风湿病专家 Ian Mackay 于 1956 年提出了狼疮样肝炎一词。随后，血清中抗核抗体的存在被认为是本病的重要特征（Reuben，2003）。虽然多年的研究扩大了我们对本病的发病机制、自然史、诊断标准的认识，但是其并发症和治疗仍需要进一步研究。该疾病曾有多种名称，自身免疫性肝炎一词于 1992 年被专家接受用于命名该病（Johnson and McFarlane，1993）。

发病机制

AIH 的发病被认为是遗传易感个体受到某些环境诱因的作用而导致的。这将会激活自身免疫系统来攻击肝脏，引起持续的炎症和纤维化发生。

潜在诱发因素

病毒

目前尚不清楚环境因素是如何在易感个体中激活免疫系统的。但根据临床观察，多种病毒感染可能参与该病的发生。肝炎病毒感染具有最多的证据支持，其他与 AIH 有关的病毒包括麻疹病毒、巨细胞病毒（cytomegalovirus，CMV）和 EB 病毒（Epstein-Barr Virus，EBV）。有很多 AIH 发生在急性甲型肝炎感染之后，也有内型肝炎病毒（hepatitis C virus，HCV）感染与 2 型 AIH 相关的病例报道。证明病毒是一种诱发因素是很困难的，因为它们引起细胞免疫系统的变化可能发生在自身免疫性疾病出现临床表现很久之前。

有两种机制可以解释病毒能够引发自身免疫。第一种机制是分子模拟机制：病毒颗粒（病毒抗原表位）和肝脏组织（肝抗原）之间存在相似的结构，这将引起针对病毒的 T 细胞克隆激活，但同时会引起针对肝脏自身抗原的交叉反应。第二种机制是病毒引起某些化学物质释放，这些化学物质激活自身反应性 T 细胞，干扰自我抗原的加工和呈递。

药物

多种药物被报道可引起类似 AIH 的肝损害。这些药物包括非那西汀、甲基多巴、呋喃妥因、双氯芬酸、干扰素、米诺环素和一些他汀类药物。但这些药物引起的是真正的 AIH 还是具有自身免疫特征的药物性肝炎尚不清楚。

遗传易感性

研究表明：位于 6 号染色体短臂上主要组织相容性复合体（major histo-compatibility complex，MHC）中的人类白细胞抗原（human leucocyte antigen，HLA）基因在 AIH 的遗传易感性中起主导作用。HLA 分子将抗原提呈至免疫系统。1 型 AIH，主要特征是循环中存在抗核抗体（anti-nuclear antibodies，

ANA）、抗平滑肌抗体（smooth muscle antibodies，SMA）、抗肌动蛋白抗体、非典型的核周型抗中性粒细胞胞浆抗体（perinuclear anti-neutrophilic cycoplasmic antibody，pANCA）和抗可溶性肝抗原/肝胰抗原抗体（soluble liver and liver pancreas antigens，SLA/LP），并且与 HLA DR3 和 DR4 血清型有关。80% ~ 85% 的 1 型 AIH 患者 HLA 血清型为 DR3 和（或）DR4。（Czaja et al.，1997）。

通过 PCR 技术对 HLA 基因型分型显示，北欧和北美血统的白人主要易感性的等位基因是 HLA-DRB1*0301（血清型为 DR3），其次是 HLA-DRB1*0401（血清型为 DR4）。两个等位基因各编码一个由 6 个氨基酸组成的模序，位于 HLA DR 分子的抗原结合位中。在南美，AIH 患者中 HLA-DRB1*1301 的基因频率较高，而在日本，AIH 患者中 HLA DRB1*0405 的基因频率较高（该国 DR3 的血清型很少见）。在儿童 AIH 患者中，HLA-DRB1*03 与 HLA-DRB1*13 出现的频率较高（Krawitt，2006）。

基因的重要性不仅仅体现在遗传易感性上。一般认为 DR3 血清型的 AIH 患者病情更重，多发生在女孩和年轻女性。DR4 血清型多与成人发病有关，发病较缓慢，对激素类药物反应较好，肝外表现较明显。

2 型 AIH 的特点是存在抗肝肾微粒体 1 型抗体（live kidney microsome type 1，LKM-1）和抗肝细胞溶质抗原 1 型抗体（liver cytosol 1，LC-1），HLA-DRB1*0701 和 DQB1 等位基因可能与该型 AIH 的遗传易感性有关。研究表明，HLA-DR2 可能对 2 型 AIH 起保护作用（Djilali-Saiah et al.，2004）。

其他的遗传易感性机制涉及 MHC 以外的免疫激活基因，虽然其与 AIH 的相关性尚不确定，但是也已有相关研究。

临床特征

临床表现

在北欧白色人种中，AIH 的发病率约为 2/100 000。而在同一人群中，该病的患病率约为 17/100 000 或者更高，因该病可能被常见的慢性病毒性肝炎所掩盖。AIH 可发生于所有的年龄段，特别是 1 型 AIH。2 型 AIH 主要发生在儿童。总体而言，女性发病率高于男性，其比例为 4∶1。该比例在 2 型 AIH 中更高，主要是女性受累。AIH 是一种全球性疾病，在大多数种族中均有报道（Czaja and Freese，2002）。

AIH 的临床表现多样，40% 的患者呈急性起病。其中有很多患者已经有一段时间的亚临床疾病。少数患者可发展成急性重症（急性肝衰竭）肝病，在起病 8 周内出现肝性脑病。但是，大多数患者发病隐匿，一些患者因肝功能异常进行相关检查时被发现。AIH 也可能发生在妊娠早期和产后初期。

很多患者起病时无临床症状或者仅有非特异性症状，例如嗜睡、乏力、食欲减退、恶心、腹痛和瘙痒等。患者常有关节疼痛。患者亦可出现不同程度的黄疸，重症患者可伴有重度黄疸。少数情况下患者的首发表现可能与慢性肝病失代偿期的症状有关，如腹水、黄疸、代谢紊乱和消化道出血，也可能有其他自身免疫疾病的症状如甲状腺炎、溃疡性结肠炎、1 型糖尿病、类风湿关节炎及腹部疾病。这些病史提醒医师患者可能存在 AIH（Krawitt，2006）。

患者的体格检查结果可能是正常的，一些患者可出现肝大、脾大、黄疸及慢性肝脏疾病的体征，如肝掌、杜布伊特伦挛缩（Duypuytren 挛缩，又称掌腱膜挛缩症）、蜘蛛痣、男性乳房发育和脐周静脉曲张等。

实验室检查异常

AIH 常见的实验室检查异常包括肝功能紊乱、血清球蛋白升高和血循环中存在高滴度的自身抗体。肝功能检查通常提示血清氨基转移酶 AST 和 ALT 异常，较血清胆红素和碱性磷酸酶（alkaline phosphatase，ALP）升高更加明显。一些患者肝功能检查结果表现为胆汁淤积，但这种病例较少并要排除肝外胆管梗阻、药物不良反应、原发性胆汁性肝硬化、原发性硬化性胆管炎或其变异性自身免疫综合征。患者血清球蛋白水平普遍升高，但 IgG 水平升高明显，是正常值上限的 1.2 ~ 3 倍。

血液中常见的非器官特异性自身抗体包括 ANA、抗平滑肌抗体（SMA）和 LKM-1 抗体等。另一种自身免疫性肝病——原发性胆汁性肝硬化的标志性自身抗体抗线粒体抗体在 AIH 中极少出现。如果传统的自身抗体阴性，其他的自身抗体，如抗肌动蛋白抗体、抗 SLA/LP 抗体、抗中性粒细胞胞浆抗体（anti-neutrophil cytoplasmic antibody，ANCA）和抗 LC-1 抗体，可以辅助 AIH 的诊断。一些研究试图确定这些抗体在诊断 AIH 时的重要作用，并且确定其是否与 AIH 的临床特点（例如对治疗的应答和预后）有关（Czaja and Homburger，2001）。

分型

AIH 的分型是基于自身抗体的种类。该分型的提出是基于本病的临床特征和患者的 HLA 血清型与 ANA 和 SMA 或 LKM-1 抗体是否阳性有关。1 型 AIH 的特点是 ANA 和 SMA 抗体的滴度等于或大于 1∶80。抗肌动蛋白抗体对诊断 1 型 AIH 的特异性更高。事实上，SLA/LP 对于诊断 1 型 AIH 的特异性最高，但敏感性较差，只有 10% ~30% 的病例可以检测到。有人建议把 SLA/LP 阳性的 AIH 划分为 3 型，但这些患者的临床表现和实验室检查异常与 1 型 AIH 难以区分（Czaja and Manns，1995）。

2 型 AIH 的特征是抗 LKM-1 阳性。抗 LC-1 也可以存在，通常和 LKM-1 同时存在。抗 LKM-1 在慢性丙型肝炎患者中亦被发现，在这种情况下其致病性还存在争议。表 10.1 总结了 AIH 的分型和两型 AIH 临床特征的差异。由于 AIH 的分型缺乏明显的病因学支持，这种分型方法没有得到国际 AIH 小组的认可，但在临床实践中仍经常被提到。

表 10.1　AIH 的分型

特征	1 型 AIH	2 型 AIH
特征性抗体	ANA	抗 LKM-1 抗体
	SMA	抗 LC-1 抗体
	抗肌动蛋白抗体	
	抗 SLA/LP 抗体	
	非典型 pANCA	
地理差异	全球	全球，北美罕见
发病年龄	任何年龄	主要发生在儿童和青少年
性别	女性占 75%	女性占 95%
临床严重程度	严重	较严重
组织病理学特征	广泛	较高
治疗失败	少见	多见
药物治疗后复发	不定	常见
是否需要长期维持治疗	不定	几乎全部

诊断

AIH 患者的个体差异很大，导致确诊比较困难。诊断该病需要有特异性临床表现并且要排除其他疾病，如威尔逊病、α_1-抗胰蛋白酶缺乏症、病毒性肝炎、遗传性血色病和药物性肝炎。因此，怀疑是 AIH 的患者必须询问详细的病史，包括家族史、社会生活史和用药史。为确定肝脏的特征性病变，肝活检是必需的。血清转氨酶、免疫球蛋白水平和肝活检结果之间并不存在相关性，即使患者已发展成肝硬化。此外，AIH 患者具有的非器官特异性抗体在其他肝脏疾病中同样会出现，因此这些非特异性抗体不能作为诊断 AIH 的依据。

　　1993 年，一个专家小组一致通过了 AIH 的诊断标准，这个小组召开会议并建立了国际 AIH 组织（International Autoimmune Hepatitis Group，IAHG）。该系统将诊断划分为确诊的或可疑的 AIH（Johnson and McFarlane，1993）。该标准在 1999 年进行了一次修订（表 10.2），制定了一个评分系统。该评分系统可用于确定每个患者诊断 AIH 的可信程度，提高了 AIH 特异性表现的权重，剔除了一些支持其他疾病诊断的标准。治疗前，评分大于 15 分为确定诊断，10 ~ 15 分为可疑诊断。治疗后，评分大于 17 分为确定诊断，12 ~ 17 分为可疑诊断（表 10.3）（Alvarez et al.，1999）。

表 10.2　AIH 的诊断标准

特征	确诊 AIH	可疑 AIH
肝组织学	界面性肝炎，无胆道病变、肉芽肿和其他疾病的特征性改变	与确诊 AIH 相同
实验室检查	血清转氨酶异常，球蛋白、γ-球蛋白或 IgG 大于正常上限 1.5 倍	血清转氨酶异常，γ-球蛋白增高
血清抗体	ANA、SMA 或抗 LKM-1 抗体滴度≥1∶80，无 AMA	ANA、SMA 或抗 LKM-1 抗体滴度≥1∶40，或有其他自身抗体
病毒标记物	无甲型、乙型、丙型肝炎病毒感染标记物	与确诊 AIH 相同
酒精和药物	平均饮酒量 <25g/d，目前没有使用有肝毒素的药物	与确诊 AIH 相同
遗传性肝病	α_1-抗胰蛋白酶表型正常，血清铜蓝蛋白、铁和铁蛋白水平正常	部分 α_1-抗胰蛋白酶缺乏，非特异的血清铜、铜蓝蛋白、铁和（或）铁蛋白异常

　　上述 AIH 的诊断标准及评分系统存在一些不足之处：①在日常的临床实践中价值有限；②对儿童的诊断不准确；③过于复杂，所以使用此评分系统并不方便。因此，简化了的诊断标准在 2005 年以摘要的形式的发表（表 10.4）。但是，该简化的诊断标准被临床实践所接受尚需要一定时间（Hennes et al.，2005）。

表 10.3　AIH 评分系统

参数/特征	分值
女性	+2
ALP/AST（或 ALT）比值	
<1.5	+2
1.5~3.0	0
>3.0	−2
γ-球蛋白或 IgG 高于正常上限的倍数	
>2.0	+3
1.5~2.0	+2
1.0~1.5	+1
<1.0	0
ANA，SMA 或 LKM-1 滴度	
>1:80	+3
1:80	+2
1:40	+1
<1:40	0
AMA 阳性	−4
肝炎病毒标志物	
阳性	−3
阴性	+3
肝毒性药物使用史	
阳性	−4
阴性	+1
平均酒精摄入量	
<25g/d	+2
>60g/d	−2
肝脏组织学	
界面性肝炎	+3
淋巴及浆细胞浸润	+2
肝细胞花环样（菊形团）结构	+1
无上述改变	−5
胆管改变	−3
非特征性改变	−3
其他自身免疫性疾病	+2

续表

参数/特征	分值
可选择的其他参数	
血清其他自身抗体阳性	+2
HLA DR3 或 DR4	+1
对治疗的反应	
完全缓解	+2
缓解后复发	+3
对总得分的解释	
治疗前：确诊 AIH	>15
可疑 AIH	10～15
治疗后：确诊 AIH	>17
可疑 AIH	12～17

组织学

　　AIH 的诊断需要通过肝活检对肝组织学进行评估。AIH 的组织学特征是慢性肝炎的改变。缺乏可以明确诊断 AIH 的特异性组织学改变，但某些特征被认为是 AIH 典型的改变，包括汇管区周围大量浆细胞浸润，即界面性肝炎（图 10.1，彩图 10）。较为严重时可能进展为肝小叶坏死性肝炎。甚至在病情较轻的情况下也能出现肝纤维化，但病情进一步发展形成肝广泛纤维化和结构紊乱、结节性再生，是形成肝硬化的重要标志。

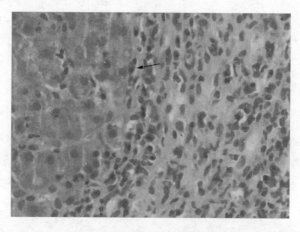

图 10.1　AIH 的肝活检标本显微镜下所见，表现为
浆细胞浸润的界面性肝炎。彩色图片请参阅彩图 10

典型的 AIH 患者组织学上经常存在胆管损伤。一项研究指出 24% 的典型 AIH 患者肝活检时发现胆管损伤。这些存在胆管损伤的患者根据表 10.3 得出的诊断评分往往较低，但没有一个患者出现胆汁淤积的临床表现，且对皮质类固醇药物治疗的反应与无胆管损伤的患者并无差异。这些胆管损伤与临床并不相关，因此不应改变治疗方法（Czaja and Carpenter，2001）。

急性发病的 AIH 表现不同于隐匿发作的 AIH。由于是急性发作，所以患者的肝纤维化较轻，但是存在界面性肝炎和小叶性肝炎，伴有明显的肝坏死。

缓解期的患者肝组织学可以正常，或只有轻微的汇管区炎症。如果已发展成肝硬化，组织学上可以是非活动性的，纤维化可能逆转，甚至在罕见的情况下可以完全消失。

表 10.4　AIH 的简要诊断标准

参数	水平/特征	评分
ANA 或 SMA	>1:40	1 分
	>1:80	2 分
γ-球蛋白或 IgG	>正常值上限	1 分
	>1.156 倍正常值上限	2 分
肝组织学	符合 AIH	1 分
	典型的 AIH	2 分
不存在病毒性肝炎	否	0 分
	是	2 分
	≥6 分：可疑诊断	
	≥7 分：明确诊断	

并发症

早期的报告指出未经治疗的重症患者在诊断后 6 个月内死亡率为 40%。生存下来的患者有 40% 会发展成肝硬化，其中 54% 患者在发现肝硬化 2 年内出现食管静脉曲张。20% 的患者由于食管静脉曲张引起的出血而死亡。即使病情较轻，在 15 年内有 50% 的患者会发展成肝硬化，这些患者中有 10% 将死于肝功能衰竭（De Groote et al.，1978；Czaja and Freese，2002）。发展成肝硬化的患者会出现和任何原因引起的慢性肝病一样的并发症，包括腹水、肝性脑病和门静脉高压引起的静脉曲张以及可能造成的消化道大出血。虽然较慢性病毒性肝炎少见，但原发性肝癌也是 AIH 的重要并发症。一项每年一次的甲胎蛋白检测和肝脏超声检查的前瞻性随访研究发现，在 1732 人的随访期间，有 1 位患者患肝癌（0.5%）。在 1002 患者的随访期间，88 例肝硬化患者中有 1 例（1%）发展为原发性肝癌（Park et al.，2000）。最近更多的报告表明，AIH 发展为原发性肝癌的风险并不像以前的结果那样罕见，且可呈进行性发展的病程。

变异综合征（variant syndromes）

主要的自身免疫性肝病除了 AIH 还包括原发性胆汁性肝硬化（primary biliary cirrhosis，PBC）、原发性硬化性胆管炎（primary sclerosing cholangitis，PSC），但是 PSC 是否是自身免疫性疾病还有争论。患者同时存在 AIH 和 PBC 或 AIH 和 PSC 的特征并非罕见。目前尚不清楚这些病例是否是一种独立的疾病，或者是属于某种自身免疫性肝病的范畴。这些情况的诊断需要一个特征模式的存在，而不是任何一个单独的诊断标准。这些临床过程被称为为重叠综合征或异常综合征（overlap syndromes or outlier syndromes），但是尚未有标准化的诊断标准。不同的自身免疫疾病发生在同一个人是很常见的，一位患者身上可同时出现 AIH 和 PBC 的特征，就像一些患者同时存在 1 型糖尿病和自身免疫性甲状腺炎一样。

AIH-PBC 重叠

AIH 和 PBC 重叠在过去被认为是罕见的，但最近的研究表明其发生率为 8%~9%。关于 AIH-PBC 重叠综合征的研究所采用的诊断标准各不相同。一般来说，患者会出现 ALT 和 AST 升高，伴有胆汁淤积特点（ALP 和 GGT 升高），IgG 和 IgM 升高，AMA 阳性（PBC 特异的 AMA）并且在组织学上或其他方面兼有 AIH 特点。

目前本组患者的治疗尚未开展有对照的临床试验。有人提出治疗方法的选择是要确定病变以肝组织还是以胆系为主（Woodward and Neuberger，2001）。对转氨酶升高、血清碱性磷酸酶小于正常上限的两倍、组织学上表现为中到重度的界面性肝炎的患者，可能适合接受泼尼松龙等皮质类固醇药物治疗。对存在更多胆汁淤积特征的患者，激素和熊去氧胆酸（ursodeoxycholic acid，UDCA）每天 13~15mg/kg 联合治疗往往可使患者的生化学指标得到改善（Ben-Ari and Czaja，2001）。硫唑嘌呤尚未被确认可用于治疗这一疾病，但因其在 AIH 治疗中有效，使之成为长期免疫抑制以及维持 AIH-PBC 重叠综合征缓解的可行的替代药物。疾病终末期的患者应考虑肝移植。

德国一项研究发现一些患者具有 PBC 的典型特征，但以肝炎表现为主，对皮质类固醇药物反应良好，且存在 AIH 的遗传易感性标记物如 HLA DR3 和 HLA DR4。作者建议将其命名为肝炎型 PBC（Lohse et al.，1999）。同样，也有一些 PBC 患者 ANA 为阳性，但没有 AIH 的其他标记物。由于患者的表现主要是 PBC 的特征，多数人认为这种情况不属于重叠综合征。正是由于这些变异，显示出自身免疫性肝病的多样性。

AIH-PSC 重叠

AIH 和 PSC 同时存在的重叠综合征也有报道。对组织学上发现有胆管炎的患者、炎症性肠道疾病（与 PSC 高度相关）或皮质类固醇药物治疗失败的患者应考虑存在 AIH-PSC 重叠可能。这些患者应进行胆道造影。通过分析肝活检结果，一些研究发现 6% 的 AIH 患者存在 AIH-PSC 重叠，113 位 PSC 患者中有 8% 存在 AIH-PSC 重叠，即符合国际通用的评分系统中 AIH 的诊断标准（Czaja，1998）。20 世纪 80、90 年代的研究显示，大多数重叠的患者最初诊断为 AIH，在进行肝活检随访时发现胆管病变后才进行胆管造影，诊断为 PSC。因此人们推测这些 AIH 的患者逐渐发展为硬化性胆管炎。但因为没有发病时胆道造影的结果，患者是否在发病时即存在重叠综合征的表现是无法获知的。

一项在儿童中进行的长达 16 年的单中心前瞻性研究探索了具有 AIH 表现的患者的胆道解剖结构。其中出现胆道病变的患者被标记为具有自身免疫性硬化性胆管炎（autoimmune sclerosing cholangitis，ASC）。他们研究的 55 个儿童中，胆道造影时有一半出现了异常，且仅有 35% 的患者进行肝活检时没有胆管损害的迹象。因此，如果没有进行内镜下逆行胰胆管造影术（endoscopic retrograde cholangiopancreatography，ERCP）的话，这些患者存在的硬化性胆管炎将不会被发现。对患者的随访显示：两组的患者临床表现和对免疫抑制剂的反应很相似，唯一的区别是胆道系统的不同（Gregorio et al.，2001）。

一些研究表明，患者对泼尼松龙联合硫唑嘌呤的标准免疫抑制治疗方案治疗有良好反应，但有效率报道不一。这些患者应联合应用免疫抑制剂和熊去氧胆酸。终末期肝病患者应考虑肝移植，尽管移植后有能出现疾病复发。

重叠/PSC 的序贯表现

除 AIH 和 PBC 或者 PSC 同时出现的情况外，还有另外一种现象，即典型的 PBC 的患者可以发展为 AIH（这也可能发生在 AIH 和 PSC 患者中）（Poupon et al.，2006）。这些患者被称为序贯综合征而不是重叠综合征。有人提出 AIH 叠加到已经存在的 PBC，如果不能早期发现将迅速进展为终末期肝衰竭。

治疗

自 20 世纪 70 年代以来，随着免疫抑制药物硫唑嘌呤和 6- 巯基嘌呤对自身免疫性疾病治疗作用的发现以及皮质类固醇药物的疗效被随机对照试验所证实，AIH 被认为是可治疗的疾病。研究表明 65% ~ 80% 的患者对治疗的反应良好。最新数据显示，接受治疗的患者 10 年生存率超过 90%，尽管这些患者的 20 年生存率可能不足 80%。但诊断时即存在肝硬化的患者，20 年生存率低于 40%（Roberts et al.，1996）。这些数据对于一个主要累及年轻人的疾病非常重要，因此一些患者可能需要考虑肝移植。

治疗适应证

三个随机对照试验表明重症 AIH 患者经过皮质类固醇的治疗，临床表现和组织学都有好转。随后的研究表明，肝硬化患者对治疗的反应也很好。临床试验没有研究病情较轻的患者的应答，所以这部分患者治疗的疗效尚不清楚。50% 的轻、中度患者在 15 年内会发展为肝硬化，17% 的存在界面性肝炎的患者在 5 年内发展为肝硬化，但患者的 5 年预期寿命是正常的。因此，这些患者治疗的风险/获益比尚不清楚，对治疗的建议应该个体化（表 10.5）。

表 10.5　治疗适应证

绝对适应证	相对适应证
AST≥10 倍正常值上限	有临床症状（疲劳、关节痛、黄疸）
AST≥5 倍正常值上限且 γ- 球蛋白 ≥2 倍正常值	AST 和/或 γ- 球蛋白未达到绝对适应证指标
组织学提示桥接坏死或多小叶坏死	界面性肝炎

治疗方案

泼尼松龙和硫唑嘌呤是治疗 AIH 最常用的两种药物。开始治疗时单用泼尼松龙（40mg/d）与较低剂量泼尼松龙（20mg/d）联合硫唑嘌呤两种方案对重症

AIH 患者临床症状、生化和组织学的疗效是类似的。但联合疗法所引起的皮质类固醇副作用更少（分别是 10%、44%），因此联合疗法往往是首选。使用皮质类固醇药物 2 年后，80% 的患者会出现影响容貌的副作用，如库欣综合征（满月脸）和痤疮。应用超过 10mg/d 的泼尼松龙 18 个月后可引起严重的并发症，如精神病、骨质疏松症导致椎体压缩、糖尿病等。由于皮质类固醇药物的副作用，13% 的患者需要减少用药剂量或停止治疗（Heneghan and McFarlane，2002）。

硫唑嘌呤毒性引起的并发症包括恶心、呕吐、骨髓抑制、胆汁淤积性肝炎、静脉闭塞性疾病、胰腺炎及皮疹。在用量低于 50mg/d 的患者中，这些并发症的发生率小于 10%。硫唑嘌呤是 6-巯基嘌呤的前体药物，通过硫嘌呤甲基转移酶（thiopurine methyltransferase，TPMT）从体内排出。这种酶由一个高度多态性基因编码。有 0.3% 的人酶活性低，导致药物代谢物聚集和毒性增加。另有 11% 的人酶活性中等。治疗前对 TPMT 的活性进行测定可预测其潜在的毒性。所有患者均应考虑进行该检测，尤其是治疗前血细胞减少的患者。此外，免疫抑制剂治疗还会引起出现癌症的风险。平均治疗时间为 42 个月的患者肝外恶性肿瘤的发生率为 5%。受到影响的细胞类型无特异性（Johnson et al.，1995；Heneghan and McFarlane，2002）。

接受长期皮质类固醇药物治疗的患者应监测白内障和青光眼的发生。如果担心出现骨质疏松症，应该监测骨密度。长期接受剂量高于 7.5mg/d 的泼尼松龙治疗的患者，尤其是绝经后女性，应该补充钙和维生素 D，以防止骨质丢失。使用硫唑嘌呤的患者需要密切监测白细胞和血小板计数，特别是在首次治疗的最初几个月。表 10.6 提供了一种治疗方案（如下）。

表 10.6　成人的治疗方案

	单用泼尼松（mg/d）	联合用药	
		泼尼松（mg/d）	硫唑嘌呤（mg/d）
第一周	60	30	50
第二周	40	20	50
第三周	30	15	50
第四周	30	15	50
维持至终点	20	10	50
优先使用的人群	血细胞减少 TMPT 缺乏 恶性肿瘤 疗程短（≤6 个月）	绝经后状态 骨质疏松症 糖尿病 肥胖 情绪不稳定 高血压	

治疗终点

对 AIH 的治疗应该持续进行直至达到完全缓解,治疗失败、不完全应答或出现药物毒性时可终止治疗。90% 的患者 AST、胆红素和 γ-球蛋白在治疗 2 周内会有所改善,尽管达到完全缓解通常需要 12 个月以上的时间。治疗 2 年后获得病情缓解的机会会出现下降。组织学的改善通常晚于临床和生化的改善 6 个月,当试图停止治疗时应考虑到这点(Czaja and Freese,2002)。

缓解(Remission)

病情缓解是指临床症状消失、AST 正常、胆红素和 γ-球蛋白正常、肝脏组织学恢复正常、仅有汇管区炎症或非活动性肝硬化。治疗 18 个月后 65% 的患者得到缓解,治疗 3 年后 80% 的患者得到缓解。泼尼松龙和(或)硫唑嘌呤的维持剂量应保持稳定,直到达到完全缓解。

终止治疗

对认为已获得病情缓解的患者在停止治疗前可以进行肝活检,但这不是必须的。AST 和 γ-球蛋白正常的患者中有 50% 在组织学上仍存在界面性肝炎,如果治疗停止病情必然会复发。如果不进行组织学评估,终止治疗应在氨基转移酶恢复正常至少 6 个月后,以消除组织学改善滞后的影响。终止治疗过程包括泼尼松龙至少 6 周的逐步减量,然后停用硫唑嘌呤。在终止治疗期间应经常监测临床症状和实验室检查,持续 3 个月,随后患者需要定期门诊随访。

复发

复发是指在诱导缓解和停止治疗后疾病再次活动。如果出现复发,患者罹患肝硬化及其并发症的风险将会升高。不同研究报告的复发风险有很大差别:停药前肝组织正常的患者有 20% 会复发,而存在汇管区炎症的患者 6 个月内有 50% 会复发。在治疗期间发展为肝硬化的或有界面性肝炎的患者复发率更高。事实上,大多数患者需要长期维持治疗。

复发的患者有两种治疗方案。第一种方案是低剂量的泼尼松龙,皮质类固醇药物的剂量每个月减少 2.5mg,直到临床症状消失和 AST 小于正常上限的 5 倍。这种方案更适合于育龄妇女。第二个方案是永久硫唑嘌呤治疗,这可以避免与糖皮质激素相关的并发症。硫唑嘌呤剂量增加至 2mg/(kg·d),然后逐渐减少泼尼松龙用量至每月 2.5mg。大量研究显示,在 67 个月的随访中,长期使用硫唑嘌呤维持的患者有 87% 处于缓解状态。这种方案的缺点包括停用激素引起的关节痛（其发生率为 63%）、以及出现骨髓抑制和恶性肿瘤的风险（Johnson et al. , 1995）。

治疗失败

治疗失败是指尽管接受药物治疗，患者从未获得缓解，或者临床表现、实验室检查或组织学出现恶化。治疗失败的发生率小于 10%。这些患者建议采用如下治疗方案：大剂量泼尼松龙（60mg/d）或泼尼松龙 30mg/d 联合硫唑嘌呤 150mg/d，持续 1 个月，然后皮质类固醇药物每月减量 10mg 和硫唑嘌呤每月减量 50mg，直到维持剂量。采用这种方案的患者有 70% 在 2 年内病情出现改善，但是绝大多数患者需要接受长期治疗并面对药物毒性和疾病进展的风险。治疗失败引起的肝功能失代偿可以考虑肝移植。

替代治疗药物

不完全应答、治疗后有改善但 3 年内没有获得缓解以及因药物毒性必须停药的患者可以考虑选用替代治疗药物。熊去氧胆酸（UDCA）目前已得到应用，其他的替代治疗药物包括布地奈德、环孢素、6-巯基嘌呤、甲氨蝶呤、环磷酰胺、他克莫司和麦考酚酸酯（Heneghan and McFarlane，2002）。

妊娠和 AIH

过去认为 AIH 患者很少发生妊娠，因为患者出现生育率下降并伴随其他内分泌异常，或因下丘脑-垂体功能障碍继发闭经（Heneghan et al. , 2001）。肝硬化患者闭经和停止排卵是常见的，因此在这些患者发生妊娠仍然是罕见的。多项研究表明对病情活动程度较低或通过治疗得到控制的患者，正常妊娠并分娩出一个健康的孩子是有望实现的。第 16 章将进一步讨论 AIH 和妊娠的问题。

肝移植

终末期 AIH 患者的肝移植适应证和任何病因引起的慢性肝病患者相似。其中包括出现腹水、自发性细菌性腹膜炎、肝性脑病和静脉曲张破裂出血等肝硬化的并发症以及罹患肝癌。在肝硬化 Child-Pugh 评分系统中，A 级、B 级和 C 级的患者临床症状严重程度逐渐增加而肝脏合成功能逐渐降低。当慢性进展性疾病发展到肝硬化 Child- Pugh B 级时应考虑进行肝移植。AIH 患者更特异的肝移植适应证包括病情不能获得缓解。皮质类固醇药物治疗 4 年后病情仍不能缓解的患者预示着可能需要肝移植，肝脏功能失代偿时应该考虑肝移植（Devlin and O' Grady，1999）。

AIH 进行肝移植的重要指标是出现急性肝衰竭（acute liver failure，ALF），可能需要将患者列入肝移植分配系统的"超紧急"名单中。有的医生主张即使是这些患者也应接受皮质类固醇药物的试验性治疗，因为有治疗成功且避免了移植的报道，但这个问题仍存在争论。第 13 章提供了处理急性肝衰竭的更全面的讨论。

据报道 AIH 患者肝移植后患者和移植物 5 年生存率为 83% ~ 92%，10 年生存率为 75%。自身抗体和免疫球蛋白一般在一年内恢复正常。在同种异体移植后，AIH 的复发率约为 42%。复发通常不严重且对皮质类固醇治疗反应良好，但是仍有出现肝硬化和移植物功能衰竭的可能。与其他病因引起的肝移植相比，AIH 患者的肝移植面临更大的急性和慢性排斥反应的风险。这些患者应注意将免疫抑制维持在较高的水平，特别是移植后早期，以防止排斥反应（Neuberger，2002）。

肝移植后新发 AIH

无论因何种肝病而进行的肝移植，患者移植后都有可能出现一种类似 AIH 的移植物功能障碍。该病无明确的危险因素，尽管有一些研究提出该病可能与自身抗体有关。这些自身抗体针对的并非受者体内的抗原，而是来自供者的抗原。大多数患者对加强免疫抑制剂和皮质类固醇治疗有反应，但移植物功能衰竭也可能发生（Czaja，2002）。

本章小结

综上所述，AIH 是一种以肝功能异常、血清球蛋白升高、循环非特异性自身抗体与门静脉和汇管区炎症为特征的进展性疾病。该病的病因尚不清楚，可能是遗传易感个体受到某些环境诱因的作用而导致的。该病的标准治疗是使用皮质类固醇药物或皮质类固醇药物联合硫唑嘌呤，多数患者反应良好，但往往需要长期维持治疗。急性发病、处于疾病晚期、进行性加重、难治性或难以耐受药物治疗的患者应考虑肝移植。

说明性案例研究

一位 26 岁的女性患者就诊时主诉 6 周前开始出现疲劳、嗜睡和轻度关节疼痛，体格检查提示肝大和轻度黄疸。血液筛查确认了存在肝功能异常，医生将其紧急转诊至当地的胃肠病专家。

患者在首次门诊就医时提及 2 年前有过类似的症状，因症状较轻没有就医。除此之外既往体健。患者近期没有使用过任何处方药、非处方药或中草药。患者母亲由于甲状腺功能减退而长期服用甲状腺素替代治疗，患者姐姐最近诊断患有乳糜泻。患者每周饮酒 10 单位，没有输血或文身史，从来没有使用过违禁药物。穿耳环时使用的设备都已消毒。体格检查只有轻度肝大和黄疸，没有活动性关节膜炎和慢性肝病的皮肤改变。

初步实验室检查显示（括号内为正常值）：胆红素 105μmol/L（< 17μmol/L，碱性磷酸酶 240IU/L（35～115IU/L），ALT 2570IU/L（3～30 IU/L），白蛋白 36g/L（36～54g/L），球蛋白 73g/L（25～35g/L），IgG 40.6g/L（7.00～18.60g/L），ANA 阳性（滴度 1∶640），抗 - SMA 阳性（滴度 1∶320），甲、乙、丙、戊肝炎阴性，肝脏超声检查正常。根据上述这些结果，医生为患者进行了肝活检。肝活检结果提示存在界面性肝炎和大量浆细胞浸润，其中一些波及到肝小叶中，门静脉周围中度纤维化。根据 IAHG 评分系统，患者的治疗前评分是 +19 分，符合确诊 AIH 标准。

治疗时泼尼松龙初始剂量为 40mg/d，后每 2 周减量 10mg，直至 20mg/d 的维持量。4 周后患者的胆红素水平下降至 35μmol/L，ALT 降至 157IU/L，IgG 降至 21g/L。此时加用硫唑嘌呤 50mg/d，泼尼松龙每周减少 5mg 直至达到维持剂量，即硫唑嘌呤 50mg/d，泼尼松龙 10mg/d。患者临床症状不断改善，胆红素、ALT、球蛋白和 IgG 水平恢复正常。巩固 6 个月后泼尼松龙逐步停药。

Sarah Hughes，Michael Heneghan　著

杨　帅　王伯莹　译

隋明巍　周　豪　金美善　隋东明　牛俊奇　校

参考文献

Alvarez F, Berg PA, Bianchi FB, Bianchi L, Burroughs AK, Cancado EL, Chapman RW, Cooksley WG, Czaja AJ, Desmet VJ, Donaldson PT, Eddleston AL, Fainboim L, et al. (1999) International Autoimmune Hepatitis Group report:

review of criteria for diagnosis of autoimmune hepatitis. *Journal of Hepatology* 31:929–938

Ben-Ari Z, Czaja AJ (2001) Autoimmune hepatitis and its variant syndromes. *Gut* 49:589–594

Czaja AJ (1998) Frequency and nature of the variant syndromes of autoimmune liver disease. *Hepatology* 28:360–365

Czaja AJ (2002) Autoimmune hepatitis after liver transplantation and other lessons of self-tolerance. *Liver Transplantation* 8(6):505–513

Czaja AJ, Carpenter HA (2001) Autoimmune hepatitis with incidental histological features of bile duct injury. *Hepatology* 34:659–665

Czaja AJ, Freese DK (2002) Diagnosis and treatment of autoimmune hepatitis. *Hepatology* 36(2):479–497

Czaja AJ, Homburger HA (2001) Autoantibodies in liver disease. *Gastroenterology* 120:239–249

Czaja AJ, Manns MP (1995) The validity and importance of subtypes of autoimmune hepatitis: a point of view. *American Journal of Gastroenterology* 90:1206–1211

Czaja AJ, Strettell MDJ, Thomson LJ, Santrach PJ, Breanndan Moore S, Donaldson PT, Williams R (1997) Associations between alleles of the major histocompatibility complex and type 1 autoimmune hepatitis. *Hepatology* 25(2):317–323

De Groote J, Fevery J, Lepoutre L (1978) Long-term follow-up of chronic active hepatitis of moderate severity. *Gut* 19:510–513

Devlin J, O'Grady J (1999) Indications for referral and assessment in adult liver transplantation. *Gut* 45(Suppl VI):VI1–VI22

Djilali-Saiah I, Renous R, Caillat-Zucman S, Debray D, Alvarez F (2004) Linkage disequilibrium between HLA class II region and autoimmune hepatitis in pediatric patients. *Journal of Hepatology* 40:904–909

Gregorio GV, Portmann B, Karani J, Harrison P, Donaldson PT, Vergani D, Mieli-Vergani G (2001) Autoimmune hepatitis/sclerosing cholangitis overlap syndrome in childhood: a 16-year prospective study. *Hepatology* 33:544–553

Heneghan MA, McFarlane IG (2002) Current and novel immunosupressive therapy for autoimmune hepatitis. *Hepatology* 35:7–13

Heneghan MA, Norris SM, O'Grady JG, Harrison PM, McFarlane IG (2001) Management and outcome of pregnancy in autoimmune hepatitis. *Gut* 48:97–102

Hennes EM, Zeniya M, Czaja AJ, Parés A, Dalekos GN, Krawitt EL, Bittencourt PL, et al. (2005) Simplified diagnostic criteria for autoimmune hepatitis. *Hepatology* 42:295A

Johnson PJ, McFarlane IG (1993) Meeting report: International Autoimmune Hepatitis Group. *Hepatology* 18:998–1005

Johnson PJ, McFarlane IG, Williams R (1995) Azathioprine for long-term maintenance of remission in autoimmune hepatitis. *New England Journal of Medi-*

cine **333**:958–963

Krawitt EL (2006) Autoimmune hepatitis. *New England Journal of Medicine* **354**:54–66

Lohse AW, zum Buschenfekle KH, Franz B, Kanzler S, Gerken G, Dienes HP (1999) Characterisation of the overlap syndrome of primary biliary cirrhosis (PBC) and autoimmune hepatitis: evidence for it being a hepatitic form of PBC in genetically susceptible individuals. *Hepatology* **29**:1078–1084

Neuberger J (2002) Transplantation for autoimmune hepatitis. *Seminars in Liver Disease* **22**:379–386

Park SZ, Nagorney DM, Czaja AJ (2000) Hepatocellular carcinoma in autoimmune hepatitis. *Digestive Diseases and Sciences* **45**(10):1944–1948

Poupon R, Chazouilleres O, Corpechot C, Chretien Y (2006) Development of autoimmune hepatitis in patients with typical primary biliary cirrhosis. *Hepatology* **44**:85–90

Reuben A (2003) A sheep in wolf's clothing. *Hepatology* **38**:1596–1601

Roberts SK, Therneau T, Czaja AJ (1996) Prognosis of histological cirrhosis in type 1 autoimmune hepatitis. *Gastroenterology* **110**:848–857

Woodward J, Neuberger J (2001) Autoimmune overlap syndromes. *Hepatology* **33**:994–1002

第 11 章

原发性胆汁性肝硬化和原发性
硬化性胆管炎

前言

本章将讨论两个影响胆道系统最终导致肝硬化的自身免疫性疾病。原发性胆汁性肝硬化（primary biliary cirrhosis，PBC）和原发性硬化性胆管炎（primary schlerosing cholangitis，PSC）虽然影响不同性别和年龄的人群，然而二者都有多种病因假说，而且伴有其他自身免疫性炎症疾病。本章就其病因和临床表现、诊断标准和疾病的症状及其治疗做一介绍。

原发性胆汁性肝硬化

原发性胆汁性肝硬化（PBC）是一种慢性进展性的自身免疫性疾病，以炎症和细小胆管破坏为特征，最终导致胆汁性肝硬化（Levy and Lindor，2003）。多达90%的 PBC 患者是 40 岁到 60 岁之间的女性，但个案研究也有与此不同的报告。本病流行情况是 100～200/1 000 000，该病在全球各民族均有发病（Poupon and Poupon，2006）。

PBC 不能治愈，因此治疗的目的是减缓病程进展和控制症状，如骨质疏松症、瘙痒和门静脉高压症，最终需要肝移植。

病理生理学

和大多数自身免疫性疾病一样，其病因仍然不明，但是有几种假说，包括遗传、免疫和环境。

　　本病可能有遗传因素起作用，研究结果表明，PBC 患者一级亲属的患病率为 4% ~ 6%（Levy and Lindor，2003）。但最可能的是免疫因素，PBC 的患者合并其他自身免疫性疾病如干燥综合征、雷诺综合征或自身免疫性甲状腺疾病高于正常人群的 3 ~ 15 倍（Talwalker and Lindor，2003）。

　　PBC 患者免疫功能紊乱，有多种细胞因子增加，胆道系统 T 细胞浸润，循环抗体和免疫球蛋白 M（IgM）增高。血清中有自身抗体出现，包括抗平滑肌抗体、抗甲状腺抗体、抗血小板抗体、抗乙酰胆碱抗体、抗淋巴毒抗体和抗核抗体（anti-nuclear antibodies，ANA）。后者被发现存在于半数的 PBC 病人中（Kaplan and Gershwin，2005）。

　　有人认为，96% 的 PBC 患者血清中存在抗线粒体抗体（anti-mitochondrial antibodies，AMA）。许多人把这点看做是 PBC 的特征或至少是 PBC 的前兆。在没有出现任何症状之前，AMA 就可以在血清中检出（Kaplan and Gershwin，2005）。AMA 存在于所有有核细胞内，但是其活性仅针对肝内胆管。由于 PBC 患者的胆管上皮不同于其他人，表现出对 AMA 的独特的免疫应答（Kaplan and Gershwin，2005）。

　　这种差异可能是由胆管细胞释放的丙酮酸脱氢酶 E2 类复合物（pyruvate dehydrogenase E2 complex，PDC-E2）引起的。AMA 针对 PDC-E2 产生特异性的免疫应答，包括 T 细胞和 B 细胞应答。肝内 T 细胞产生细胞因子增加，这可能是导致肝内胆管破坏的原因。早期 PBC 患者 T 细胞对 PDC-E2 免疫应答，表现出对此复合物的免疫耐受下降（O'Donohue and Williams，1996）。

　　细菌和病毒可能是一种触发因素。由大肠杆菌引起的尿路感染，PBC 的患者较无 PBC 的患者更多见，并且与血清中 AMA 的升高有关（Gershwin et al.，2005）。其他可能的病原体包括分枝杆菌和鼠伤寒沙门氏菌等（Sherlock and Dooley，2002），可能是这些细菌模拟 PDC-E2 引起免疫反应（Poupon and Poupon，2006）。

临床表现

　　早期阶段的 PBC 患者往往无症状，这个阶段可能持续 15 ~ 20 年（Mahl and O'Grady，2006）。本病通常检测到肝功能异常，如碱性磷酸酶升高，如表 11.1。然而，大多数无症状的病人最终将发展成 PBC 的症状。

　　临床检查结果和疾病分期并不相关，而且这些检查结果在无症状的患者中可能是正常的。最常见的症状包括瘙痒和疲劳，也不一定与实验室结果和组织学结果有关。黄疸可能永远不会出现，但大多数人会在瘙痒出现 6 个月到 2 年后发生黄疸，提示疾病已发展到晚期（Sherlock and Dooley，2002）。PBC 终末期患者可出现蜘蛛痣、腹水、水肿和进行性消瘦（Kaplan and Lee，2004）。

表 11.1　PBC 和 PSC 的实验室结果

生化指标	PBC	PSC
碱性磷酸酶	增高	增高
γ-球蛋白	增高	增高
转氨酶（AST 或 ALT）	正常或轻度增高	正常或轻度增高
胆红素	正常	增高
胆固醇	增高	正常
免疫球蛋白类		
IgM	中度增高	正常或轻度增高
IgG	正常或轻度增高	轻度或中度增高
IgA	正常或轻度增高	正常或轻度增高
INR	正常	正常
自身抗体（%滴度 >1∶40）		
ANA 或 SMA	30% ~40%	20%
AMA	90%	0

　　长期胆汁淤积导致胆固醇在皮肤下沉积，造成眼睑内眦的睑黄瘤（xanthelasma）和手掌、臀部的黄色瘤（xanthoma），这发生在 10% ~ 20% 的病人中（图 11.1，彩图 11）。但是黄色瘤的发展和血清胆固醇或甘油三酯浓度都没有关系，病情早期可以看到皮肤由于黑色素过度沉着而变成褐色（Kaplan and Lee，2004）。

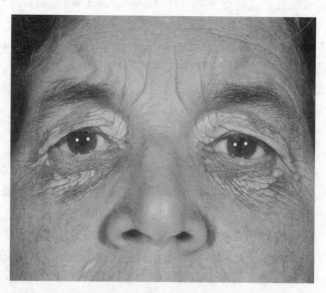

图 11.1　黄斑瘤和色素沉着的 PBC 患者。彩色图片请参阅彩图 11

诊断

实验室结果

PBC 患者常见的实验室结果如表 11.1，但是，这些指标在无症状和有症状的患者之间不同。如果血清中 AMA 的滴度 > 1∶40、无其他原因引起的肝内胆汁淤积和 IgM 增高就可以诊断为 PBC（Heathcote，2000）。肝合成功能通常是良好的，直到疾病晚期阶段血清白蛋白和凝血酶原时间通常也是正常的（Neuberger，2000）。

影像学

影像学在诊断 PBC 起到很小的作用（Neuberger，2000）。但腹部超声波扫描可能有助于排除胆管阻塞。内镜下逆行胰胆管造影术（Endoscopic retrograde cholangiopancreatography，ERCP）通常是没有必要的，但可能在 AMA 阴性的患者排除一些疾病如 PSC 等有意义。

组织学

对于诊断，肝活检并不是必要的，但是可用于疾病的分期。组织学病变分为四个期，具体如表 11.2，但各期之间相互重叠以及出现非均一改变很常见（Sherlock and Dooley，2002）。

表 11.2　PBC 和 PSC 的组织学分期

分期	PBC	PSC
1 期	胆管被覆上皮损伤，使胆管萎缩发炎。此期的炎症局限于汇管区	门管区水肿，单管增生性
2 期	正常的胆管一定数量的减少，炎症扩散到肝组织	门静脉周围纤维化，有或无炎症蔓延过界板
3 期	汇管区之间纤维组织形成	间质纤维化，桥接坏死或者均有
4 期	可见结节性肝硬化	可见胆汁性肝硬化

PBC 的并发症

疲劳

高达 85% 的 PBC 患者出现疲劳，对患者的生活质量有很大的影响（Neuberger，2000）。虽然我们对疲劳的病因知之甚少，但认为是促肾上腺皮质激素释放减少，改变了5-羟色胺神经递质冲动的传递和细胞因子的表达（Jorgenson，2006）。疲劳可以不用治疗，但必须排除任何其他原因，例如甲状腺功能减退症、抑郁症、睡眠习惯改变、运动、咖啡因和酒精的摄入（Swain，1999）。

瘙痒

瘙痒是一种常见的症状，65％的PBC患者会发生。大多数患者瘙痒是轻度的，但严重瘙痒占大约5％~10％（Poupon and Poupon，2006）。瘙痒的发病机制还不清楚，但发现患者体内胆汁酸增高和内源性阿片类物质堆积，这可能是引起瘙痒的一个因素（Swain，2000）。当胆汁淤积时，体内阿片受体也上调，因此增加了阿片效应。大部分治疗是降低胆汁酸或逆转阿片的影响。

瘙痒开始时通常出现在脚和手掌，许多因素可使瘙痒加剧。因此，健康教育发挥了重要作用。升温会加剧瘙痒，患者应采取温水或凉水浴，同时避免辛辣的食物。因为瘙痒往往与皮肤干燥有关，医护人员应做详细检查，以评估病人的皮肤水化和干燥状态。使用润肤剂保持皮肤湿润是必要的。有几种产品可供选择，通常每日使用两次亲水软膏BP即可（Twycross et al.，2003）。患者应尽量避免任何肥皂和具有香味的产品，这些产品使皮肤干燥。患者也应尽量避免在干燥的环境中，在房间使用加湿器是有益的（Bosonnet，2003）。同时应避免局部刺激如羊毛或化纤面料，并鼓励患者穿宽松衣服，尤其是在瘙痒会加剧的夜晚。

反复搔抓可导致皮肤损害，因此指甲应尽可能短，以减少伤害。在皮肤上做圆周样拍打可以缓解瘙痒而不会引起皮肤损害。

瘙痒症的治疗要点列于表11.3，考来烯胺（Questran®）或考来替泊（Colestipol，又叫降脂树脂Ⅱ号、降胆宁）是治疗瘙痒的主要药物，对90％的轻、中度瘙痒患者的治疗是成功的。根据胆汁淤积的严重程度，使用考来烯胺减轻瘙痒可能需要1~4天的时间（Kaplan and Lee，2004）。副作用包括排便习惯改变和腹胀，考来替泊比考来烯胺副作用少。利福平是治疗的二线药物，但该药具有肝毒性。抗组胺药对瘙痒的影响不大，并且可使患者嗜睡。

有研究认为其他的治疗如白蛋白透析和血浆置换也是有益的，但有必要做进一步的研究以证明它的功效。

表 11.3　瘙痒的药物治疗

药物	作用方法	剂量和治疗	其他信息
考来烯胺	合成树脂不能在胃肠道吸收，在肠道内与胆汁酸结合以不溶性复合物形式存在	推荐剂量为 4～16mg/d，用于治疗和 PBC 相关的瘙痒	合用其他口服药物时，应在其之前 1 小时或之后 4～6 小时服用，以免吸收障碍
降脂树脂Ⅱ号	胆汁酸树脂	5mg 口服	
利福平	和胆汁酸竞争肝摄取率	150mg　2 次/日	副作用包括肝损害和肝毒性
纳洛酮	阿片拮抗剂		未用于治疗瘙痒
nalmephene			
naltraxate			

代谢性骨病

骨质疏松常出现在 PBC 诊断之前。其发生的病理生理学还不清楚，但它可能是成骨细胞活性下降和破骨细胞活性增加所致，这一点在 PBC 患者中已经发现（Neuberger，2000）。骨质疏松症的标准治疗是补充钙和维生素 D（Levy and Lindor，2003）。应鼓励患者戒烟以减少发生骨质疏松症的风险。膳食管理起到了重要作用，这一点在第 14 章进一步讨论。

脂溶性维生素缺乏

胆汁淤积可导致脂溶性维生素吸收障碍（A、D、E 和 K），但这通常发生在晚期或严重 PBC 患者中（Sherlock and Dooley，2002）。因此，应该监测患者的维生素水平并对维生素水平低的患者进行治疗。有关脂溶性维生素缺乏的饮食建议将在第 14 章进一步讨论。

脂肪瘤

脂肪瘤的治疗通常是低脂饮食和补充中链甘油三酯（medium chain triglycerides，MCT）来维持合理的热量摄入（Kaplan and Lee，2004）。

治疗

目前用于 PBC 治疗的主要药物是熊去氧胆酸（ursodeoxycholic acid,

UDCA)。UDCA 是体内的一种亲水性胆汁酸，有多种作用机制，其中包括
(Sherlock and Dooley，2000)：

- 促进有毒胆汁酸的排泄
- 增加肝内阴离子交换
- 降低 HLA-1 类抗原在胆管的表达，从而减轻 T 细胞毒性攻击胆管
- 抑制一氧化氮合酶的生成

应用熊去氧胆酸治疗后，肝脏生化、IgM 水平、疲劳、皮肤瘙痒都有改
善。但是目前没有充足的证据表明熊去氧胆酸能延长生存时间或减少肝移植的
可能 (Palmer，2004；Mahl and O' Grady，2006)。

治疗早期 PBC 患者，应用熊去氧胆酸，13 ~ 15mg/(kg·d)，晚餐后服。
如果用考来烯胺治疗瘙痒，应该在口服 UDCA 前几个小时服用 (Heathcote，
2000)。对熊去氧胆酸单一疗法没有应答的患者使用其他药物治疗的系统评价
如表 11.4 所示。

预后

PBC 患者的预后对于确定最佳肝移植时间很重要。血清胆红素 >100μmol/L
(6g/dl) 的患者生存时间不到 2 年 (Sherlock and Dooley，2002)。其他预后相
关考虑因素包括考虑中晚期肝病、门静脉高压、严重瘙痒症或骨质疏松症或者
肝癌等并发症。

表 11.4　PBC 其他药物治疗的系统评价

药物名称	推荐方案	评价系统结果	评价者
青霉胺	减少肝脏铜和起免疫调节作用	不良事件增加，不能提高生存时间	Gong et al.（2004）
秋水仙素	免疫调节和抗纤维化作用	对结果、死亡率、生化、或组织学没有效果	Gong and Gluud（2004）
糖皮质激素	免疫调节	改善肝炎症和组织学，骨密度降低	Prince et al.（2005）
甲氨蝶呤	免疫调节	死亡率增加	Gong and Gluud（2004）

有几种预测模式可以应用。Mayo 模式的考虑因素如年龄、总胆红素、白
蛋白、PT 及有无水肿和腹水 (Poupon and Poupon，2006)。该模型可以预测预
期寿命并且不依赖于肝活检。

肝移植

PBC 患者肝移植后 1 年生存率约为 85% ~ 90%，5 年生存率约 75%（Poupon and Poupon，2006）。有证据表明肝移植后 PBC 可在供体肝脏上复发。PBC 复发率大约为 14%，但是疾病进展通常非常缓慢。往往是完全无症状的，只有在肝活检时发现（Jacob et al.，2006）。

原发性硬化性胆管炎

原发性硬化性胆管炎（PSC）是一种病因不明的慢性胆汁淤积症，以整个胆道系统的弥漫性的炎症和纤维化为特征。这种病变可侵犯肝内外胆道系统导致胆汁性肝硬化，门脉高压和肝功能衰竭（Narayanan Menon and Wiesner，2006）。PSC 还不能治愈，治疗主要是对症，肝损害不断进展的患者需要肝移植。

病理生理学

尽管我们对 PSC 有了进一步的了解，但是这种疾病的病理生理学仍然不明，有越来越多的迹象表明是免疫机制参与。其他假说认为是遗传因素和病毒或细菌感染。

PSC 和大肠炎症性肠病关系十分密切，包括溃疡性结肠炎，其次是克罗恩病。80% 的 PSC 患者有炎症性肠病（inflammatory bowel disease，IBD），高达 7.5% 溃疡性结肠炎患者有 PBC（Narayanan Menon and Wiesner，2006）。但是，PSC 可能存在于没有任何 IBD 征象的情况。

关于 PSC 发病机理的最被接受的理论是该病是由免疫介导的胆管损伤（Narayanan Menon and Wiesner，2006）。文献报告支持这种来自免疫异常的理论包括核周型抗中性粒细胞胞浆抗体（perinuclear anti-neutrophilic cytoplasmic antibodies，pANCA）和抗中性粒细胞胞浆抗体（anti-neutrophil cytoplasmic antibodies，ANCA）滴度增加，这些在 PSC 患者中存在并且肝移植后持续存在（Sherlock and Dooley，2002）。

PSC 的发病有很强的遗传易感性。家庭聚集现象和相关的特定的人类白细胞抗原（human leucocyte antigen，HLA）的单倍型（HLA-B8，HLA-DR2，HLA-DR3，HLA-DR6）都已有文献报道（Narayanan Menon and Wiesner，

2006）。但是没有证据说明 PSC 是一种单基因遗传疾病（Sherlock and Dooley，2002）。细菌和病毒感染可能与发病有关，但没有足够的证据支持这一理论。

临床表现

70% PSC 患者是男性，好发于 40 岁，患病率是 8.5/100 000（Wiesner，2004）。

患者可无症状，但是常规肝功能检查时出现异常。ALP 和 GGT 升高的患者常见胆汁淤积影像（表 11.1），通常出现在疾病的早期阶段。无症状的 ALP 升高和有溃疡性结肠炎病史者应高度怀疑为 PSC。

但是，大多数患者就诊时处于症状期，典型表现包括瘙痒、疲劳、腹痛、间歇性黄疸，而且 75% 的患者体重减轻（Narayanan Menon and Wiesner，2006）。其他症状和体征还包括细菌性胆管炎和与门静脉高压相关体征（食管静脉曲张、脾大、腹水）。

诊断

影像学

超声波扫描在排除非胆汁淤积性疾病时可发挥重要的作用。经皮肝穿刺胆道造影（percutaneous transhepatic cholangiogram，PTC）或内镜下逆行胰胆管造影术（endoscopic retrograde cholangiopancreatograph，ERCP）被认为是诊断 PSC 的金标准（Wilkinson，1992）。该疾病的特点是整个胆管扩张和狭窄，呈串珠样改变（DeSouza，1997）。但是，目前认为磁共振胆道成像用于 PSC 的诊断可避免侵入性的胆管造影（Angulo and Lindor，1999）。

组织学

即使胆道造影确诊 PBC，肝活检对疾病的分期也是必要的（Angulo and Lindor，1999）。根据疾病的严重程度，本病的组织学分期可分为四期如表 11.2。

PSC 的并发症

一些与胆汁淤积有关的并发症在 PBC 和 PSC 中都存在。但也有一些并发症是 PSC 所特有。

胆管狭窄

高达15% ～20% 的 PSC 患者发展为明显的肝外胆管狭窄，30% 的可能会形成肝内胆管结石或色素性泥沙样结石 （Levy and Lindor，2003）。对存在胆管狭窄的患者，可通过 ERCP 扩张胆管或植入支架，以改善患者生活质量 （Narayanan Menon and Wiesner，2006）。但是，尽管预防性应用抗生素，这种治疗过程仍能诱发细菌性胆管炎，而且一些研究认为抗生素的效果有限 （Pohl et al. ，2006）。如果肝内胆管有很多小的狭窄，那么扩张未必有效。

胆道重建也是狭窄患者的一种选择。无肝硬化患者胆道重建后的生存率明显高于支架置入术的患者。但是如果存在肝硬化，支架置入术和胆道重建都证明是失败的。因此，如果患者发生肝硬化建议肝移植 （Ahrendt et al. ，1998）。

胆管炎

细菌性胆管炎在没有胆道梗阻时是罕见的。推测感染由肠道逆行而来，胆道狭窄导致小肠上段肠道微生物过度生长 （Sherlock and Dooley，2002）。症状和体征通常包括胆道梗阻 （黄疸、尿色深、粪便颜色变浅）、疼痛和发烧。治疗的主要目的是减轻疼痛，并可在血液培养后应用广谱抗生素。ERCP 和胆管扩张或支架置入术也可以考虑。相关的死亡率为5% ～10% 。

胆管癌

PSC 的患者胆管癌的发病率比正常人口高，据报道为10% ～20% （图11.2）。其相关原因不清楚，但已经发现与吸烟、年龄较大、长期持续的 IBD 有关 （Angulo and Lindor，1999）。一旦确诊为胆管癌，2 年生存率少于10% （Narayanan Menon and Wiesner，2006）。胆管癌的患者禁忌肝移植，因为这种癌症在植入的器官的复发率高 （Mahl and O'Grady，2006）。PSC 患者和正常人群相比患胰腺癌的风险增加了14 倍，患结肠癌的风险增加了10 倍 （Levy and Lindor，2003）。

预后生存模式

诊断后平均生存时间是10 ～12 年。生存期的预测根据临床、生化以及组织学特征，而这些对治疗性干预和肝移植时机的评估是有用的 （Narayanan Menon and Wiesner，2006）。已经提出了几种模式，包括根据患者胆红素、年龄、病理分期、血红蛋白和存在的炎症性肠病建立的梅奥模式，并且，此种模式在疾病早期是有用的 （Sherlock and Dooley，2002）。Child-Pugh 或 MELD 评分也经常被使用。

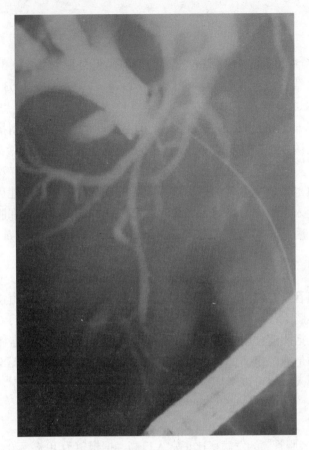

图 11.2　肝外胆管癌的 ERCP 表现

治疗

几种药物的临床试验结果表明，一些药物，包括免疫抑制剂（环孢素，硫唑嘌呤，甲氨蝶呤，和他克莫司）、类固醇和抗纤维化治疗（秋水仙碱），对延缓疾病进展没有明显作用（Narayanan Menon and Wiesner, 2006）。

PBC 患者使用熊去氧胆酸的成功，促使我们在 PSC 患者也应试用熊去氧胆酸，并且对其有效性和安全性进行检测（Levy and Lindor, 2003）。药物用量通常为 15～20mg/kg，已经发现该药可使肝脏生化学指标得到一些改善，但不能缩短从诊断到肝移植的时间。

凡是没有诊断为溃疡性结肠炎的所有患者均应做乙状结肠镜检查和直肠活检。PSC 和溃疡性结肠炎患者由于炎症性肠病和肠癌，经常实施直肠结肠切除术（Narayanan Menon and Wiesner, 2006）。

这种疾病可以对症治疗，但目前没有用于减缓疾病的进展的治疗方法。肝移植的指征是终末期肝脏疾病如肝性脑病、食管静脉曲张、复发性细菌性胆管炎或存在顽固性腹水（Lee and Kaplan，1995）。据报道肝移植后 1 年生存率 90% ~97%，5 年生存率 85% ~88%（Narayanan Menon and Wiesner，2006）。

移植供体肝 PSC 的复发率为 8% ~ 15%，偶尔会引起移植体功能障碍（Mahl and O'Grady，2006）。复发多见于男性，且与移植前或移植后有无完整结肠有关。而移植前或移植时做过结肠切除术的患者不太可能发生复发，这些患者需要进行移植的年龄要比未接受结肠切除手术的患者更大（Vera et al.，2002）。不过应当注意的是从组织学上鉴别 PSC 和排斥反应是很困难的（Sherlock and Dooley，2002）。

本章小结

本章讨论了两种引起部分或整个胆管系统损害的自身免疫性疾病的疾病发展过程。这两种疾病以特异性自身抗体和免疫球蛋白水平升高为特征。由此产生的肝损害导致病人衰弱，如嗜睡、皮肤瘙痒，以及慢性肝病晚期出现的皮肤红斑。医护专业人员应了解这些疾病的病理生理并教育病人及其亲属对有关症状的处理。尽管药物治疗有了进步，但是许多患者仍需要肝移植。

说明性案例研究

一位 37 岁的男性白人患者，排便习惯改变 2 个月，腹泻每天 6 ~ 8 次，有时出现明显的便中带血。腹部检查柔软，无压痛，直肠指诊正常。他做了结肠镜检查、血液全血细胞计数和生化检查。

6 周后，病人出现每天 10 次的腹泻，体重减轻了 3 公斤。结肠镜检查显示红色结肠溃烂区，并做了活检。实验室检查显示，肝功能异常 ALP：262IU/L 和 GGT：86IU/L，其他结果在正常范围。

活检结果显示溃疡性结肠炎，给予泼尼松龙治疗。超声波检查提示胆管扩张，CT 可以明确诊断。

根据病人的年龄、性别、肠道炎性疾病（IBD）、胆汁淤积和胆管扩张，怀疑 PSC，并做了 ERCP 检查，并通过多处的肝内和肝外胆管狭窄确诊了 PSC。

患者开始用熊去氧胆酸 15mg/kg。随后的肝活检发现病情进展到第 2 阶段。12 个月后患者出现间歇性黄疸，ERCP 提示胆管明显狭窄，给予胆管扩张和支架植入术治疗。组织学显示病情已进展到第 3 阶段，病人出现瘙痒和疲劳，联合应用考来烯胺治疗。

Danielle Fullwood 著

杨　帅　王伯莹　译

张茜茜　周　豪　杭　蕾　金美善　牛俊奇　校

参考文献

Ahrendt SA, Pitt HA, Kalloo AN, Venbrux AC, Klein AS, Herlong HF, Coleman J, Lillemoe KD, Cameron JL (1998) Primary sclerosing cholangitis: resect, dilate or transplant? *Annals of Surgery* **227**(3):412–423

Angulo P, Lindor KD (1999) Primary sclerosing cholangitis. *Hepatology* **30**(1): 325–332

Bosonnet L (2003) Pruritus: scratching the surface. *European Journal of Cancer Care* **12**:162–165

DeSouza P (1997) Primary sclerosing cholangitis: a case study. *Gastroenterology Nurse* **20**(6):219–220

Gershwin ME, Selmi C, Worman HJ, Gold EB, Watnik M, Utts J, Lindor KD, Kaplan MM, Vierling JM, USA PBC Epidemiology Group (2005) Risk factors and comorbidities in primary biliary cirrhosis: a controlled interview-based study of 1032 patients. *Hepatology* **42**(5):1194–1202

Gluud C, Christensen E (2002) Ursodeoxycholic acid for primary biliary cirrhosis. *Cochrane Database of Systematic Reviews*, Issue 1. Art. No.: CD000551. DOI: 10.1002/14651858.CD000551

Gong Y, Frederiksen SL, Gluud C (2004) D-penicillamine for primary biliary cirrhosis. *Cochrane Database of Systematic Reviews*, Issue 4. Art. No.: CD004789. DOI: 10.1002/14651858.CD004789.pub2

Gong Y, Gluud C (2004) Colchicine for primary biliary cirrhosis. *Cochrane Database of Systematic Reviews*, Issue 2. Art. No.: CD004481. DOI: 10.1002/14651858.CD004481.pub2

Gong Y, Gluud C (2005) Methotrexate for primary biliary cirrhosis. *Cochrane Database of Systematic Reviews*, Issue 3. Art. No.: CD004385. DOI: 10.1002/14651858.CD004385.pub2

Heathcote J (2000) Management of primary biliary cirrhosis. *Hepatology* **131**(4): 1005–1013

Jacob DA, Neumann UP, Bahra M, Klupp J, Puhl G, Neuhaus R, Langrehr JM (2006) Long-term follow-up after recurrence of primary biliary cirrhosis after liver transplantation in 100 patients. *Clinical Transplantation* **20**:211–220

Jorgenson R (2006) A phenomenological study of fatigue in patients with primary biliary cirrhosis. *Issues and Innovations in Nursing Practice* **55**(6): 689–697

Kaplan MM, Gershwin ME (2005) Primary biliary cirrhosis. *New England Journal of Medicine* **353**(12):1261–1273

Kaplan MM, Lee YM (2004) Primary biliary cirrhosis. In: Freidman LS and Keeffe EB (eds) *Handbook of Liver Disease*, 2nd edn. Churchill Livingstone, Philadelphia

Lee YM , Kaplan MM (1995) Primary sclerosing cholangitis. *New England Journal of Medicine* **332**(14):924–933

Levy C, Lindor KD (2003) Current management of primary biliary cirrhosis and primary sclerosing cholangitis. *Journal of Hepatology* **38**:S24–S37

Lindor KD (1997) Ursodiol for primary sclerosing cholangitis. *New England Journal of Medicine* **336**(10):691–695

Mahl T, O'Grady JG (2006) *Fast Facts: Liver Disorders*. Health Press, Oxford

Narayanan Menon KV, Wiesner RH (2006) Primary sclerosing cholangitis. In: Bacon BR, O'Grady JG, Di Bisceglie AM, Lake JR (eds) *Comprehensive Clinical Hepatology*, 2nd edn. Mosby Elsevier, Philadelphia, pp. 289–308

Neuberger J (2000) Primary biliary cirrhosis. In: O'Grady JG, Lake JR, Howdle PD (eds) *Comprehensive Clinical Hepatology*. Mosby Elsevier, London, pp. 17.1–17.14

O'Donohue J, Williams R (1996) Primary biliary cirrhosis. *Quarterly Journal of Medicine* **89**:5–13

Palmer M (2004) *Hepatitis and Liver Disease*. Avery, New York

Pohl J, Ring A, Stremmel W , Stiehl A (2006) The role of dominant stenosis in bacterial infections of bile ducts in primary sclerosing cholangitis. *European Journal of Gastroenterology and Hepatology* **18**(1):69–74

Poupon R, Poupon RE (2006) Primary biliary cirrhosis. In: Bacon BR, O'Grady JG, Di Bisceglie AM, Lake JR (eds) *Comprehensive Clinical Hepatology*, 2nd edn. Mosby Elsevier, Philadelphia, pp. 277–288

Prince M, Christensen E, Gluud C (2005) Glucocorticosteroids for primary biliary cirrhosis. *Cochrane Database of Systematic Reviews*, Issue 2. Art. No.: CD003778. DOI: 10.1002/14651858.CD003778.pub2

Sherlock S, Dooley J (2002) *Diseases of the Liver and Biliary System*, 11th edn. Blackwell Publishing, Oxford

Swain MG (1999) Pruritus and lethargy in the primary biliary cirrhosis patient. In: Neuberger J (ed) *Primary Biliary Cirrhosis*. West End Studios, Eastbourne

Talwalker JA, Lindor KD (2003) Primary biliary cirrhosis. *The Lancet* **362**:53–61

Twycross R, Greaves MW, Handwerker H, Jones EA, Libretto SE, Szepietowski JC, Zylicz Z (2003) Itch: scratching more than the surface. *Quarterly Journal of Medicine* **96**:7–26

Vera A, Moledina S, Gunson B, Hubscher S, Mirza D, Olliff S, Neuberger J (2002) Risk factors for recurrence of primary sclerosing cholangitis of liver allograft. *The Lancet* **360**:1943–1944

Wiesner RH (2004) Primary sclerosing cholangitis. In: Friedman LS, Keefe EB (eds) *Handbook of Liver Disease*, 2nd edn. Churchill Livingstone, Philadelphia

Wilkinson MM (1992) Primary sclerosing cholangitis: what are the nursing implications? *Gastroenterology Nursing* 14:215–218

第 12 章

代谢性肝脏疾病

前言

在人体的代谢途径中,酶的缺乏会导致一些肝脏疾病的发生。大部分疾病发生于儿童期,随着医学治疗的发展,包括移植术,儿童可存活到成年。医护人员可能会遇到很多患有代谢性疾病的儿科患者,如糖原累积病或里格勒-纳贾尔征。本章重点介绍最常见于成年人的代谢性肝病,包括威尔逊病、血色病、α_1-抗胰蛋白酶缺乏、囊性肝纤维化病和卟啉症的临床表现诊断和治疗。

威尔逊病

威尔逊病(Wilson's disease,WD)是一种罕见但可治疗的疾病,发病率约为 1∶30000(Schilsky,1996)。从童年到成年后期均可发病,症状多样,包括急性和慢性肝病和精神症状。1912 年金尼尔·威尔逊首先描述了该病,通过尸检发现豆状核进行性变性,同时伴随肝硬化。威尔逊病归因于编码铜转运多肽 ATP 酶(ATPase copper transporting beta polypeptide,ATP7B)基因的突变,该基因位于第 13 对染色体上,主要在肝脏中表达(Das and Ray,2006)。目前已证实有 300 多个突变,在欧洲中部、东部和北部最常见的变异位点是H1069Q(Ferenci,2006)。没有单一变异株,基因检测不能作为首发病例的诊断工具。作为一种常染色体隐性遗传病,兄弟姐妹患病几率为 25%。因此,ATP7B 基因突变的分析对于确证病例和家庭成员筛查是很重要的(Brewer and Askari,2005)。

人体需要每天通过饮食摄入 1～2mg 的铜。铜主要在十二指肠内通过与肠上皮细胞内金属硫蛋白结合被吸收。含铜分子与氨基酸、多肽和白蛋白结合后转运到肝脏。肝细胞中铜参与酶促反应的过程，多余的铜经肝脏由胆汁排出。参与新陈代谢的铜大约有 50% 存储在肌肉和骨骼中，15% 在肝脏，其余部分在大脑、心脏和肾脏。肝脏是铜动态平衡的枢纽，肝细胞主要是通过胆汁排泄，或生成铜蓝蛋白来调节铜含量。铜蓝蛋白是在肝细胞内合成的糖蛋白。铜结合成铜蓝蛋白，从肾脏排泄。胆道系统的排铜依赖于谷胱甘肽和 ATP7B 蛋白。胆汁内的结合铜不能在肠道内被再吸收，因此可确保经粪便排泄（Steinberg and Sternlieb，1996；Loudianos and Gitlin，2000）。

在威尔逊病中铜积累引起发病的确切的机制还不明确，但主要的假说是：

● 肝脏内铜蓝蛋白合成减少。作为单一病因，这不能解释铜的积累，因为 5%～25% 的威尔逊病的患者铜蓝蛋白含量正常。此外，血浆铜蓝蛋白病的患者先天缺乏铜蓝蛋白，体内也没有多余的铜。

● 阻止铜由肝细胞内向溶酶体的转移。这个可能涉及铜结合蛋白、金属在胞内运输所需的酶缺乏或变性。

● ATP7B 基因突变导致胆汁排泄减少。

临床表现

威尔逊病最常见的症状是肝病和（或）神经症状，但这些症状都不典型和不具有诊断意义。威尔逊病的临床表现见表 12.1。

表 12.1　威尔逊病的临床表现

肝脏
转氨酶升高
慢性肝炎
肝硬化
急性肝衰竭
神经系统
震颤
舞蹈症
帕金森或局部帕金森
手足徐动症
构音困难
假性延髓性麻痹

  肌张力强直性增高

  癫痫

  偏头痛

  失眠

眼部

  角膜色素环

  白内障

精神

  沮丧，消沉

  精神紧张

  性格改变

  精神障碍

血液系统

  急性非免疫溶血性贫血

  鼻出血

骨骼

  软骨钙化

  骨关节炎

  代谢性骨病

  青少年多发性关节炎

  经常性骨折或脱位

肾脏

  肾小管性酸中毒

  高钙尿症

  镜下血尿和/或最低蛋白尿

心血管系统

  心律失常

  风湿热样表现

皮肤

  色素沉着

妇科

  闭经

急性威尔逊病

约5%的威尔逊病患者发生急性或暴发性肝功能衰竭，6%～12%急性肝衰竭的患者是成人。患病女性有上升优势（3:1），原因不明。最开始是典型的肝衰竭症状：凝血障碍和肝性脑病（见第13章）。通常没有神经系统症状，也可没有角膜色素环（K-F环），因此，通常不可能快速诊断。往往移植或死亡后才能作出诊断。在此急性期大量铜从坏死肝细胞释放，导致严重的Combs阴性溶血性贫血。肝组织学显示大量的坏死组织（Das and Ray，2006；Ala et al.，2007）。

慢性威尔逊病

慢性威尔逊病通常表现为慢性肝炎或肝硬化。症状不特异：肝脾肿大、腹水和黄疸。确诊时年纪愈轻的患者肝脏疾病越严重。疾病的进展取决于治疗的效果，当疾病发展到终末期时，所有的并发症都会出现，如门静脉高压症、食管静脉曲张等。研究发现，威尔逊病的成年患者尤其男性肝癌的发生风险增加（Gollan and Zakko，2004；Brewer and Askari，2005；Ala et al.，2007）。

威尔逊病的神经精神症状

约有40%～50%的威尔逊病的患者有神经精神症状，这些症状通常发生在十岁和二十岁之间，但也可以存在于更年轻的患者，甚至在72岁的患者也有报道。在那些有神经精神症状的患者中，有50%的患者先出现行为问题，后出现精神症状。神经异常可分为：类似帕金森症的震颤性麻痹症状，假性硬化症为主的震颤，共济失调和僵直综合征（Ala et al.，2007）。然而，还有多种神经精神方面的表现（表12.1），这给诊断带来了很大的困难。核磁是很有价值的诊断工具。典型的损害部位在壳核、苍白球、尾状核、丘脑、中脑、脑桥和小脑。核磁中也可见到皮层萎缩和白质的变化。

诊断

对威尔逊病的诊断是根据多种临床症状和异常的实验室检查，单一的检测结果均不能用于确诊威尔逊病（Ferenci，2004）。威尔逊病的实验室检查诊断要点见表12.2。

表 12.2　威尔逊病的实验室诊断

实验室检查	诊断范围	注意鉴别的疾病
血清铜蓝蛋白	<0.2g/L	降低见于蛋白质丢失性肠病，肾病综合征，恶性营养不良时
24 小时尿铜排泄	>1μmol/24h	尿铜水平升高可见于自身免疫性肝炎，硬化性胆管炎，慢性活动性肝炎和肾病综合征
肝铜	>250μg/g 干重	急性胆汁淤积，阿拉吉耶（Allagille）综合征和硬化性胆管炎
角膜色素环	存在	见于长期胆汁淤积，原发性胆汁性肝硬化的患者

铜蓝蛋白

铜蓝蛋白是一种急性期反应蛋白，因此，其他炎症因素也会使其水平升高（Scheinberg and Sternlieb，1996）。

尿铜

威尔逊病患者尿铜排泄是不一致的，从尿铜正常的无症状患者，到尿铜含量 >157μmol/24h 的有症状的急性肝衰竭的患者变化很大（Gollan and Zakko，2004）。青霉胺能促进尿铜排泄，因此，可使用青霉胺试验诊断（da Costa et al.，1992）。在收集 24 小时尿液前给予 D-青霉胺 0.5g。然而 Gollan and Zakko（2004）认为，这并不能明确的区别于威尔逊病和其他肝病。

肝活检

正常的肝中肝铜含量 <50μg/g 干重。肝铜含量 >250μg/g 干重，并伴随有低铜蓝蛋白时常常预示是威尔逊病。然而，肝铜值升高也可出现在其他肝病中（表 12.2）。因为没有哪项检查是特异的，Ferenci 等（2003）提出一个流程来协助威尔逊病的诊断（图 12.1），随后评分方法被应用到临床（表 12.3）。≥4 分，可诊断为威尔逊病，2~3 分须做进一步检查方可确诊，0~1 分可以排除威尔逊病（Ferenci，2004）。

角膜色素环

角膜色素（Kayser-Fleisher，K-F）环是位于角膜上的绿棕色环，存在于 90% 有症状的威尔逊病患者中（图 12.2，彩图 12）。是由铜颗粒沉积在角膜上而形成。肉眼或检眼镜偶尔可以看到角膜色素环，通常需要裂隙灯检查（Ferenci，2003）。

表 12.3 威尔逊病诊断评分体系（ULN：正常上限）

参数	评分
症状	
角膜色素环（裂隙灯检查）	
存在	2
缺如	0
典型的神经症状或脑部核磁共振成像	
存在	2
缺如	0
Combs 阴性溶血性贫血 + 高血清铜	
存在	2
缺如	0
实验室检查	
非急性肝炎期的尿铜排泄	
正常	0
$1 \sim 2 \times ULN$	1
$> 2 \times ULN$	2
正常，但使用大剂量青霉胺后 $> 5 \times ULN$	2
肝铜	
正常	0
升高达到 $5 \times ULN$	1
$> 5 \times ULN$	2
血清铜蓝蛋白	
正常	0
$0.1 \sim 0.2 g/L$	1
$< 0.1 g/L$	2
突变分析	
导致疾病的两个染色体突变	4
导致疾病的一个染色体突变	1
没有突变	0

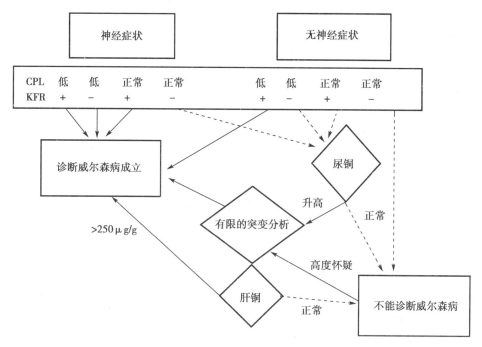

图 12.1 威尔逊病诊断流程（CPL：铜蓝蛋白；KFR：角膜色素环）

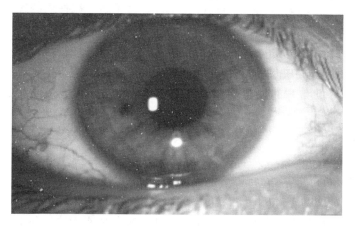

图 12.2 威尔逊病患者的角膜色素环。彩色图片请参阅彩图 12

家庭筛查

威尔逊病是一种遗传性疾病，一旦有先证病例被确诊，有 1/4 的兄弟姐妹可能患病（Ferenci，2004）因此要对整个家庭进行筛选评估。筛查包括临床检查、肝功能检查、铜蓝蛋白和 24 小时尿铜测定。如果威尔逊病存在于无症状的兄弟姐妹中，则终生都需要进行祛铜的螯合治疗（见下文）。

治疗

饮食

低铜饮食通常没有必要，然而，应告知患者避免进食铜含量高的食物，包括坚果、巧克力、蘑菇、贝类、肝和肾。患者的饮用水来源也需要进行检查，如果通过铜质管道供应，可以增加铜的摄入量（Roberts and Schilsky，2003）。

药物治疗

威尔逊病患者终身需要药物治疗，治疗目的是保持低铜的肝脏，即促进循环排泄多余的铜。目前威尔逊病所用药物列于表 12.4。美国肝病研究协会（American Association for the Study of Liver Disease，AASLD）关于威尔逊病治疗指南确立了所有有症状患者的初步治疗应包括螯合剂、青霉胺和曲恩汀。在英国只允许使用青霉胺，如患者对青霉胺产生毒性反应，方可使用曲恩汀。

青霉胺降低铜与蛋白的结合，而增加尿铜排泄。排泄可高达 1000 ~ 3000μg/d。但是，青霉胺有很多的副作用（表 12.4），大约 20% 的患者会发生这些副作用（Sherlock and Dooley，2002）。为了防止副作用的发生，可先使用低剂量青霉胺，逐渐增加剂量，直至患者耐受一个完整的剂量。如果患者无法耐受青霉胺，可以改用曲恩汀，它也有相同的祛铜作用。青霉胺和曲恩汀有潜在致畸的危险。在早期的出版物中，Walshe（1986）报导 7 名患有威尔逊病的妇女中，11 次妊娠时均接受曲恩汀治疗。中断治疗可能是致命的，因此螯合治疗需要贯穿整个怀孕过程始终。

其他正在使用的药物有醋酸锌或硫酸锌和硫化铵（tetrathiomolybdate，TTM）。这两种药物阻止肠道吸收铜。硫化铵目前在英国未被批准使用。提倡用锌治疗通过家庭筛查发现的有前驱症状者。锌也可以和青霉胺联合使用，因为它们祛铜的途径不同。锌、铜的化学性质类似，因此不能将其和青霉胺同时口服，否则将同样被螯合掉。未来的治疗包括减少肝脏内氧化损伤的抗氧化剂（维生素 E 和 N-乙酰半胱氨酸）和基因治疗（Ryder and Beckingham，2001；Brewer，2005）。

肝移植

肝移植是爆发型威尔逊病的首选治疗方法，包括药物治疗无效或形成失代偿肝硬化的患者。肝移植的存活率高达 87%，但通常不能逆转所有的精神神经症状（Roberts and Schilsky，2003）。

表 12.4　威尔逊病的药物治疗

药物	作用	剂量	副作用
青霉胺	螯合剂，促进铜排泄	初始治疗：1.5~2g，进食前分次服用，服用 1 年维持剂量 0.75~1g/d	恶心，食欲减退，皮肤反应，白细胞减少，血小板减少症，再生障碍性贫血，蛋白尿
曲恩汀	螯合剂，促进铜排泄	1.2~2.4g/d，分 2~4 次服用	恶心，皮疹，很少贫血
锌	降低胃肠道吸收铜	维持剂量：50mg/8h	胃肠道反应，较少铁粒幼细胞性贫血和白细胞减少症
四硫代钼酸铵	降低胃肠道对铜的吸收	40mg 口服（餐中和餐后分次服用）	贫血，骨髓抑制

血色病

血色病是由遗传基因引起的铁负荷紊乱，从而不能阻止不必要的膳食铁进入循环池的一种遗传代谢性疾病，以累积的实质铁超负荷造成潜在多器官损伤和其他疾病为特点（Pietrangelo，2006）。虽然血色病分为 5 种类型（表 12.5），但 90% 的患者是 1 型 HFE 的血色病，即本章的重点。

表 12.5　血色病的分类

类型	突变
1.	HEF 基因
2. 青少年（A 型和 B 型）	HIJV 基因或 HAMP 基因
3.	转铁蛋白受体 2（TfR2）基因
4.	转铁蛋白基因突变
5.	铜蓝蛋白、转铁蛋白或二价铁转运体 1（divalent metal tansporter 1，DMT1）基因突变，此为罕见的形式

通常只有 10% 的膳食铁在肠道吸收，这是机体调节铁代谢的机制。铁储存在肝脏，是红细胞生成所需要的物质。如果机体排泄铁受阻，唯一的方法是

放血。这也许可以解释为什么妇女往往比男性寿命长，这就是因为月经和生育的保护作用。铁代谢相关基因的缺陷（表 12.5）使铁的吸收增加。过量的铁会储存在肝细胞外，还可以在心脏和内分泌腺体内积累。症状进展的时间取决于基因变异特点。*HFE* 和 *TfR2* 突变发生的比较温和，通常在中年。然而，患者经常以更严重的突变形式（铁调素调节蛋白基因（hemojuvelin，HJV）和肝脏抗菌多肽（hepcidin antimicrobial peptide，HAMP））存在，通常在 30 岁之前发作并死亡（McFarlane et al.，2000；Mahl and O'Grady，2006）。

临床表现

与威尔逊病相同，血色病没有任何特异症状，当临床遇到肝硬化、青铜皮肤、糖尿病、关节炎和心脏病的中年男性患者时应怀疑本病（Pietrangelo，2006）。血色病最常见的症状有疲劳、乏力、关节痛、肝大，因此最初可能不会怀疑为该病，直到有显著的不可逆转的器官损害。肝脏是主要受损器官。铁在其他器官的堆积会导致其他一系列症状，如糖尿病、心脏衰竭、关节炎、甲状腺功能减退和色素沉着增加（青铜皮肤）。

诊断

标准肝功能检验在血色病初步诊断中用途有限，因为这些指标只是轻度升高，不能显示出潜在的状况（McFarlane et al.，2000）。如果血色病在肝功能试验中未发现异常升高，将会与肝硬化的进展有关系。Brissot 和 de Bels（2006）提出血色病诊断四个阶段：

1. 最早的生化指标，转铁蛋白饱和度值［血清总铁结合力（total iron binding capacity，TBC）÷血清铁 × 100%］，若 > 80% 高度怀疑是血色病。

2. 进行基因检测，典型 *C282Y* 突变。

3. 铁含量超过所需血浆铁蛋白水平。轻度 < 500μg/L，中度 500 ~ 1000μg/L，重度 > 1000μg/L（此时将伴随着严重的临床并发症）。

4. 表现分级

● 0 级：没有生化改变或临床症状

● 1 级：转铁蛋白增加，铁蛋白正常，没有任何临床症状

● 2 级：转铁蛋白增加，铁蛋白增加，没有任何临床症状

● 3 级：转铁蛋白增加，铁蛋白增加，出现临床症状

● 4 级：转铁蛋白增加，铁蛋白增加，临床症状明显，造成器官损害，即肝硬化

治疗

减少全身铁的含量是治疗血色病的最佳的方法，主要的手段是通过放血疗法减少铁的积聚。这种治疗应该在患者处于疾病 2 级时开始使用，治疗有效的指标是铁蛋白水平低于 50mg/L。一个单位的血（约 400 ~ 500mL）清除 250mg铁。患者体内铁的储存量也许是这个数值的 200 倍（Sherlock and Dooley，2002）。因此，每周一次或两次静脉放血一个单位是有必要的，以达到预期的血清铁蛋白水平，及血清转铁蛋白饱和度 < 30%（EASL，2000）。由于在铁蛋白水平的波动，因此建议抽取 10 ~ 12ml 的静脉血进行化验检查。每次放血前要检查血色素水平，以达到不低于先前水平的 20% 的目标（Tavill，2001）。这可能需要 2 ~ 3 年才能充分的减少储存铁，以使铁蛋白水平 < 50mg/L（Pietrangelo，2004）。一旦积累的铁被放掉，维持放血将取决于个人情况，可由每月 1次至每年 3 ~ 4 次不等，以防止铁剂再次蓄积（Tavill and Kowdley，2004）。使用去铁胺螯合，仅用于禁忌放血的情况，即贫血。

放血治疗可以减轻患者症状，如身体不适、疲劳、皮肤症状色素沉着和腹部疼痛，改善肝功能指标。肝硬化、糖尿病、性腺机能减退和关节炎不能逆转，但其进展可能会延缓。除此之外，纤维化和胰岛素需求也有所改善（Pietrangelo，2004）。对待有糖尿病的血色病患者时，在患者接受放血法时，要考虑到血糖水平是重要的。这需要仔细监测并调整胰岛素或口服降糖药方案（Clayton and Holt，2006）。在这个治疗阶段，内分泌专科医师或糖尿病专科护士提供的咨询和有效的管理对患者是有帮助的。

肝硬化血色病患者，肝癌的危险增加了 200 倍。因此，患者每 6 ~ 12 个月行超声检查及甲胎蛋白（alpha-fetoprotein，AFP）测定是十分重要的。除铁之后，肝癌仍可发生（更多信息见第 17 章）。

饮食治疗

需要指导患者避免进食含铁量高的食物，如：红色肉类、强化谷物等，因此饮食选择是非常重要的。患者还需要避免进食高剂量的抗坏血酸、柠檬酸和维生素 C，因为抗坏血酸能增加铁的吸收。另外也不建议进食含铁的膳食营养品（Tavill and Kowdley，2004）。有数据表明，酒精可以加速疾病的进展，增加铁的吸收，因此建议患者减少饮酒量。

肝移植

由血色病进展而来的末期肝病，肝移植后 1 年生存率为 50% ~ 60%，比其他类型要低（Tavill and Kowdley，2004）。随着时间的推移，移植后的个体仍有铁再次蓄积的风险（Bacon，2006）。心脏病或感染相关的并发症发病率也较高，特别是移植前未确诊或治疗的患者（Tavill，2001）。

筛查

筛查推荐两个目标人群：患者原因不明的肝脏疾病或糖尿病伴有肝大；患者无症状，但其一级亲属患血色病，且伴有原因不明的肝功异常（Tavill，2001）。有人主张，患者的所有一级亲属都应进行筛查（Bacon，2006）。

α_1-抗胰蛋白酶缺乏症

α_1-抗胰蛋白酶缺乏症（alpha-1 antitrypsin deficiency，A1ATD）是一种常见的常染色体显性遗传疾病，主要发生在高加索人。它导致肺部疾病和在较小程度上肝病，是最常见儿科代谢异常疾病，需要肝移植治疗（Abusriwil and Stockley，2006；Bonkovsky and Reichheld，2006）。该病的患病率及发病率存在地域差异，欧洲北部为1∶1700，美国为1∶1800～2000（Quist et al.，2000）。

α_1-抗胰蛋白酶（alpha-1 antitrypsin，AAT）是一种丝氨酸蛋白酶抑制剂，主要由肝脏实质细胞分泌，其次是巨噬细胞。它存在于眼泪、十二指肠液、唾液、鼻腔分泌物、脑脊液、肺分泌物和乳汁中（Morrison and Kowdley，2000）。AAT通过灭活一系列蛋白酶以保护组织，包括胰蛋白酶、中性粒细胞弹性蛋白酶、胶原酶和糜蛋白酶。慢性肝病的发病机制与 α_1-抗胰蛋白酶缺陷（A1ATD）的关系尚有争议，其中包括几个假说：①血清 α_1-抗胰蛋白酶降低导致的蛋白水解失衡；②继发的异常免疫反应；③肝细胞内蛋白质过多蓄积直接引起肝细胞损伤（Quist et al.，2000）。肺损伤的发生原因是缺少了中性粒细胞弹性蛋白酶对ATT的保护，从而导致受损的弹性组织退化和肺气肿的最终发生（Abusriwil and Stockley，2006）。ATT的编码基因位于染色体14q3上，超过90%的基因（等位基因）变异可以通过研究ATT血清学电泳图被识别。根据等位基因在等电点聚集凝胶中的迁移速度，等位基因（表型鉴定：Pi）按字母顺序被命名。因此，字母A是代表快速移动，而字母Z，则表示缓慢移动（Abusriwil and Stockley，2006；Bonkovsky and Reichheld，2006），M是最常见的等位基因，占高加索人中发现等位基因的95%，而S和Z是最常见的突变基因（Bonkovsky and Reichheld，2006）。肝病主要与表型的PiZZ相关，如果父母双方都是Z突变，在其纯合子后代中，继承这种疾病的风险是1∶4。PiZZ表型与大约15%～30%肝脏疾病的进展有关，并影响到儿童和成人（Quist et al. , 2000）。α_1-抗胰蛋白酶缺陷（A1ATD）在肝脏方面的症状，在儿童为凝血障碍、长期黄疸和新生儿肝炎综合征；在成人表现为慢性肝炎、肝硬化和肝癌（Mahl and O'Grady，2006）。

诊断

α_1-抗胰蛋白酶缺陷的鉴别诊断包括新生儿黄疸、幼儿发育不良或喂养不当和各种其他的不明原因无症状性肝大、转氨酶升高、慢性肝炎、肝硬化、门静脉高压症或不明病因的原发性肝癌（Rosen and Schwartz，2004）。该病可通过以下几点确诊：
- 通过等电点聚焦或免疫固定电泳测定血清 α_1 表型（Pi 分型）
- 血清 AAT 浓度低于正常低值的 25%（正常范围是 800mg/L）
- 肝组织活检

需要注意的是，当患者处于急性炎症状态时作为急性期反应物，ATT 会出现假性升高（Bonkovsky and Reichheld，2006）。

治疗

在未出现慢性肝病的情况下，α_1-抗胰蛋白酶缺乏症患者的护理管理主要是支持和鼓励患者：避免吸烟，避免被动吸烟和吸入污染空气，保持适当的营养摄入，口服补充脂溶性维生素和避免饮酒（Quist et al. , 2000）。另外，α_1-抗胰蛋白酶缺乏症的患者及其亲属应做遗传咨询和表型鉴定，以确定高危人群。其他对肺部疾病和肝脏疾病的试验性治疗包括注射或吸入纯化的血清 α_1-抗胰蛋白酶和基因疗法（Bonkovsky and Reichheld，2006）。

肝移植

虽然病情发展相对缓慢，但目前还是主张针对进行性肝功能衰竭和门静脉高压症患者行肝移植。移植后 1 年生存率是 80%，5 年为 70%。重要的是，移植后的肝脏合成正常的蛋白质，因此，肝移植后将不再发生 α_1-抗胰蛋白酶缺乏症（Bonkovsky and Reichheld，2006）。

肝囊性纤维化

肝囊性纤维化（cystic fibrosis，CF）是一种上皮细胞离子转运异常的常染色体隐性遗传疾病。占高加索人的新生婴儿比率大约是 1∶2000，囊性纤维化的携带者估计是 5%（Sherlock and Dooley, 2002；Rosen and Schwartz, 2004）。虽然囊性纤维化常见于肺部、胰腺和汗腺功能不全，但有超过 1/3 的患者出现不同程度的肝脏异常，这也是该病的第二大死亡病因（Bonkovsky and Reichheld, 2006）。此外，对肝囊性纤维化的治疗虽使患者的平均寿命超过 30 岁，但 CF 相关性肝病的流行率仍处于上升趋势（McFarlane et al., 2000）。调控囊性纤维化的基因位于 7 号染色体上，编码囊性纤维化跨膜调节因子（cystic fibrosis transmembrane regulator, CFTR）。囊性纤维化基因已有超过 200 个基因突变被报道。囊性纤维化跨膜调节因子缺失导致氯离子通道通透性下降，以致无法保存足够的组织内液，从而导致形成厚重的黏稠分泌物及胆汁合成和流通异常（Rosen and Schwartz, 2004；Bonkovsky and Reichheld, 2006；Colombo et al., 2006）。肝内胆管收集浓缩的胆汁后出现阻塞，导致汇管区纤维化和肝硬化。为什么只有 1/3 的囊性纤维化患者出现肝病的原因尚不明确，营养、抗氧化剂和依从性差可能是诱发因素。

临床表现

患者经常在查体时被发现有肝脾肿大，同时伴有或不伴有生化检查的异常。通常肝功能检查无异常，但患者可以呈现胆汁淤积特征（转肽酶和碱性磷酸酶升高）。新生儿胆汁淤积症或终末期胆汁性肝硬化的患者可出现黄疸。该病最常见的症状是门脉高压和食管静脉曲张。如果患者为终末期肝病，还将出现严重的营养不良、骨营养不良和肺功能下降。

诊断

肝囊性纤维化的患者临床症状不明显，所以经常会漏诊。类似慢性肝病患者，诊断依靠临床查体、常规肝功能检查、肝活检和超声检查（Colombo et al., 2006）。

治疗

肝囊性纤维化的患者护理是基于治疗肝硬化的合并症，如门静脉高压和食管病变。由于存在能量消耗增加、厌食、脂肪吸收不良（胆汁及肠腺功能不全）及营养代谢异常，囊性纤维化患者进展至营养不良的风险比其他肝病患者要高。因此，咨询营养师并注意监测营养状况是十分必要的（Colombo et al.，2006）。目前提议用胆汁酸替代疗法（熊去氧胆酸）作为肝囊性纤维化患者的支持性治疗，因为它能减少胆管增生、炎症和纤维化，改善患者必需脂肪酸缺乏症和肝脏生化的不足。该药对肝病自然史的影响尚不明确（Paumgartner and Beuers，2002）。

肝移植

如果患者仅轻度肺功能障碍，肝移植是治疗终末期肝囊性纤维化患者的最佳选择。1 年存活率约为 80%。移植不仅可以改善肝功能，还可以改善肺功能及营养状况（Colombo et al.，2006）。

卟啉症

当人们提到卟啉症，便会想到"疯子国王乔治"，然而它是一种伴有光过敏、肝脏疾病以及精神症状的功能失调。卟啉症是合成血红素生物途径的酶缺乏活性所造成的一种疾病（图 12.3）。该病大部分会遗传，但不是所有的基因

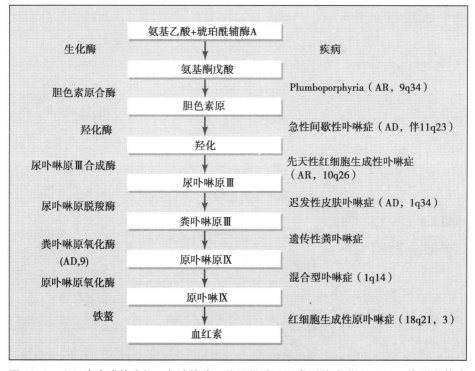

图 12.3　血红素合成的途径，各地的地理差异导致不同类型的卟啉症（AR：常染色体隐性遗传，AD：常染色体显性遗传）

携带者都发展为临床疾病（McFarlane et al.，2000）。它有超过 400 个不同的基因突变，因此基因检测对首发病例的临床诊断意义不大，但对家系检查却是重要的。卟啉病共有 7 种，被划分为红细胞生成性、急性肝性和慢性肝性三类（表 12.6）（Sassa，2006）。

表 12.6 卟啉症的类型（ALA：δ- 氨基酮戊酸，PBG：胆色素原；GI：胃肠道）

类型	主要临床特征	诊断
红细胞生成性		
先天性红细胞生成性卟啉症（CEP）	严重的皮肤损伤	正常 ALA 和 PBG
	溶血性贫血	↑卟啉尿和粪便
		↓红细胞原卟啉
红细胞生成性原卟啉（EPP）	急性光敏性轻度贫血	↑红细胞原卟啉
急性肝性		
急性肝性 ALA 脱水卟啉症（ADP）	腹痛	↑尿 ALA 和粪卟啉Ⅲ
		正常粪卟啉
急性间歇性卟啉症（AIP）	腹痛	↑ALA 和 PBG
	运动神经病	↑尿卟啉
	胃肠道干扰	
	神经精神功能	
遗传性粪卟啉原（HCP）	神经精神功能	↑ALA 和 PBG
	水疱性皮肤损伤	↑尿和粪便粪卟啉Ⅲ
混合型卟啉症（VP）	神经精神功能	等离子的荧光特征
	水疱性皮肤损伤	↑粪卟啉
慢性肝性		
迟发性皮肤卟啉症（PCT）	标志性皮肤损伤	正常 ALA 和 PBG
		↑尿和粪卟啉，特别是羧基卟啉
肝红细胞生成性卟啉病（HEP）	起疱皮肤损伤，多毛症，红色尿	

临床表现

　　红细胞生成性卟啉症是最严重的，多发生于儿童。急性肝卟啉症患者临床表现与之类似，鉴别诊断依赖于诊断实验。急性肝性卟啉症中最常见的症状包括腹痛、呕吐、便秘、肌无力、精神症状、疼痛（四肢、头部、颈部和胸部）、高血压、心动过速、抽搐、感觉丧失、发热、呼吸麻痹和腹泻等。急性间歇性卟啉症（acute intermittent porphyria，AIP）的患者可有葡萄酒红色血尿，这是由于卟啉原（胆色素原（porphobilinogen，PBG）的氧化产物）的存在。慢性肝性卟啉病患者有显著的皮肤光过敏性，暴露于阳光的皮肤会出现疱疹、多毛症和色素沉着过多（Peters and Sarkany，2005；Sassa，2006）。

诊断

　　诊断卟啉症主要基于卟啉前体 δ-氨基酮戊酸（ALA）和（或）胆色素原的存在（表 12.6）。

治疗

　　治疗的主要方法是避免诱因，包括多种药物、热量摄入减少、吸烟、感染、手术、精神压力等。对光过敏的患者，阳光也是一种诱因。急性肝性卟啉症患者在急性发作时，必需静脉注射葡萄糖（约 400g/d）。静脉内的血红素，如精氨酸血红素（Orphan-Europe 公司），可以削弱 ALA 和 PBG 在尿中的排泄。迟发性皮肤卟啉症（porphyria cutanea tarda，PCT）和肝红细胞生成性卟啉症（hepato-erythropoietic porphyria，HEP），都要经过反复放血才能使血清铁蛋白水平趋于正常。如果这种方法无效，可使用氯喹治疗。氯喹被认为是促进尿排泄的卟啉螯合剂（Thadani et al.，2000；Soonawalla et al.，2004；Sassa，2006）。

本章小结

　　本章简要介绍了可以导致复杂并发症和肝病表现的一些较为常见的代谢性疾病的病理生理改变、临床表现和疾病管理措施。然而，是分子生物学技术的进步使我们确定了基因缺陷会导致一些病情的发生，从而使我们更多地了解到疾病的进展。处理方法不同，归因于疾病发病机理，并以治疗或减缓疾病进展为目标。肝硬化和终末期肝病有可能潜在的使代谢性疾病复杂化。

说明性案例研究

一名21岁女性，发热、腹泻、尿色加深，伴有黄疸。既往无类似疾病或相关家族病史。实验室检查提示溶血和血细胞减少，血红蛋白8.5g/L，红细胞2.32×10^{12}/L，血小板71×10^9/L，凝血时间0.16s，血清胆红素284μmol/L，谷草转氨酶73IU/L，谷丙转氨酶31IU/L，谷胺酰转肽酶61IU/L，碱性磷酸酶55IU/L。腹部超声波扫描显示胆道正常，肝体积缩小，呈结节样改变，提示肝硬化，脾脏肿大，无腹水或局灶性病变。

胃镜检查显示Ⅱ度食管静脉曲张。自体抗体和病毒血清学阴性，但血清铁蛋白升高（638g/L），血清铜蓝蛋白下降（0.17g/L）。进一步检查显示血清铜含量为17.2μmol/L、尿铜为13.2μmol/24h。裂隙灯检查发现K-F环阳性，因此可以诊断为威尔逊病。对该患者采用院外D-青霉胺治疗，1.2g/d，每8周做详细评估一次。

然而6周后患者再次出现下腹部疼痛，肝功能迅速恶化，进展为肝性脑病（Ⅲ/Ⅳ期）、凝血障碍（INR 3.7）、肾衰竭（血清肌酐395μmol/L）和反复发作的低血糖。其他实验室检查显示血小板35×10^9/L，血清胆红素700μmol/L，谷草转氨酶45IU/L，谷丙转氨酶13IU/L，碱性磷酸酶25IU/L和白蛋白22g/L。进一步腹部彩超显示侧支循环开放和轻度腹水。予以气管插管后将其转移到肝脏移植中心。根据预后不良的标准，该患者被排到紧急肝移植的名单中，并于48小时后接受了原位肝移植手术。患者术后恢复良好，肾功能亦自行恢复。

该病例说明了螯合疗法的重要性。该患者病情发生恶化可能是由依从性差所致。

Rachel Taylor，Teresa Corbani　著

李艳博　王伯莹　译

周　豪　华　瑞　金美善　隋东明　牛俊奇　校

参考文献

Abusriwil H, Stockley RA (2006) Alpha-1-antirypsin replacement therapy: current status. *Current Opinion in Pulmonary Medicine* 12(2):125–131

Ala A, Walker AP, Ashkan K, Dooley JS, Schilsky AL (2007) Wilson's disease. *The Lancet* 369:397–408

Bacon BR (2006) Hereditary hemochromatosis. In: Bacon B, O'Grady J, Di Bisceglie A, Lake J (eds) *Comprehensive Clinical Hepatology*, 2nd edn. Mosby Elsevier, Philadelphia

Bonkovsky HL, Reichheld JH (2006) The porphyrias, α1-antirypsin deficiency, cystic fibrosis and other metabolic diseases of the liver. In: Bacon B, O'Grady J, Di Bisceglie A, Lake J (eds) *Comprehensive Clinical Hepatology*, 2nd edn. Mosby Elsevier, Philadelphia

Brewer GJ (2005) Neurologically presenting Wilson's disease: epidemiology, pathophysiology and treatment. *CNS Drugs* 19:185–192

Brewer GJ, Askari FK (2005) Wilson's disease: clinical management and therapy. *Journal of Hepatology* 42(Suppl):13–21

Brissot P, de Bels F (2006) Current approaches to the management of haemochromatosis. *Hematology* 36–41

Clayton M, Holt P (2006) Hereditary haemochromatosis and diabetes – implications for practice. *Gastrointestinal Nursing* 4(8):22–26

Colombo C, Russo M, Zazzeron L, Romano G (2006) Liver disease in cystic fibrosis. *Journal of Pediatric Gastroenterology and Nutrition* 43:S49–S55

da Costa M, Baldwin D, Portmann B, Lolin Y, Moat AP, Mieli-Vergani G (1992) Value of urinary copper excretion after penicillamine challenge in the diagnosis of Wilson's disease. *Hepatology* 15:609–615

Das SK, Ray K (2006) Wilson's disease: an update. *Nature: Clinical Practice Neurology* 2(9):482–493

European Association of the Study of the Liver (2000) EASL International consensus conference on haemochromatosis: Part II expert document. *Journal of Hepatology* 33:487–496

Ferenci P (2004) Review article: diagnosis and current therapy of Wilson's disease. *Alimentary Pharmacology & Therapeutics* 19(2):157–165

Ferenci P (2006) Wilson disease. In: Bacon B, O'Grady J, Di Bisceglie A, Lake J (eds) *Comprehensive Clinical Hepatology*, 2nd edn. Mosby Elsevier, Philadelphia

Ferenci P, Cac K, Loudianis G, Mieli-Vergani G, Tanner S, Sternlieb I, Schilsky M, Cox D, Berr F (2003) Diagnosis and phenotypic classification of Wilson disease. *Liver International* 23:139–142

Gollan J, Zakko WF (2004) Wilson Disease and related disorders of copper. In: Friedman LS, Keeffe E (eds) *Handbook of Liver Disease*, 2nd edn. Elsevier, Philadelphia

Loudianos G, Gitlin JD (2000) Wilson's disease. *Seminars in Liver Disease* 20:353–364

Mahl T, O'Grady J (2006) *Fast Facts: Liver Disorders.* Health Press, Oxford

McFarlane I, Bomford A, Sherwood R (2000) *Liver Disease and Laboratory Medicine.* ACB Venture Publications, London

Morrison ED, Kowdley KV (2000) Genetic liver disease in adults. *Postgraduate Medicine* 107(2):147–159

Paumgartner G, Beuers U (2002) Ursodeoxycholic acid in cholestatic liver disease: mechanisms of action and therapeutic use revisited. *Hepatology* 36:525–531

Peters TJ, Sarkany R (2005) Porphyria for the general physician. *Clinical Medicine* 5:275–281

Pietrangelo A (2004) Hereditary haemochromatosis: a new look at an old disease. *New England Journal of Medicine* 350(23):2383–2397

Pietrangelo A (2006) Hereditary haemochromatosis. *Annual Review of Nutrition* 26:251–71

Quist RG, Baker AJ, Dhawan A, Bass NM (2000) *Metabolic Liver Disease in Comprehensive Clinical Hepatology.* Mosby Press, London

Roberts WA, Schilsky ML (2003) A practice guideline on Wilson disease, AASLD Practice Guideline. *Hepatology* 37(6):1475–1492

Rosen HR, Schwartz J (2004) Alpha-1 antitrypsin deficiency and other metabolic liver diseases. In: Friedman LS, Keeffe E (eds) *Handbook of Liver Disease*, 2nd edn. Elsevier, Philadelphia

Ryder SD, Beckingham IJ (2001) ABC of diseases of liver, pancreas, and biliary system: Other causes of parenchymal liver disease. *British Medical Journal* 322:290–292

Sassa S (2006) Modern diagnosis and management of porphyrias. *British Journal of Haematology* 135:281–292

Scheinberg IH, Sternlieb I (1996) Wilson disease and idiopathic toxicosis. *American Journal of Clinical Nutrition* 63:842s–845s

Schilsky ML (1996) Wilson disease: genetic basis of copper toxicity and natural history. *Seminars in Liver Disease* 16:83–95

Sherlock S, Dooley J (2002) *Disease of the Liver and Biliary System*, 11th edn. Blackwell Publishing, Oxford

Soonawalla ZF, Orug T, Badminton MN, Elder GH, Rhodes JM Bramhall SR, Elias E (2004) Liver transplantation as a cure for acute intermittent porphyries. *The Lancet* 363:705–706

Tavill AS (2001) Diagnosis and management of haemochromatosis. AASLD Practice Guidelines. *Hepatology* 33(5):1321–1328

Tavill AS, Kowdley KV (2004) Hemochromatosis. In: Friedman LS, Keeffe E (eds) *Handbook of Liver Disease*, 2nd edn. Elsevier, Philadelphia

Thadani H, Deacon A, Peters T (2000) Diagnosis and management of porphyria. *British Medical Journal* 320:1647–1651

Walshe JM (1986) The management of pregnancy in Wilson's disease treated with trientine. *Quarterly Journal of Medicine* 58:81–87

第 13 章

急性肝衰竭

前言

急性肝衰竭（actue liver failure，ALF）或暴发性肝衰竭（fulminant hepatic failure，FHF）是指既往没有肝脏疾病的病史而表现出严重肝损伤、黄疸和肝性脑病（Benhamou，1991）。很多原因可以引起 ALF，尽管临床重症监护的管理有所改进，但其发病率和死亡率仍然很高。对于那些不可能自发恢复的患者来说，原位肝移植仍然是唯一有效的治疗（Shakil et al.，2000；Gill and Sterling，2001）。ALF 会导致多器官功能衰竭，所有患者在一定程度上都有肝性脑病，疾病进展可发展为脑水肿及颅内高压（Sargent and Fullwood，2006），从而使治疗难度加大。因此为了确保肝移植成功，对这些患者进行恰当的护理和医疗管理是非常必要的。

定义

ALF 的定义为突发性的肝功能急剧减退导致肝性脑病和多器官的功能不全（Bernal and Wendon，2000）。然而定义不能反映其临床特征和预后的差异，所以根据出现黄疸到发生肝性脑病的时间进一步分类（表 13.1）。

超急性肝衰竭，黄疸出现 7 天内发生肝性脑病。尽管这组患者脑水肿的发生率较高，但仅通过支持治疗生存率可能就很高。另一方面，如果急性肝衰竭患者没有进行肝移植预后会很差。黄疸出现 8 ~ 28 天之间发生肝性脑病，这组患者脑水肿的发生率也很高。亚急性肝衰竭，黄疸出现到发生肝性脑病大约要经历 5～12 周，尽管这组患者发生脑水肿的可能性非常低但死亡率仍很高（O'Grady et al. , 1993；O'Grady, 2006）。

表 13.1　急性肝功能衰竭的分类

定义	黄疸到肝性脑病的时间	脑水肿	预后（生存率）
超急性	<7 天	普遍>70%	一般（36%）
急性	8～28 天	普遍>55%	差（7%）
亚急性	5～12 周	<15%	差（14%）

病因

　　急性肝衰竭的病因在世界各地有很大差异。在发展中国家和发达国家存在区别（图 13.1，彩图 13）。在发展中国家，最常见的病因是病毒感染（甲、乙和戊型病毒性肝炎）引起的急性肝衰竭；而在美国和西欧最常见的病因是药物引起的肝毒性损伤，特别是对乙酰氨基酚（扑热息痛）引起急性肝衰竭（Bernal and Wendon, 2000）。血清学阴性的非 A～E 型肝炎为病毒引起的急性肝衰竭，在英国这样的病例占 56%（O'Grady, 2006）。其他引起急性肝衰竭的罕见病毒包括巨细胞病毒（cytomeggalovirus, CMV）、EB 病毒（Epstein- Barr virus, EBV）、疱疹病毒、水痘带状疱疹病毒、腺病毒和副粘病毒感染（Gill and Sterling, 2001）。

　　特异性的药物反应会引起严重的肝脏损害，如果不进行肝移植就会引起急性或亚急性的肝衰竭，并且预后较差（Gill and Sterling, 2001）。某些草药制剂和其他营养物质也发现能够引起肝损伤（Polson and Lee, 2005）。此外，兴奋剂、摇头丸也与急性肝衰竭的发生有关，可由于直接的肝脏的毒性，也可由于高温和横纹肌溶解所致（Bernal and Wendon, 2000）。

　　蘑菇中毒，通常是鹅膏蕈，最常发现在美国的西海岸、中欧和南非。其他的肝毒性物质包括黄磷、四氯化碳、黄曲霉素和一些草药。急性妊娠脂肪肝、HELLP 综合征（haemolysis, elevated liver enzymes, low platelet, 溶血性贫血、肝功异常、血小板降低）、自身免疫性肝炎、威尔逊病和布-加综合征都可引起急性肝功能衰竭（Gill and Sterling, 2001；Polson and Lee, 2005；O'Grady, 2006）。

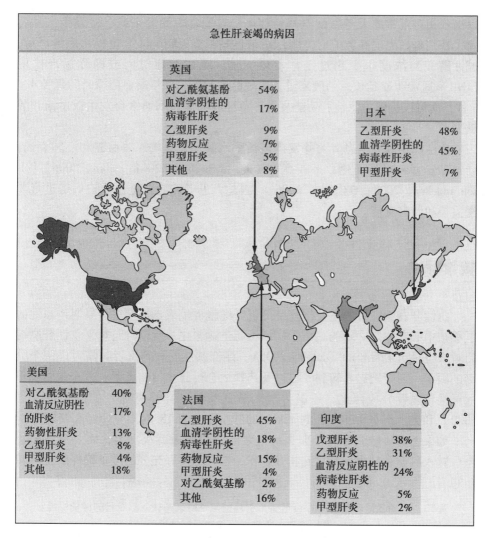

图 13.1　世界范围内急性肝衰竭的病因。彩色图片请参阅彩图 13

临床表现

　　急性肝衰竭最常见的临床表现为生化异常、黄疸、凝血障碍和肝性脑病。急性肝衰竭的病理表现为肝细胞坏死，有或者没有正常的肝细胞结构。大多数患者都存在黄疸，但一些超急性肝衰竭的病例，如对乙酰氨基酚引起的肝中毒，临床上可以看到在黄疸出现之前就发展为肝性脑病。大多数不存在肝功能衰竭的其他症状。肝细胞坏死会使天冬氨酸氨基转移酶（AST）升高，但也可以出现相对正常的天冬氨酸氨基转移酶，这通常表明肝细胞已经发生大片坏死，特别是当出现高黄疸时。胆红素浓度持续 > 300μmol/L 也提示病情严重。碱性磷酸酶浓度很少超过正常上限三倍。凝血酶原时间或国际标准比值（INR）通常明显延长。一般来讲，出现肝性脑病，如果凝血酶原时间延长 4 ~ 6 秒，就可以诊断为急性肝功能衰竭。急性肝功能衰竭通常会发生低血糖和酸碱失衡。

急性肝功能衰竭患者的并发症包括脑水肿、肾衰竭、败血症和心肺衰竭，导致多器官衰竭从而死亡率较高（Gill and Sterling，2001；Jalan，2005；Polson and Lee，2005；O'Grady，2006）。因此，患者需要在重症监护病房进行严密监控和器官支持。

转诊标准

急性肝衰竭患者的主要治疗是促进肝细胞再生或支持疗法。早期请当地的肝移植中心会诊是必要的。由于病情可能迅速恶化，所以时间对于急性肝衰竭患者来说是至关重要的（Jalan，2005）。评价急性肝衰竭患者时需考虑两个关键的因素：需要把患者转到专科以及选择适合行肝移植的患者。皇家医学院参照标准将患者分成两组，一组为对乙酰氨基酚（扑热息痛）的肝中毒（表13.2）和另一组患者非对乙酰氨基酚的肝中毒（表 13.3）（O'Grady，2006）。

如果患者要转到专科，那么科室之间密切沟通就很重要，需要重症监护室、转入科室和转出科室之间相互合作，各方都要好充分的准备确保安全地转运患者。

表 13.2　对乙酰氨基酚（扑热息痛）引起的急性肝衰竭转入到专科的评估标准。满足任何一项指标都应该及时转诊

第 2 天	第 3 天	第 4 天
动脉 pH < 7.30	动脉 pH < 7.30	INR > 6 或 PT > 100 秒
INR > 3.0 或 PT > 50 秒	INR > 4.5 或 PT > 75 秒	逐步提高 PT 到任何水平
少尿	少尿	少尿
肌酐 > 200μmol/L （1.5mg/dl）	肌酐 > 200μmol/L （1.5mg/dl）	肌酐 > 300μmol/L （2.3mg/dl）
低血糖	肝性脑病 严重的血小板减少	肝性脑病 严重的血小板减少

表 13.3　转诊到专科的非对乙酰氨基酚引起的急性肝功能衰竭评估标准
（O'Grady, 2006）（如存在下列情况应及时转诊）

超急性	急性	亚急性
肝性脑病	肝性脑病	肝性脑病
低血糖	低血糖	低血糖（少见）
PT > 30 秒	PT > 30 秒	PT > 20 秒
INR > 2.0	INR > 2.0	INR > 1.5
肾衰竭	肾衰竭	肾衰竭
高热		血钠 < 130mmol/L
		肝体积缩小

转科期间的管理

一旦决定将患者送往肝移植中心，那么就需要在可控的条件下进行转移。要求受过特殊训练的合适人员在转移期间能处理急性肝衰竭患者出现的紧急状况。当患者肝性脑病急剧发展到 3 ~ 4 期的时候，呼吸道管理是很重要的，因为这时患者无法自主保护气道。专家建议在转移之前应选择性插管并且实行人工机械通气。急性肝衰竭会出现高动力循环状态，伴随较高心输出量（cardiac output, CO）、较低的平均动脉压（mean arterial pressure, MAP）和全身血管阻力（systemic ascular resistance, SVR）降低。平均动脉压的降低需要应用缩血管药物如去甲肾上腺素来改善平均动脉压和外周血管阻力。液体复苏是必要的，对液体的选择是至关重要的，通常需晶体和胶体联合使用。密切注意酸碱平衡和纠正高血糖也很重要，因为它们可以影响循环功能和加重脑水肿。由于会出现低血糖，故需监测血糖水平（Jalan, 2005；O'Grady, 2006）。如果可能，应该告知患者和家属转到的科室以及可能的治疗方法。

疾病治疗

急性肝衰竭患者的护理和治疗最好是在一个可监控的环境中，如加强护理病房（high dependency unit, HDU）或重症监护室（intensive care unit, ICU），这取决于疾病的严重性以及是否需要有创的监控和治疗。这些患者的临床治疗比较复杂，因此需要多学科协作，包括肝脏病学专家、重症监护医生、护士、肝移植外科医生、放射线医生、物理治疗师和药剂师。患者通常需要严密的监控，因此，好的急救护理对于这些患者成功实施肝移植是必不可少的。

肝性脑病和脑水肿

肝性脑病是急性肝衰竭患者最严重的并发症，肝性脑病与脑水肿和最终的脑疝以及死亡有关（Bernal and Wendon，2000）。所有的急性肝衰竭患者都有不同程度的脑病（O'Grady，2006），肝性脑病是精神神经状态的改变。肝性脑病依据 West Haven 标准分为 4 级，1、2 级患者会出现昏睡和定向障碍。3 级患者会出现极度的躁动和严重的精神错乱。这个阶段患者会出现自我伤害并且会在无意间导致侵入性导管的移位，如动脉和中心静脉导管（central venous catheter，CVC）。4 级表现为患者无反应的深昏迷。因为他们不能自主保护气道，此期患者特别容易受到损伤，所以气管插管以及机械通气很必要（Ong and Mullen，2001；O'Grady，2006）。

脑水肿是急性肝衰竭患者的一个特征，在慢性肝脏疾病中并不常见。70%的超急性肝衰竭患者出现脑水肿（O'Grady，2006）。对脑水肿的发病机制在第 6 章里进行阐述。

除了脑水肿外，许多急性肝衰竭患者自我调节功能丧失。尽管血压会发生变化，但大脑的自我调节可以保证大脑的血流恒定。如果大脑调节能力丧失，那么任何因素使平均动脉压增高都会导致颅内压（intracranial pressure，ICP）升高。假如大脑的压力持续长时间不变，那么就会导致灌注不足进而导致脑水肿和脑疝的形成（O'Grady，2006）。

颅内高压的监测和治疗

急性肝衰竭患者颅内压增高的治疗原则，同脑外伤等其他任何原因引起的颅内压增高一样，主要目标是监测、预防以及治疗各种的颅内压增高。

高血氨需要监测动脉血氨的水平。肝功能正常时血液循环中血氨水平是 $15 \sim 45 \mu mol/L$。一项研究表明，动脉氨水平增高大于 $150 \mu mol/L$ 与肝性脑病和颅内压的增高有关（Clemmesen et al.，1999；Jalan et al.，2004）。但是值得注意的是血氨检测的灵敏度较低并且可能出现假阴性。

颈静脉球血氧饱和度（Jugular bulb venous saturations）用于测量大脑的氧气输出量和利用度。颈静脉球血氧饱和度的测量是将导管放置在颈静脉球，抽血检测。颈静脉球血氧饱和度（SjO_2）的正常范围是 55% ~ 70%。如颈静脉球血氧饱和度低于 55% 提示氧耗高，可能由于代谢增加，如大脑血液不足引起的大脑贫血有关。相反，假如颈静脉球血氧饱和度升高，提示氧耗低与脑充血和/或代谢降低有关（Harry 和 Wendon，2001）。除了颈静脉球血样饱和度之外，也要同时评估混合静脉血氧饱和度（mixed venous saturations，SvO_2）。两个之间进行比较就可以知道是与全身因素还是大脑有关。颈静脉球血氧饱和度较低或者较高都提示需要监控颅内压（Jalan，2005）。

颅内压监测导管可以持续监测颅内压，为了预防脑损伤，对护理和治疗有指导意义。监测颅内压的主要目的是为了评价脑灌注压（CPP）；平均动脉压减去颅内压等于脑灌注压。急性肝衰竭患者置管的严重并发症为患者凝血障碍时可出现脑出血。通过输注凝血因子可以把风险降到最小（Jalan，2005）。

正常的颅内压水平为 4 ~ 15mmHg（Hickey，1986）。尽管急性肝衰竭患者应用颅内压监控装置和颈静脉球导管还存在一些争议（O'Grady，2006），但是Wendon 和 Larsen（2006）认为不监测颅内压就无法明确治疗效果。颅内压监测可以获得 ICP 数值就可以确定治疗效果。他们进一步建议应用颅内压监测联合颈静脉球饱和度有助于临床医生作出最恰当的治疗决定，评价针对颅内高压的疗效以及疗程。

有许多药物以及护理方法用于维持颅内压的稳定和治疗颅内压突然增加。颅内压突然增加可以应用甘露醇 1g/kg（O'Grady，2006）。甘露醇是渗透性利尿剂，它可以增加渗透压促进水分排出，血浆和脑的渗透压不同，水从低渗透压到高渗透压（Rang 等，1996）。利尿时要监测患者的尿量，但是急性肝衰竭时普遍存在肾衰竭需要体外血液净化支持。为了避免高渗和液体量过多，最重要的是确保从高容量血液滤出的液体为甘露醇用量的 3 倍。此外需要保持血液渗透压低于320mOsm，因为渗透压失衡可以使药物无效（Harry and Wendon，2001）。

过度换气可以使血管收缩、脑血容量减少，从而降低颅内高压，但是效果并不持久（Sherlock 和 Dooley，2002）。因此，过度换气有助于降低颅内压，但是不能长时间应用（Jalan，2005）。

由于存在血脑屏障，高渗盐水可以使血管内与间隙之间出现渗透压梯度，使脑组织收缩因此降低颅内压（White 等，2006）。急性肝衰竭患者应用高渗盐水，是基于一项临床试验，在试验中给予高渗生理盐水（30%）持续静脉输入，使血清钠维持在 145 ~ 155mmol/L 的水平。研究发现高渗盐水组，颅内高压的发生降低，使颅内压降低超过 25mmHg（Murphy et al.，2004）。但是Jalan（2005）认为由于潜在的不良副作用，这个研究结果有待于进一步确认。

一些研究显示，静脉注射吲哚美辛可以降低脑外伤的颅内压。吲哚美辛可以使脑血管收缩并且减少脑血流量，因此可以降低颅内压。一项研究表明，低剂量的吲哚美辛可以使急性肝衰竭患者的颅内压和难治性颅内高压患者的颅内压正常。但是除了常规用药外，存在凝血障碍和肾衰竭的急性肝衰竭患者应用非甾体类药物的安全性没有得到进一步确认（Clemmensen et al. , 1997；Slavik and Rhoney，1999；Richardson and Bellamy，2002；Jalan，2005）。

颅脑损伤的患者出现高热，进一步增加了脑的代谢率使脑血流速度加快以及颅内压升高。因此，适当的降温可以减少这些影响。一些研究显示体温降低动脉血氨水平可以下降，但是这个研究并不十分确切。因此，这些病例中要避免高热（Jalan et al. , 1999；Roberts and Manas，1999；Jalan，2005）。

硫喷妥钠可以使血管收缩，因而可以降低脑血流量和颅内压。硫喷妥钠由于其血流动力学的效应、长效的镇静作用以及增加感染的风险，所以并不常规应用于急性肝衰竭患者。

呼吸

大部分 3 ~ 4 期肝性脑病的患者都需要气管插管和机械通气。急性肝衰竭患者进行机械通气所引起的并发症与其他的需要辅助呼吸患者的并发症是一样的。并发症包括呼吸机相关性肺炎（ventilator- associated pneumonia，VAP）、胸腔积液、肺不张和急性肺损伤（acute lung injury，ALI）。一项研究显示对乙酰氨基酚引起的急性肝衰竭发生急性肺损伤的几率较高（Baudouin et al. , 1995）。然而最近的一项研究显示各种原因导致的急性肝衰竭患者，其中 25% 都有急性肺损伤的表现，但与死亡率无相关性（Auzingeret et al. , 2004）。

急性肺损伤及其严重形式急性呼吸窘迫综合征（acute respiratory distress syndrome，ARDS）是由各种直接或间接的因素损伤肺脏所致。这些患者标准的通气模式是低潮气量（6ml/kg）和最佳水平的呼气末正压通气（positive end expiratory pressure，PEEP）。适当的呼气末正压通气可以增加肺的功能残气量并且在肺顺应性不佳情况下也能使肺膨胀。治疗的基础是通过限制潮气量和保护残存的肺组织来避免肺过度膨胀（MacIntyre，2005）。部分急性肺损伤/急性呼吸窘迫综合征的通气方式是允许碳酸过多，然而这样做的问题是对急性肝衰竭患者颅内高压有较大的影响；因此二氧化碳的水平要维持在 4 ~ 4.5kPa（30 ~ 40mmHg）。

机械通气的患者要常规给予镇静剂，常用异丙酚或苯二氮草类药物。研究显示异丙酚通过抑制急性肝衰竭患者的新陈代谢减少脑血流量（Jalan，2005）。然而值得注意的是这类镇静药物能引起低血压并且有负性肌力的作用，因此密切监测动脉血压对于确保脑灌注压是非常重要的。麻醉剂，如芬太尼与镇静剂联合应用，能增加患者的舒适性和降低颅内压。急性肝衰竭和肝性脑病而等待移植的患者不建议每天保持镇静状态。

为了预防或治疗肺不张，在护理时，要使患者保持倾斜体位有利于体位引流。建议患者头部抬高20°~30°，有助于降低脑血流及颅内压。应用胶布固定气管插管以免影响静脉血流，这一点也很重要（Hickey，1986；Davenp et al.，1990）。同样应用呼吸机的患者也建议保持这种体位，以减少呼吸机相关性肺炎（Berenholtz et al.，2002）的发生。对于所有机械通气的患者，胸部听诊显示气管内分泌物增加，使气道的压力增加以及外周氧饱和度降低时，通常有必要清除气管内分泌物，提前给予吸氧。急性肝衰竭患者经气管吸痰时会增加颅内压，因此要谨慎护理，在这个过程中监测颅内压以及瞳孔反应是很重要的。为了防治咳嗽，在操作前应用镇静药也是必要的。

心血管

急性肝衰竭患者可以出现心血管系统的改变，主要表现在外周血管扩张导致低血压、心脏后负荷的降低和心输出量的增加导致高动力性循环（Harry and Wendon，2001）。类似于败血症，通常认为是循环中内毒素增加所致（Gill and Sterling，2001），导致有效循环血量减少。液体复苏为低血压的首选，单纯液体复苏可使血压恢复正常并纠正酸中毒。因此，患者应在早期进行中心静脉插管（central venous catheter，CVC）监测中心静脉压和中心静脉氧饱和度来指导补液。关于液体复苏，急性肝衰竭患者并无特殊。

当液体复苏无效时，就应该使用强心药。急性肝衰竭患者低血压是由于外周血管阻力降低而不是心功能障碍所致，因此，可以应用缩血管药物如去甲肾上腺素。去甲肾上腺素可以使急性肝衰竭患者平均动脉压和氧输出量增加（Jalan，2005）。通过一条血管持续的监测血压是很重要的。除了动脉和中心静脉压的测量，应用先进的血流动力学监测系统，经肺热稀释技术（Transpulmonary thermodilution Technique）可以测量心输出量、心脏指数、每搏输出量、心功能指数和血管外肺积水（extravascular lung water，EVLW）以及胸内血容量（intrathoracic blood volume，ITBV）（Cholley and Payen，2005）。

肾衰竭

急性肾损伤是急性肝衰竭患者较常见的并发症，可由脱水、肝肾综合征或急性肾小管坏死（Polson and Lee，2005）引起。体外肾脏支持可用于75%的对乙酰氨基酚诱导的急性肝衰竭和30%的其他原因所致的已出现3~4期肝性脑病的急性肝衰竭（O'Grady，2006）。体外肾脏支持通过降低体温、促使液体排出和减少氨浓度为治疗脑水肿提供机会（Jalan，2005）。与间歇性肾脏替代治疗（RRT）相比，应用持续肾脏替代疗法可以改善心血管的稳定性和颅内高压

（Davenport et al.，1993；Polson and Lee，2005）。最近关于急性肾衰竭和多器官功能不全的研究表明超滤的速度增加与血流动力学改善有关。与低速率相比，超滤速率在35ml/（kg·h）时效果较好（Ronco et al.，2000）。因为急性肝衰竭患者常伴有严重凝血功能障碍，血液滤过过程中应用2~5ng/kg/min的前列环素替代抗凝剂，可提高滤器的寿命以及减少出血风险（O'Grady，2006）。

凝血障碍

肝脏合成大多数凝血因子。急性肝衰竭时合成突然急剧减少，可导致凝血酶原时间延长（Gill and Sterling，2001）。凝血酶原时间为评价肝脏损伤程度的一个重要指标（O'Grady，2006）。患者可能出现弥散性血管内凝血（disseminated intravascular coagulation，DIC）。连续检测凝血酶原时间和国际标准化比值对预后评估有重要意义（O'Grady，2006）。除非出现自发性出血（这并不常见）或者进行侵袭性操作，否则不推荐常规应用冰冻血浆（Gill and Sterling，2001）。因为这些患者有多个侵入性导管，因此护理这些管道的敷料就非常重要。此外为了防止牙龈出血，对患者做口腔护理时应非常谨慎。

感染

所有急性肝衰竭的患者均存在细菌、真菌感染和（或）全身炎症反应综合征（systemic inflammatory response syndrome，SIRS）的风险（Polson and Lee，2005）。急性肝衰竭患者免疫功能受损容易感染。研究表明80%的急性肝衰竭患者存在细菌感染，32%的患者存在真菌感染（Rolando et al.，1996）。为了早期诊断和治疗细菌和真菌感染，应对感染进行监控。预防性抗生素的广泛应用使感染的比率降低（Stadlbauer and Jalan，2007）。根据当地微生物及耐药的数据，大部分的重症监护病房都会选择应用一种抗生素和抗真菌治疗方案。所有卫生保健人员都对这些患者执行有效的感染控制方案很重要。

新陈代谢

急性肝衰竭患者，肝脏乳酸代谢能力受损。在急性肝衰竭期间肝脏变成一个乳酸盐的合成场所。重症患者常有乳酸堆积，高乳酸血症对败血病、创伤患者以及急性肝衰竭患者的预后具有重要意义。在危重病中高乳酸血症的原因并不完全清楚，但是之前的关于乳酸酸中毒是由于无氧代谢，特别是败血症和全身炎症反应综合征所致细胞缺氧和低灌注这个观点目前已经受到质疑（Murphy et al. ，2001）。Bernal 等人（2002）的一项研究表明对乙酰氨基酚所致急性肝衰竭患者生存率的一个预后因素是血乳酸盐浓度升高。这项研究提出早期乳酸浓度 >3.0mmol/L 的患者，需进行液体复苏，之后符合肝移植标准的患者的风险较高，应该早期列入肝移植的名单。

低血糖是急性肝衰竭患者一个常见的并发症，40% 的患者存在低血糖，原因是由于肝衰竭时肝脏的摄取能力和糖异生减少使血浆胰岛素水平升高从而导致低血糖。低血糖可以加重急性肝衰竭患者的脑水肿（Jalan，2005；O'Grady，2006）。密切监测血糖以及纠正低血糖是非常重要的。同时也应该避免高血糖。Van de Bergheet（2001）等人的最新研究表明通过强化胰岛素（4~6mmol/L）治疗来控制血糖能使死亡率降低 43%，多发性神经病变的风险降低 44%，血源性感染的风险降低 46%。为了严格控制血糖，许多重症监护病房制定了自己的血糖控制流程和方案。

其他监测

吲哚菁绿（indocyanine green，ICG）是一种红外吸收的荧光染料。静脉注射后，吲哚菁绿几乎完全由肝脏代谢后进入胆汁。吲哚菁绿代谢取决于肝血流、肝实质和细胞的功能以及胆汁分泌（Sakka，2007）。吲哚菁绿代谢可以用血浆清除率（plasma disappearance rate，PDR）来测量，可能作为非侵入性肝储备的检测方法检测肝脏功能的变化。血浆清除率 <5% 可以作为肝脏不可逆损伤的标准（Quintero，2007）。吲哚菁绿清除率的正常值是 $700ml/（min \cdot m^2）$，血浆清除率的正常值是每分钟 >18%（Sakka，2007）。

腹内压（intra-abdominal pressure，IAP）升高可以导致腹内压升高（intra-abdominal hypertention，IAH）和腹腔间隔室综合征（abdominal compartment syndrome，ACS），影响体内多个器官系统的灌注。在低于大气压水平下腹内压（IAP）的正常值是 0mmHg；腹内压超过 12mmHg 即为腹内压升高。术后腹内压水平通常为 2~15mmHg。当腹内压 >10mmHg 时心输出量可能降低；腹内压 >15mmHg 时，肾和内脏血流灌注降低，腹内压 >20~25mmHg 时肺泡压力峰值升高。腹内压 >20~30mmHg 就称为腹腔间隔室综合征（ACS），是一种临床急症，可以引起器官功能紊乱。ACS 是由腹内压急剧增高所致，ACS 反过来可以影响心肺功能使内脏血液灌注减少，也可以使外科手术患者产生严重的创伤并发症（Malbrain，2000；Malbrain et al. ，2005）。腹内压增高和腹腔间隔综合征对重症患者终末期器官的损伤越来越引起人们的关注。腹内压升高（IAH）可以减少肝动脉和门静脉的血流，影响葡萄糖代谢，使乳酸清除率以及糖代谢下降，吲哚菁绿清除率也降低（Malbrain et al. ，2005）。腹内高压和腹腔间隔综合征并发肾、心血管疾病和呼吸系统损伤的均有报道。尽管急性肝衰竭腹内压显著增高但对该并发症的了解仍有限（Wendon and Larsen，2006）。

　　因为腹腔为液体腔，腹压可以通过多种途径测量，如腹腔路径，也可以通过膀胱、子宫、下腔静脉、直肠和胃。测量腹内压可选用在膀胱留置导管进行测量（Malbrain，2000），通过压力表测量尿管与集尿袋之间的压力，操作方便、快速。通常每4～6小时测量一次。

营养

　　一般来说，肝衰竭的患者发病初期即需要很好的营养支持；然而与其他重症患者一样，在高分解代谢状态下蛋白质能量营养不良是主要问题。早期肠内营养在降低感染方面十分重要，并且已证明是有益的，与肠外营养相比明显改善预后（van der Voort and Zandstra，2001；O'Grady，2006）。其他优点包括肠内营养能刺激黏膜血流，维持肠黏膜屏障功能和黏膜完整性（Binnekade et al.，2005）。正常的肠内营养是通过鼻胃管进行的。大多数重症监护病房已制定必要时进行肠内营养的相关规章和流程。

　　肝衰竭患者应激性溃疡出血风险大，因此预防溃疡是很重要（O'Grady，2006）。

重症疾病并多发性神经和肌肉病变

　　重症疾病相关的多发性神经病（critical illness polyneuropathy，CIP）和肌病（critical illness myopathy，CIM）是发生于重症患者的神经肌肉紊乱疾病。临床特征包括机械通气脱机困难、四肢软弱和肢体肌肉萎缩。需要进入重症监护病房的患者往往给予镇静剂和机械通气，难以进行感觉和运动方面的查体和检查，所以诊断很困难。普遍认为危重病相关的CIP和CIM的进展是与多器官功能障碍、败血症和全身性炎症反应综合征（SIRS）密切相关，可能因为相同的机制导致器官功能障碍。早期、及时、有效的治疗可以完全恢复，但是生理功能和健康状况的损害可能持续存在，甚至从重症监护病房出来1年以后仍存在（Bird and Rich，2002；Kerbaul et al.，2004；Young and Hammond，2004）。

其他因素

　　最主要的护理是降低颅内压、避免颅内压波动，这就需要在移动患者时给予最少的干预以及特殊护理（Jalan，2005）。O'Neil 等发现"最小干预"这个术语作为一种减小颅内压升高的方法被地区肝病病房使用，但是没有正式的护理或医学指南定义了什么是与患者有关的最小护理干预。因为存在潜在颅内高血压和脑疝的危险，在这一领域进行对照试验等研究比较困难。

监控颅内压可以指导护理，也可以通过在护理期间测量颈静脉球饱和度来确认 ICP 增加从而指导护理，以下被认为是最小的干预：

1. 应用气垫床以避免压迫形成溃疡，而不是通过来回翻动患者来避免压迫。

2. 患者可以偏向胸腔引流的一侧有助于引流，避免肺不张。

3. 口腔和其他护理应该谨慎，只有在必要的时候才执行。

在执行这些干预措施的过程中，应该严密监控 ICP。

肝移植

对于晚期急性肝衰竭患者紧急肝移植是唯一有效的治疗。在美国，急性肝衰竭占肝移植总数的 5%，而在欧洲占 11%（O'Grady，2006）。在 2005～2006 年，英国 15.6% 的移植用于紧急肝移植（UK Transplant，2006）（图 13.2，彩图 14）。那些有可能在紧急肝移植中受益的人群具有严格的执行标准。目前伦敦皇家医学院的移植标准已经广泛应用。最近英国超紧急的肝移植标准已经更新（表 13.4）。据报道，全世界急性肝衰竭移植者的存活率已经达到 60%～90%（Sherlock and Dooley，2002）。

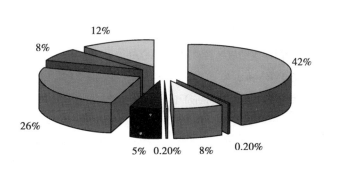

图例：
- 不明原因的急性肝炎
- 药物导致的急性肝衰竭
- 急性威尔逊病
- 急性甲型肝炎
- 急性乙型肝炎
- 药物–对乙酰氨基酚导致的
- 药物–毒物导致的
- 其他原因导致的急性肝衰竭

图 13.2　2001～2006 年英国 ALF 肝移植的病因。彩色图片请参阅彩图 14

表 13.4　英国超紧急肝移植标准［英国国家移植数据库（2005）
关于完成超急性肝移植受者登记表的指导意见］

ALF 原因	分类	注明
对乙酰氨基酚毒性	分类 1	pH < 7. 25 在服药 24 小时以及液体复苏后
	分类 2	PT > 100 秒或 INR > 6. 5 伴有肌酐 > 300μmol/L 或肝性脑病 3～4 级
	分类 3	入院时血清乳酸盐 > 3. 5μmol/L 或服药 24 小时经过液体复苏后 > 3. 0μmol/L
	分类 4	满足分类 2 中 3 条标准中的 2 条，并且出现病情恶化，如临床上没有败血症的情况下 ICP 升高以及需要吸入氧浓度增加
甲型、乙型肝炎特殊的药物反应血清反应阴性	分类 5	PT > 100 秒或 INR > 6. 5 伴各个时期的肝性脑病
	分类 6	各个时期的肝性脑病及以下项目中的任意三项 ①不利的病因，如药物引起的和血清学阴性的 ALF ②年龄 > 40 岁 ③黄疸到肝性脑病的时间 > 7 天 ④血清胆红素 > 300μmol/L ⑤PT > 50 秒 ⑥INR > 3. 5
急性威尔逊病或布-加综合征	分类 7	凝血障碍伴各个时期的肝性脑病
肝动脉血栓形成	分类 8	肝移植后 14 天内
早期移植失功能	分类 9	①门冬氨酸氨基转移酶 > 10 000IU/L ②INR > 3. 0 ③血清乳酸盐 > 3mmol/L

本章小结

急性肝衰竭并发多器官衰竭是临床最大的挑战之一，需要多学科的共同合作。早期确诊以及建议患者进入肝移植中心是必要的。在适当的时候进行多器官衰竭的支持治疗。临床治疗的首要目标是避免患者的颅内压增高和选择适合肝移植的患者。

说明性案例研究

一名 57 岁女性，主诉短期内出现全腹痛、黄疸、厌食、乏力。没有明确的肝脏疾病病史。最近也没有去国外旅游。她服用了非甾体类抗炎药（non-steroidal anti-inflammatory medication，NSAID）。腹部触诊检查肝脏和脾脏正常。

在住院第 14 天时患者出现意识模糊和肝性脑病 2 期。与当地的肝移植中心联系并且转移患者。患者被直接送到专门的肝脏监护病房并且实施密切监控。患者实施气管插管机械通气，应用异丙酚和芬太尼镇静，置入各种导管，Vascath 管用于肾脏替代治疗，心排出量动脉导管用于测量前负荷和心输出量。因为存在肝性脑病，给予置入颈静脉球导管和颅内压监控导管。患者肺内血容量较低而乳酸盐较高所以需要实施大量的液体复苏。测得颅内压为 23mmHg。因此，实施了最小干预措施。30% 高渗盐水持续静脉输入保持钠离子水平 > 145mmol。进行肝炎筛查，结果是阴性。初步诊断为 NSAID/血清学阴性的肝炎所致亚急性肝衰竭。

患者符合肝移植标准并且在三天后进行了原位肝移植。表 13.5 列出了一个从建议肝移植到肝移植后在血生化、乳酸盐、氨、ICP 水平的变化。随访这个移植患者的 ICP 降至 10mmHg 以下。乳酸盐和 INR 也相应降低。

表 13.5　从建议肝移植到移植后生化、乳酸盐、氨和颅内压的变化趋势

	正常值	入院时	在专门病房	移植前	移植后
INR	0.9 ~ 1.2	1.4	3.9（8 小时后 6.77）	3.86	1.48
胆红素（μmol/L）	3 ~ 20	135	454	198	87
AST（IU/L）	10 ~ 50	1263	1453	400	299
ALP（IU/L）	30 ~ 130	216	181	131	109
肌酐酸（mmol/L）	45 ~ 120	–	71	86	80
PH	7.35 ~ 7.45	–	7.48	7.44	7.40
乳酸盐（mmol/L）	0.2 ~ 1.0	–	3.3	2.3	1.03
氨（μmol/L）	15 ~ 45	–	189	182	27
ICP（mmHg）	4 ~ 15	–	25	17	<10

INR：国际标准化比值；AST：天门冬氨酸氨基转移酶；ALP：碱性磷酸酶；PT：凝血酶原时间；ICP：颅内压。

这个案例表明 ALF 患者病情可以迅速恶化，并且需要转到专科早期进行肝移植。

Zebina Ratansi 著

张　丹　刘　群　译

聂文博　李婉玉　金美善　李虹彦　牛俊奇　校

参考文献

Auzinger G, Sizer E, Bernal W, Wendon J (2004) Incidence of lung injury in acute liver failure: diagnostic role of extravascular lung water index. *Critical Care* 8(suppl 1):40

Bacon B, O'Grady J, Di Bisceglie A, Lake J (eds) (2006) *Comprehensive Clinical Hepatology*, 2nd edn. Mosby Elsevier, Philadelphia

Baudouin SV, Howdle P, O'Grady JR, Webster NR (1995) Acute lung injury in fulminant hepatic failure following paracetamol poisoning. *Thorax* 50(4):399–402

Benhamou JP (1991) Fulminant and subfulminant liver failure: definition and causes. In: William R and Hughes R (eds) *Acute Liver Failure: Improved Understanding and Better Therapy*. Proceedings of the 11th BSG/SK&F International Workshop 1990, Smith Kline & French Laboratories, London, UK

Berenholtz SM, Dorman T, Ngo K, Provonost PJ (2002) Qualitative review of intensive care unit quality indicators. *Journal of Critical Care* 17(1):1–12

Bernal W, Donaldson N, Wyncoll O, Wendon J (2002) Blood lactate as an early predictor of outcome in paracetamol-induced acute liver failure: a cohort study. *The Lancet* 359:558–563

Bernal W, Wendon J (2000) Acute liver failure. *Current Opinion in Anaesthesiology* 13:113–118

Binnekade JM, Tepsake R, Bruynzeel P, Mathus-Vliegen EMH, de Haan RJ (2005) Daily enteral feeding practice on the ICU: attainment of goals and interfering factors. *Critical Care* 9:R218–R225

Bird SJ, Rich MM (2002) Critical illness myopathy and polyneuropathy. *Current Neurological and Neuroscience Reports* 2(6):527–533

Cholley BP, Payen D (2005) Non invasive techniques for measurements of cardiac output. *Current Opinions in Critical Care* 11(5):424–429

Clemmesen JO, Hansen BA, Larsen FS (1997) Indomethacin normalizes intracranial pressure in acute liver failure: a twenty-three-year-old woman treated with indomethacin. *Hepatology* 26(6):1423–1425

Clemmesen JO, Larsen FS, Kondrup J, Hansen BA, Ott P (1999) Cerebral herniation in patients with acute liver failure is correlated with arterial ammonia concentration. *Hepatology* 29(3):648–653

Davenport A, Will EJ, Davison AM (1990) Effects of posture on intracranial pressure and cerebral perfusion pressure in patients with fulminant hepatic failure and renal failure after acetaminophen self-poisoning. *Critical Care Medicine* 18(3):286–289

Davenport A, Will EJ, Davison AM (1993) Effects of renal replacement therapy on patients with combined acute renal failure and fulminant hepatic failure. *Kidney International* 41:s245–s251

Gill RQ, Sterling RK (2001) Acute liver failure. *Journal of Clinical Gastroenterology* 33(3):191–198

Harry R, Wendon J (2001) The management of acute liver failure. *CME Journal of Gastroenterology Hepatology and Nutrition* 4(2):58–61

Hickey JV (1986) *The Clinical Practice of Neurological and Neurosurgical Nursing*, 2nd edn. JB Lippincott Company, Philadelphia, pp. 246–275

Jalan R (2005) Acute liver failure: current management and future prospects. *Journal of Hepatology*, 42(suppl):S115–S123

Jalan R, Demink SWO, Deutz NEP, Lee A, Hayes PC (1999) Moderate hypothermia for uncontrolled intracranial hypertension in acute liver failure. *The Lancet* 354:1164–1168

Jalan R, Olde Damink SWO, Hayes PC, Deutz NEP, Lee A (2004) Pathogenesis of intracranial hypertension in acute liver failure: inflammation, ammonia and cerebral blood flow. *Journal of Hepatology* 41:613–620

Kerbaul F, Brousse M, Collart F, Pellissier J-F, Planche D, Fernandex C, Gouin F, Guidon C (2004) Combinatin of histopathological and electromyographic patterns can help to evaluate functional outcome of critical ill patients with neuro-muscular weakness syndromes. *Critical Care* 8:R358–R366

MacIntyre NR (2005) Current issues in mechanical ventilation for respiratory failure. *Chest* 128(2):561S–567S

Malbrain MLNG (2000) Abdominal pressure in the critically ill. *Current Opinion in Critical Care* 6:17–29

Malbrain MLNG, Deeren D, De Potter TRJR (2005) Intra-abdominal hypertension in the critically ill: it is time to pay attention. *Current Opinion in Critical Care* 11:156–171

Murphy N, Auzinger G, Bernel W, Wendon J (2004) The effect of hypertonic sodium chloride on intracranial pressure in patients with acute liver failure. *Hepatology* 29(2):464–470

Murphy ND, Kodakat SK, Wendon JA, Jooste CA, Muiesan P, Rela M, Heaton ND (2001) Liver and intestinal lactate metabolism in patients with acute hepatic failure undergoing liver transplantation. *Critical Care Medicine* 29(11):2111–2118

Murphy N, Wendon J (2004) Fulminant hepatic failure. In: McDonald JWD, Burroughs AK and Feagan BG (eds) *Evidence-Based Gastroenterology and Hepatology*, 2nd edn. Blackwell Publishing, Oxford, pp. 527–543

O'Grady JG (2006) Acute liver failure. In: Bacon BR, O'Grady JG, Di Bisceglie, AM, Lake RJ (eds) *Comprehensive Clinical Hepatology*, 2nd edn. Mosby,

Philadelphia, pp. 517–536

O'Grady JG, Schalm SW, William R (1993) Acute liver failure: redefining the syndromes. *The Lancet* 343:273–275

O'Neil H, Olds J, Webster N (2006) Managing patients with acute liver failure: developing a tool for practitioners. *Nursing in Critical Care* 11(2):63–68

Ong JP, Mullen KD (2001) Hepatic encephalopathy. *European Journal of Gastro-enterology and Hepatology* 13(4):325–334

Polson J and Lee WM (2005) AASLD position paper: the management of acute liver failure. *Hepatology* 41(5):1179–1197

Quintero J, Ortega J, Bueno J, Flores S, Roqueta J (2007) Predictive value of indocyanine green clearance in acute liver failure in children: comparison with King's College and Clichy scores. *Critical Care* 11(suppl 2):398

Rang HP, Dale MM, Ritter JM (1996) *Pharmacology*, 3rd edn. Churchill Livingstone, Edinburgh, pp. 382–389

Richardson D, Bellamy M (2002) Intracranial hypertension in acute liver failure. *Nephrology Dialysis Transplantation*, 17:23–27

Roberts DRD, Manas D (1999) Induced hypothermia in the management of cerebral oedema secondary to fulminant liver failure. *Clinical Transplantation* 13(16):545–547

Rolando N, Harvey FAH, Brahm J (1996) Prospective study of bacterial and fungal infections in acute liver failure: an analysis of fifty patients. *Liver Transplant Surgery* 2:8–13

Ronco C, Bellomo R, Homel P, Brendolan A, Dan M, Piccinni P, La Greca G (2000) Effects of different doses in continuous veno-venous haemofiltration on outcomes of acute renal failure: a prospective randomised trial. *The Lancet* 356(9223):26–30

Sakka SG (2007) Assessing liver function. *Current Opinion in Critical Care* 13: 207–214

Sargent S, Fullwood D (2006) The management of hepatic encephalopathy and cerebral oedema in acute liver failure. *British Journal of Neuroscience Nursing* 2(9):448–451

Shakil AO, Kramer D, Mazariegos V, Fung JJ, Rakela J (2000) Acute liver failure: clinical features, outcome and analysis, and applicability of prognostic criteria. *Liver Transplantation* 6(2):163–169

Sherlock S, Dooley J (2002) *Diseases of the Liver and Biliary System*, 11th edn. Blackwell Publishing, Oxford

Slavik RS, Rhoney DH (1999) Indomethacin: a review of its cerebral blood flow effects and potential use for controlling intracranial pressure in traumatic head injured patients. *Neurological Research* 21(5):491–499

Stadlbauer V, Jalan R (2007) Acute liver failure: liver support therapies. *Current Opinions in Critical Care* 13(2):215–221

UK Transplant (2006) www.uktransplant.org.uk (Accessed 2nd February 2006 and 19th March 2007)

Van de Berghe G, Wouters PJ, Weekes F, Verwaest C, Bunnynickx F, Schetz M,

Vlasserlaesrs D, Ferdinade P, Lauwers P, Bouillon R (2001) Intensive insulin therapy in critically ill patients. *New England Journal of Medicine* 345:1359–1367

van der Voort PH, Zandstra DF (2001) Enteral feeding in the critically ill: comparison between the supine and prone positions: a prospective crossover study in mechanically ventilated patients. *Critical Care* 5(4):216–220

Wendon J, Larsen FS (2006) Intracranial pressure monitoring in acute liver failure. A procedure with clear indications. *Hepatology* 44(2):504–506

White H, Cook D, Venkatesh B (2006) The use of hypertonic saline for treating intracranial hypertension after traumatic brain injury. *Anesthesia and Analgesia* 102(6):1836–1846

Young GB, Hammond RR (2004) A stronger approach to weakness in the intensive care unit. *Critical Care* 8:416–418

第 14 章

肝病营养学

前言

本章将讨论对肝病患者的营养治疗。营养治疗一直是肝硬化患者治疗中一个重要组成部分。蛋白质热量营养不良（Protein calorie malnutrition，PCM）是慢性肝病的一种并发症，对患者愈后有重要影响，因此日益受到重视。

据报道，约有 20% ~ 40% 的代偿性肝硬化患者发生蛋白质热量营养不良（Plauth et al. ，1997；Johnson，2003），而失代偿期肝硬化患者的发生率高达 80% ~ 100%（McCullough and Bugionesie，1997；Runyon，1998）。肝硬化患者营养不良的发生率与病因和是否饮酒无关。尽管蛋白质热量营养不良的发生率很高，但许多患者仍有肥胖。因此，为确保这些患者得到妥善的治疗，对他们进行严格的体重控制、营养支持和饮食治疗是十分必要的（Day，2006）。

营养不良和营养评估

造成营养不良的原因是多方面的，这些原因可能会影响终末期肝病患者的临床结局。肌肉萎缩表明患者疾病已到晚期并提示生存率很低（Merli et al. ，1996）。蛋白质热量营养不良也和严重腹水、脑病、感染率增加、重复住院率和死亡率增加相关（Cabre et al. ，1990；Mullen and Weber，1991；Runyon，1998）。

马托斯等（2002）指出肝病患者合并营养不良最突出原因包括以下几点：

- 食物摄入不足

- 营养素吸收不良以及消化不良
- 蛋白质、糖和脂肪等代谢异常
- 微量营养素代谢的改变

本章将对这些因素进行详细讨论。

由于没有金标准来确定营养不良的程度，所以对肝病患者进行营养评估有很多困难（Campos et al.，2002）。营养状况的评估应包括疾病史和饮食史、主观综合性评估、人体测量，如果有可能的话还要包括生化指标与人体成分分析。如果没有专业知识，解释起来就比较困难。

饮食史可以提供就餐时间、食物组成和口味转换、早饱和吸收障碍等信息。人体测量包括三头肌皮脂厚度、上臂围和握力，都可用于肝病患者。握力可以预测肝硬化患者的临床结局（Alvares-da-Silva and Reverbel da Silveria，2005），且该方法是无创的，可在多种情况下使用。

我们护理工作人员可用通用营养不良筛选工具（Malnutrition Universal Screening Tool，MUST）作为筛选有营养不良风险的患者群体（英国肠外与肠内营养协会，2003）的起始步骤。对于肝病患者，应当使用体重指数和体重变化来评估干体重（译者注：干体重是指水在正常平衡条件下的体重，表明患者既没有水潴留，也没有脱水时的体重）。观察食品组成和膳食模式可以为患者潜在的摄入不足提供指征。我们要考虑到所有失代偿性肝病患者都有蛋白质能量营养不良和患骨质疏松症的风险。

腹水的饮食管理

治疗腹水通常需要限制钠和液体的摄入，营养不良需要饮食治疗和积极的营养支持（Fisher et al.，2002；Moore and Aithal，2006）。由于多种因素，腹水可以加剧蛋白质热量营养不良。早饱等症状会严重影响食物摄入，患者可有腹痛、腹胀、反流、便秘、活动减少，难以从事购物、烹饪和准备餐点等日常生活。其他症状还包括呼吸困难和感染增加，如自发性细菌性腹膜炎。

评估腹水患者的主要目的是确保其营养需求得到满足。其次，应适当限制盐和水的摄入，密切观察，以防进一步影响患者的营养状况。

腹水的营养支持管理

如果患者限制液体摄入，在限制范围内，应优先摄入营养支持的产品，其次为茶，咖啡和果汁等营养含量低的饮品。奶制饮品因为蛋白质含量高于果汁饮品，而往往被作为营养补充的首选，特别是当患者进行穿刺治疗时，每次引流可排出超过90g的蛋白质。

如果需要肠内营养，大多数标准的肠内营养液（4.184kJ/ml）都是适宜的，因为它们每升含钠量少于40mmol。给予高能量/蛋白质的营养液（6.276～8.368kJ/ml），因为较小的体积就可以提供更多的热量/蛋白质。如果除鼻饲外还有一些其他液体，而患者坚持经口进食，最好通过鼻胃管注入，而不是让患者直接饮用。

限制饮食中钠盐摄入

限制饮食中钠盐摄入可降低腹水患者对利尿剂的需求、快速消除腹水、减少住院率（Soulsby，1997；Moore and Aithal，2006）。传统方法要求患者无添加盐饮食，即80～100mmol钠（4.65～5.8g盐）。尽管对一般人群膳食盐的推荐量不超过6g/d，但标准的英国饮食每天提供约9～10g盐。大多数医院每天提供膳食的含盐量到6g，所以在医院进一步限制钠盐通常是不必要的。对肝病不伴有腹水和水肿的人群限制低于建议量的钠盐摄入是没有任何依据的（Moore and Aithal，2006）。

不同患者钠盐摄入量差异极大，患者摄入量需要进行个体化评估。很多时候，在保证足够的膳食摄入量时，应减少一些关键食物的摄入，因其对每日净钠的摄入量有很大影响。

对腹水患者的基本建议很简单：
- 膳食中不放盐
- 勿食咸味小吃如薯片（20mmol钠）和汤
- 鼓励晚上摄入高热量高蛋白质富含碳水化合物的零食

要记住患者的病情发展到腹水阶段时，他们的食欲往往很差，这时对他们的限制是不必要的。但是，如果必须完全限盐，则需要按表14.1的内容进行。

干重评估

正确衡量腹水和外周水肿患者的液体重量十分重要。下面详细列出轻度、中度和重度腹水患者水分蓄积量的估算方法（Johnson，2003）。

腹水患者：
　　轻度2.2kg
　　中度6.0kg
　　重度14.0kg

表 14.1 对腹水患者日常忠告和应勿食含钠较高食品

日常忠告	避免食用的高钠食物
吃饭时不额外添加盐	培根，火腿，香肠，肉酱
烹调只用极少量盐	罐头和熏制鱼肉
避免盐替代品	鱼酱和肉酱
不多于 100 克的奶酪/周	罐装和便携汤
不多于 4 片面包/天	酱混合物，汤料块，酱油，味精
避免一切加工食品	蔬菜罐头
	瓶装酱油和酸辣酱
	肉类和蔬菜提取物
	盐渍坚果和薯片

水肿患者：
   轻度 1.0kg
   中度 5.0kg
   重度 10.0kg

这些数据有其局限性，往往患者的液体量要比预测的量多。重要的是要进行个体化评估，并以此为指导。对外周水肿的患者，利用体重记录和腹穿后测得的干体重是预测实际体重的最佳方式，必要时对外周水肿进行校正。必须重点强调用患者干体重或估算干体重来计算体重指数和营养需求，因为如果未进行干体重调整，体重指数便会严重干扰对营养不良状况的评估。

肝性脑病的营养支持

在第 6 章中我们已就肝性脑病的定义和病理生理进行了讨论，在蛋白质热量营养不良和肝性脑病恶化之间有一个直接联系（Mullen and Weber, 1991；Morgan et al. , 1995；Kondrup and Muller, 1997）。

过去在治疗肝性脑病时通常会限制蛋白饮食，即每天蛋白质摄入量低于20g，因通常认为，蛋白质代谢所产生的含氮废物，尤其是氨，会使急性肝性脑病恶化（Phillips et al. , 1952）。这种疗法是没有事实根据的，因此不予推荐。证据还表明肝硬化患者蛋白质的需要量至少为 1.2 ~ 1.3g/（kg·d），以维持正氮平衡（De Bruijn et al. ，1983）。当营养需求得不到满足时，从骨骼肌分解代谢所产生的含氮废物可能会加剧脑病。因此，积极的营养支持是必要的。

营养需求

必须要充分满足患者的营养需求，每千克干体重最低要给予 1. 2g 蛋白质和 146. 44kJ 热量（Plauth et al. ，1997；Johnson，2003）。脑病患者仅仅通过标准的医院饮食是不能满足要求的，应给予补充饮品和行肠内鼻饲饮食。为了避免快速大量摄入蛋白质，应分散日间进餐，每两餐之间加点心，晚餐应摄入至少 50g 碳水化合物。如果给予患者肠内营养，夜间应持续，以避免夜间空腹，从而促进正氮平衡。如果患者只有肠内营养，应 24 小时持续，直到脑病好转，然后评价。

慢性肝性脑病

我们在第 6 章提到过，在真正的慢性肝性脑病中不包括任何明显的急性因素，必须保证肠道管理和给予充足的饮食供应。在考虑进行任何蛋白质限制前应对患者进行一段时期的评估，因为蛋白质代谢能导致肝性脑病恶化。

如果脑病持续存在且没有任何好转，表明可以给予限制蛋白饮食。如有必要，在试行期内给予患者蛋白质 1g/kg 干体重，热量 146. 44kJ/kg。要明确试行期的长短，并在此期间给予监测，包括神经功能状态，可组织多学科会诊。蛋白质不耐受可能是一个短暂的现象，所以应尽可能地缩短限制时间。

吸收不良和脂肪泻

肝病患者普遍存在胃肠道营养素的吸收不良和消化不良，但患者之间的差异很大。脂溶性维生素吸收不良很常见，特别是胆道疾病患者，该类患者碳水化合物、蛋白质，水溶性维生素和矿物质吸收减少已得到证实（Matos et al. ，2002）。吸收不良的其他原因可能是小肠运动障碍，或者用药管理等，例如新霉素、乳果糖或考来烯胺而引起的菌群失调。这可引起脂肪吸收不良，继而导致营养不良和脂溶性维生素缺乏（Henkel and Buchman，2006）。

传统而言，诊断脂肪泻的主要体征包括肌肉松弛，面色苍白，稀便伴恶臭味。患者经常主诉他们的肠道运动频繁。当出现这些症状时需要给予护理。这些症状与其他吸收不良的状态相似，需要进一步区分，例如克罗恩病。

根据患者的症状和限制程度不同，我们已从过去严格的脂肪控制变成现在的更个性化的脂肪调整。对不伴有脂肪摄入相关症状（包括疼痛、恶心和脂肪泻）的黄疸或胆结石患者进行脂肪限制是没有依据的（Madden，1992）。

以下情况可能需要脂肪限制：

- 症状严重引起患者情绪低落时
- 体重丢失与脂肪泻有直接关系时
- 严重恶心或摄取脂肪后消化不良使用止吐或抗酸药不能缓解时应逐渐减少饮食中的脂肪含量，同时监测脂肪泻的症状。饮食中一些小的改变是必需的，例如：非油炸食品，或在营养师的指导下进行显著调整以减轻症状，并确保营养平衡，同时满足能量和蛋白质的需要。

满足营养需求

对营养不良的患者限制脂肪摄入时，要满足其对能量和蛋白质的需求。脂肪是一个重要的能量来源，因此需要进行能量转化：

- 如果可能的话增加高生物效价的优质蛋白摄入，如肉、鱼、禽、蛋、牛奶。
- 使用高能素、补能素增加碳水化合物含量。
- 调整以低脂肪非牛奶为基础的补充剂，如：强化加营素（Enlive plus®）、Provide Extra 和 Fortijuice。
- 食用含中链甘油三酯（medium chain triglycerides，MCT）的食物是慢性肝病伴脂肪泻的患者的首选物质，因为中链甘油三酯可绕过肉碱代谢路径，并且容易被组织利用（Sarath et al.，2000）。它们部分是水溶性的，不需要胆盐乳化，存在于英国产的医用油（MCT 油）或乳剂（Liquigen，SHS）中。该乳剂可以作为药物使用，每天 3 ~ 4 次，可以混入牛奶中以掩盖味道。这种油因其烟点低，所以不宜在烹调时使用。但其富含中链甘油三酯低脂肪，所以适用于肠内营养。

脂溶性维生素（维生素 A，维生素 D，维生素 E，维生素 K）

血浆中脂溶性维生素的浓度是脂溶性维生素含量的敏感指标。血浆25-羟基维生素 D 的浓度可以证明维生素 D 的含量，凝血（PT）时间延长说明维生素 K 含量不足，然而，必须先排除由肝功能下降所导致的 PT 时间延长。

维生素 A

这是一个被称为类视黄醇的脂溶性化合物家族，具有维生素 A 活性。视黄醇是维生素 A 的主要存在形式，对视觉，特别是夜视十分重要。如果缺乏则表现为干眼症、夜盲症和增加疾病易感性（Fairfield and Fletcher，2002）。

20% 的原发性胆汁性肝硬化（primary biliary cirrhosis，PBC）患者缺乏维生素 A，但通常无临床症状（Talwalkar and Lindor，2003）。在晚期原发性硬化性胆管炎（primary sclerosing cholangitis，PSC）患者中高达 82% 的人缺乏维生素 A（Lee and Kaplan，2002）。患者可口服补充品，但效果主要取决于吸收的程度，可能的情况下最好使用水溶性制剂（Kennedy and O'Grady，2002）。

维生素 D

维生素 D（钙化醇）可以通过多晒太阳由人类自身合成。在成年人中，维生素 D 缺陷导致继发甲状旁腺功能亢进、骨质流失、骨质疏松和增加骨折风险。（Fairfield and Fletcher，2002）

维生素 E

维生素 E 缺乏症是罕见的，但在慢性胆汁淤积性肝病中可见。症状包括肌无力、共济失调和溶血。

维生素 K

此种维生素在正常凝血和骨代谢中必不可少。缺乏时表现为凝血障碍，常见于肝病患者。患者可以肌肉注射或静脉注射补充。然而，由于凝血功能的改变，大部分肝病中心采用静脉注射方式。

钙

钙吸收障碍可能与维生素 D 不足和肠道内不能吸收的结合钙形成有关（Kehayoglou et al.，1968）。补充方法在本章后面将进行讨论。

肝病合并糖尿病

肝病及肝硬化都与胰岛素抵抗、胰岛 β 细胞功能障碍和糖尿病相关。对已知患有糖尿病、使用类固醇或胰腺功能不全而存在高血糖危险的患者进行血糖水平监测是至关重要的。

糖尿病与脂肪组织动员、脂肪酸和蛋白质分解代谢增加有关（McCullough and Bugionesie，1997；Gonzales-Barranco et al.，1998），因此，为了防止进一步的肌肉损耗，应将血糖控制在正常范围。我们更应该满足患者的营养需求，而不是通过减少摄入量来控制血糖。

高血糖的患者（>11mmol/L）院内感染的危险要比普通患者高 10 倍（McMahon and Rizza，1996）。

最适合的药物疗法应同时考虑目前的糖尿病血糖控制标准和患者的营养需求两方面。对失代偿性肝病合并糖尿病的患者用糖尿病标准健康饮食建议显然是不恰当的。对于大多数患者来说，最合适的建议是：

- 减少摄入单糖
- 规律的正餐和含蛋白质的零食，尤其是晚上含 50 克碳水化合物的零食
- 丰富的食物，以增加能量和蛋白质含量，如：额外的奶油、黄油、奶酪
- 适量食用水果和蔬菜，因为这些食物能量含量低，并能导致早饱，从而减少了重要的常量营养素的吸收
- 使用碳水化合物含量较低的专用补充剂或建议患者每餐后 1～2 小时少量缓慢饮用补充剂

对于糖尿病患者给予肠道营养应考虑到食物中碳水化合物和纤维含量，必要时可与营养师联系。为了使患者血糖尽可能接近正常水平，在给患者食物时应根据需要调整胰岛素剂量。

骨营养不良

慢性肝病的一个重要并发症是骨营养不良，其中包括骨质疏松症和骨软化。这些症状与骨折发病率显著相关，最终可使机体疼痛、变形、僵直（Collier et al.，2002）。过去一般认为，原发性硬化性胆管炎或原发性胆汁性肝硬化是肝病患者骨营养不良的危险因素，但现在普遍认为，无论病情如何，所有肝硬化的患者都有患骨营养不良的危险。患骨质疏松症和骨折的危险因素除了肝硬化外还包括：

- 体重指数 <19kg/m^2
- 过量饮酒
- 使用类固醇（泼尼松 5mg/d，3 个月以上）
- 身体活动减少

- 脆性骨折史
- 早期孕产妇髋部骨折（<60 岁）
- 性腺功能减退和绝经期提前（<45 岁）

治疗

慢性肝病患者日常忠告：戒烟、避免过度饮酒、定期参加负重运动。低体重指数（body mass index，BMI）是骨质疏松症的独立危险因素（Collier et al.，2002）。营养评估与确保每天摄入充足的热量和蛋白质同等重要，必要时补充营养支持品。一般人群钙和维生素 D 摄入量是不足的，任何慢性病肝病包括肝硬化的患者更甚，因此，大多数患者需要营养支持指导和药物补充钙及维生素 D。

慢性肝病营养支持的类型

饮食治疗是治疗肝硬化患者营养不良的重要方法。必须严密规划营养路径和类型，以满足其高营养需求。

表 14.2　营养需求建议表，高 BMI 的患者需要调整。如果体重指数 = 30~40kg/m², 使用（75%~100%）×体重/干体重估算值计算。如果体重指数 >40kg/m², 使用（65%~100%）×体重来计算

条件	能量 kJ/（kg·d）（干体重）
肝病代偿期	104.6~146.44
肝病失代偿期	104.6~188.28
	蛋白质 g/(kg·d)（干体重）
肝病代偿期	1.2~1.3
肝病失代偿期	1.5~2.0
移植后	1.5~2.0
急性肝衰竭	1.2~1.5
慢性脑病	1.0（仅是短期最低限量）

表 14.3　以 50g 碳水化合物间零食为实例。患者基本能够耐受
补充饮料，最好在两餐间以冷的、液状补充剂慢慢吸入

以 50g 碳水化合物零食为例
200ml 牛奶加两片面包/果酱面包
1 份 Fortijuice/Enlive
1 份 Fortisip/Ensure Plus 加 1 片面包/吐司
1 片面包/吐司
1 份面包
1 份 Fortisip/Ensure Plus 加 1 个饼干/烤饼

经口进食

患者一般可以耐受正常饮食，除特殊情况外不应加以限制。注意满足个人的营养需求是至关重要的（表 14.2），同时要联络多学科团队，尤其是营养师（Morgan et al.，1995；Lochs and Plauth，1999）。

无论是进食方式还是进食时间都已进行了相关研究（Verboeket-van De Venne et al.，1995；Tsuchiya et al.，2005 年，Yamanaka-Okumura et al.，2006）。肝硬化患者达到分解代谢状态所需的时间（其中大部分能量来自脂肪）比非肝硬化患者短很多。经过仅 9 个小时的短期饥饿后，脂肪将替代葡萄糖作为能源物质，因为肝脏储存的糖原不足不能有效地生成葡萄糖（Verboeket-van De Venne et al.，1995）。因此，肝硬化患者营养支持最好的方式是每日 5~6 餐。这应包括晚间含 50g 碳水化合物的夜宵，以改善肝硬化患者的糖耐量。零食举例参见表 14.3（Tsuchiya et al.，2005）。

肠内营养

随机对照实验表明，肝硬化患者肠内营养较口服更有效（Mendenhall et al.，1985；Cabre et al.，1990），并能改善患者肝功能及预后（Plauth et al.，1997，Cunha et al.，2004）。

鼻胃管喂养

如果通过进食和补充剂不能满足肝硬化患者的营养需求，应尽早考虑人工喂养。有些人不愿意进行鼻饲（nasogastric，NG）认为可能有食管静脉曲张出

血的风险。这是没有依据的（Cunha et al. , 2004；Plauth et al. , 2006）。

为达到理想的营养需求，常用高能量密度鼻饲液（≥6.276kJ/ml）。大部分鼻饲液中8360kJ热量内含钠量低于100mmol/L，这相当于不加盐饮食，因此，可用于大多数患者。鼻饲时不需要稀释，其间隔时间应根据之前24～72小时内进食量来确定，并避免发生倾倒综合征。

肝性脑病患者由于意识障碍会增加胃管脱出的风险，所以置入鼻饲管是他们面临的挑战。需要多学科团队讨论如何结合个性方案对这些患者进行护理，包括增加护理照顾，保证管路安全，或患者制动。

鼻肠管喂养

关于鼻胃管和鼻肠管（nasojejunal，NJ）的比较在这组患者中尚缺乏证据，但以下情况需要给予鼻肠管喂养：

- 胃酸过多导致鼻胃管喂养吸收不良—此种情况出现于急性肝衰竭（ALF）或肠道蠕动缓慢而病情危重昏迷的患者
- 恶心和呕吐，例如腹水、服药过量
- 早饱，例如：腹水、慢性营养不良

这种喂养途径的优势是提供一个持续输注从而减少空腹时间。同样喂养方法可根据个体需求用于鼻胃管饲养。

胃和空肠造口喂养

大多数肝硬化患者禁忌经皮内镜下胃造口（percutaneous endoscopic gastrostomy，PEG）（Loser et al. , 2005），因其有形成腹水和引起伤口周围液体渗出继发感染的危险。如果患者有腹水，空肠造口引起感染的危险也增加。胃和空肠造口喂养可用于移植后长时间喂养，但它们的使用目前呈下降趋势，因为大多数患者通过胃管和肠管就能够得到充分的营养。

肠外营养

如果患者不能进行肠内喂养，则应该给予肠外营养（Henkel and Buchman, 2006）。与肠内营养相比，这种营养支持形式比较昂贵，并且感染的发生率较高，易引起电解质失衡（Sanchez and Aranda-Michel, 2006）。肠外营养的患者出现肝损伤（如脂肪肝、肝内胆汁淤积或肝功能检测升高）是比较常见的，成人发生率高于75%（Guglielmi et al. , 2006）。当患者出现肝功能试验异常或肝功能恶化时，应确定其他可治疗的因素，并让风险最小化，例如败血症。在大多数情况下只需要监测病情变化，或略微减少营养液能量包括氮源热量降至 104.6kJ/kg，或非氮源热量降至 83.68kJ/kg（Kumpf，2006）。

研究表明，如果可能的话，启动小剂量肠内营养，通过预防肠道结构和功能变化以及减少肠道细菌移位的风险来减少并发症，如败血症（Guglielmi et al. 2006）。

应给患者提供葡萄糖和脂肪等能源。目前研究建议，对葡萄糖不耐受的患者给予 30%~50% 的非蛋白质能量例如脂肪，以提高脂肪比例。对于那些有腹水或外周水肿的患者则需要液体限制，通常钠盐也要限制在 80~100mmol/L 的水平。

标准肠外营养袋比模块化营养袋更能满足大多数患者的要求（Kleinet al.，1997）。在长期的肠外营养中，通过提供结构化脂质、ω-3 脂肪酸、静脉补充脂肪和循环喂养，肝功能有可能改善（Rubin et al.，2000）。对于急性酒精性肝炎患者，肠内营养应为首选，其次再考虑肠外营养。对围术期慢性肝病患者给予肠外营养没有任何的优势，也应首选肠内营养。所有病例都应有医院专业的营养师团队指导或进行过适当训练的人员来完成。

酒精性肝病的营养支持

营养支持对酒精性肝病（alcoholic liver disease，ALD）患者非常重要，一些研究报道，酒精性肝病的蛋白质热量营养不良（protein calorie malnutrition，PCM）发生率高达 100%（Tome and Lucey，2004）。酒精性肝病患者的营养不良是多方面的。饮食摄入不足、胃肠道使用减少和储存营养能力低下都可造成营养不良，但营养不良使酒精性肝病恶化的机制尚不明确。有人指出蛋白质热量不足可以增加酒精的毒性，部分是通过影响免疫系统的完整性和感染应答能力而影响营养状况。（MacSween and Burt，1986）。另一种解释是酒精抑制肝再生和蛋白质的合成，因此，在考虑移植前要评估有多少未被酒精损伤的肝脏可以代偿，最关键的是要禁酒。（图 14.1，彩图 15）。

评估有酗酒史或酒精性肝病史的患者，应考虑饮酒使硫胺素和复合维生素 B 代谢增加，因此这类 B 族维生素应在常规医嘱中进行补充。缺乏这类 B 族维生素将导致患者身体严重衰弱，其中一些症状包括周围神经病变、脚气、心肌肥厚、肠蠕动减少和弹性下降、抑郁症、韦尼克脑病。如果此类维生素持续缺乏，可进展为不可逆转的柯萨可夫精神病。

此类疾病的三个主要阶段是脂肪肝、急性酒精性肝炎和肝硬化（Baptista et al.，1981）。实际上这些阶段是叠加的，考虑到患者个体化的个体化的营养状况很重要。

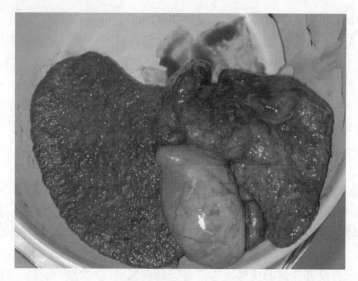

图 14.1　酒精性肝硬化的肝脏表现。彩色图片请参阅彩图 15

脂肪变性

此阶段患者应戒酒，使体重指数在一个可接受的范围（BMI 20～25kg/m²）内，建议健康饮食与运动方案相结合。

酒精性肝炎

大多数酒精性肝炎患者已存在一定程度的营养不良，急性酒精性肝炎导致的死亡与蛋白质能量营养不良的严重程度有关（Cabre et al.，1990）。因此在开始药物治疗胃炎、恶心和呕吐时，就应该进行必要的营养支持。厌食症在这类患者中较常见。营养需求计算热量为：146.44～188.28kJ/（kg·d），蛋白质：1.2～1.8g/（kg·d）（Johnson，2003；Todorovic and Micklewright，2004）。仅通过口服来满足这些要求不太可能，因此必须给予营养补充剂。

微量营养素缺乏症比较常见，如维生素 C（抗坏血酸）、锌和 B 族维生素，所有这些可能都需要额外补充。尽可能使用肠内营养途径，只有其他喂养途径都不能用时才考虑采用肠外营养。

酒精性肝硬化

研究表明，酒精性肝硬化患者蛋白质能量营养不良的发生率为 80%～

100%，营养支持是治疗的重要组成部分。肠内营养支持可改善营养状况和肝功能，减少并发症的发生，延长肝硬化患者的存活率（Plauth et al.，1997）。

　　每个患者入院时都应进行营养评估，并根据症状来选择营养治疗方案。药物治疗胃炎时，可能引起恶心和呕吐。建议戒酒和补充 B 族维生素。推荐的营养需求为蛋白质 1.5 ~ 2.0g/kg 干体重和热量 146.44 ~ 188.28kJ/kg 干体重（Johnson，2003；Todorovi and Micklewright，2004）。

　　应根据患者自身状况决定口服或鼻饲。由于要根据体征来决定营养支持，应考虑到患者常见体征和肝硬化症状，如腹水、液体受限、早饱、黄疸及吸收不良。所以要密切系统的监测，以确保患者的营养需求得到满足，从而改善其结局。

再喂养综合征

　　再喂养综合征是指极度饥饿或严重营养不良的患者恢复营养时发生的代谢紊乱（Crook et al.，2001，NICE，2006）。患者可能继发水电解质平衡紊乱，特别是随着神经、肺、心脏、肌肉和血液系统的并发症而产生的低磷、低钾和低镁。导致这些症状的原因是机体从脂肪代谢突然转向碳水化合物代谢。如果没有及时发现和正确治疗，其结果可能是致命的。有以下一个或多个症状者有患此综合征的风险（NICE，2006）：

- 体重指数小于 16kg/m^2
- 在过去的 3 ~ 6 个月内不明原因的体重减轻超过 15%
- 至少 10 天进食不足或没有进食
- 喂养前钾、镁、磷水平低
- 糖尿病、高血糖或胰岛素的用量增加

或者患者有两个或多个以下症状：

- 体重指数低于 18.5kg/m^2
- 在过去的 3 ~ 6 个月内不明原因的体重减轻超过 10%
- 至少 5 天进食不足或未进食
- 有酗酒史或胰岛素、化疗、抗酸或利尿剂等的用药史

　　营养支持开始前以及喂养 10 天内患者必须立即口服硫胺素、维生素 B$_2$ 和复合维生素。肠内营养应该由最初的不超过 41.84kJ/kg 开始，缓慢增加，7 天后计算营养需求。每天监测血清电解质、镁、磷，根据临床需要给予药物支持。

非酒精性脂肪性肝病

非酒精性脂肪性肝病（non-alcoholic fatty liver disease，NAFLD）患者在英国日益增加，这显然与肥胖及代谢综合征的患病率增加有关，这些内容我们在第8章已进行过讨论。

代谢综合征的饮食管理

代谢综合征是一系列可导致缺血性心脏病的危险因素。腹型肥胖是与代谢综合征关系最密切的参数，可通过简单的腹围测量进行评估。这种测量方法尤其是与胰岛素抵抗相关，比体重指数高更能预测心血管并发症及非酒精性脂肪性肝病（Sanyal and AGA，2002）。

对代谢综合征的管理首先应进行生活方式干预，减轻体重，增加运动，戒烟。所有体征都应进行适当干预。

肥胖

在英国，肥胖的人越来越多，且2型糖尿病发病率显著增加。肥胖等级可以根据以下内容定义：

- 健康体重指数 $20 \sim 25 \mathrm{kg/m^2}$
- 一级肥胖 $26 \sim 30 \mathrm{kg/m^2}$
- 二级肥胖 $30 \sim 35 \mathrm{kg/m^2}$
- 三级肥胖 $>35 \mathrm{kg/m^2}$

减肥

限制热量摄入和运动对减肥很有效。减轻体重和体育活动可以改善代谢综合征的所有症状。也可改善患者的高血脂、对胰岛素的敏感性、高血压和非酒精性脂肪性肝病的症状（Sanyal and AGA，2002），同时也可进一步降低患2型糖尿病的风险。

为了促进通过限制热量来减轻体重，国家专家临床减肥指南建议，应每天减少 $2092 \sim 4184 \mathrm{kJ}$ 的热量摄入，每周减 $0.5 \sim 1.0 \mathrm{kg}$（NIDDK，2004）。患者的目标是减少基础体重的10%。目前运动指南建议每天进行 $30 \sim 60$ 分钟中等强度的运动（如快走）。单纯改变饮食的减肥失败率较高，原因很多，本章不进行详细阐述。

　　不主张快速减肥，避免每周减重超过 1.5kg，因为这可能会加重肝炎，有失代偿风险，同时也会增加胆结石的风险（Sanyal and AGA，2002）。提倡下文所述的"健康饮食"。对于没有糖尿病的人，我们建议：

- 平衡健康的身体
- 英国饮食协会的健康饮食建议
- 英国心脏基金会饮食建议
- 饮食比例脂肪 <35%，碳水化合物 50%，蛋白质 15%
- 15%~20% 不饱和脂肪酸，减少反式脂肪酸的摄入
- 少量精制糖类，低血糖指数（gycaemic index，GI）的食物
- 每周食用 1 次或 2 次鱼，其中一次是含油脂高的鱼
- 降低饱和脂肪摄入，占总脂肪 <10%
- 降低总脂肪摄入
- 增加水果和蔬菜，至少 5 种/天
- 每天运动 30 分钟

　　对于糖尿病患者除提供以上意见外，还应参照"欧洲糖尿病研究协会"和"美国糖尿病协会"膳食声明中的建议（EASD，2000；Sanyal and AGA，2002）。

非酒精性脂肪性肝炎

　　在移植前后，建议"健康饮食"疗法和锻炼，以保持正常血糖水平，保持体重指数 ≤25kg/m²，因为大多数患者会在移植后 4 年内复发脂肪肝，其中 50% 的患者可发展为非酒精性脂肪性肝炎（non-alcoholic steatohepatitis，NASH）（Doelle，2004）。

非酒精性脂肪性肝炎失代偿患者

　　当非酒精性脂肪性肝炎患者发展到肝硬化时，患者和医务人员都可能对营养问题产生困惑。应认识到尽管这些患者的体重指数升高，他们仍存在高蛋白质热量营养不良的风险。肝硬化期肝脏的新陈代谢存在变化，为保持正氮平衡，患者需要摄入蛋白质 1.5~2g/kg 干体重（Johnson，2003）。否则会导致肌肉重量下降和患者死亡率上升。

　　肌肉量可以通过使用手柄和测量上臂肌围来客观衡量。如前面的章节所述，应计算干体重指数来调整腹水和水肿。如果必需减肥，也要确保只限于脂肪而不会引起进一步的肌肉组织丢失，建议通过动员机体储存的脂肪来达到每周减轻 0.5~1kg 干体重的目标。如果体重急剧下降可能导致肝脏失代偿和加剧潜在的蛋白质营养不良。严格控制液体量（腹水和水肿）十分重要，以便

区分液体重量和干体重。

移植后的营养

移植后患病率和死亡率与移植前营养不良有关（Hasse，2006）。在移植后的最初阶段，不同移植中心喂养建议各不相同。不过，在没有手术禁忌的情况下通常在 12 小时内开始给患者提供肠内营养。所有喂养都应以全能量开始并按照当地移植中心的建议逐渐增加，一直到患者可进食为止。如果患者能进食则在夜间减少鼻饲量，并及时与营养师联络。

一旦停止鼻饲，就要坚持 2～3 个月个体化的饮食补充，补充的小吃和（或）饮料跟移植前相同。由于患者处于重要的伤口愈合、保障体重增加和克服排斥反应阶段，所以仍然要继续给予积极的营养支持。持续规律监测仍然是必不可少的。

肝移植患者远期可能发生六个主要的营养问题，如表 14.4 所示。

表 14.4　肝移植术后远期并发症及饮食管理

并发症	饮食治疗
糖尿病	早期继续补充口服降糖药或使用胰岛素维持正常血糖水平。开始降糖时可简单地遵循目前用于长期血糖控制的糖尿病指南
肥胖	如需要长期减重，鼓励最初以 0.5 公斤/周的速度缓慢减轻体重
高脂血症	他汀类药物可在密切监测下使用（Massucco et al.，2004）。建议改变生活方式包括控制体重，戒烟和运动（Fletcher et al.，2005）
骨质疏松	见骨质疏松症节
高钾血症	医务人员可能需要减少免疫抑制剂量或与移植中心联系使用碳酸氢钠。只有上述方法都失败，才建议限制钾饮食
高血压	应保持限钠不加盐饮食

本章小结

营养不良是肝脏疾病的一种常见并发症，而且是预后的重要指标。营养评估应包括详细询问患者症状、膳食摄入和营养状况的客观测量。饮食建议的目的是满足患者预计的需求，同时避免不必要的限制。早期应考虑人工喂养，可选择肠道喂养。一些疾病的病因例如非酒精性脂肪肝（NAFLD），与日益增加的肥胖和代谢综合征相关。饮食治疗包括生活方式干预、减轻体重、加强锻炼和戒烟等。

Susie Hamlin，Julie Leaper　著

袁久莉　刘　群　译

聂文博　张　敏　周　豪　李虹彦　牛俊奇　校

参考文献

Alvares-da-Silva MR, Reverbel da Silveira T (2005) Comparison between handgrip strength, subjective global assessment and prognostic nutritional index in assessing malnutrition and predicting clinical outcome in cirrhotic patients. *Nutrition* **21**(2):113–117

Baptista A, Bianchi L, de Groote J (1981) Alcoholic liver disease: morphological manifestations. Review by an international group. *Lancet* **1**:707–711

British Association for Parenteral and Enteral Nutrition (2003) Malnutrition Universal Screening Tool. BAPEN, Redditch available from www.bapen.org.uk (Accessed 27th September 2007)

Cabre E, Gonzalez-Huix F, Abad-Lacruz A, Esteve M, Acero D, Fernandez-Banares F, Xiol X, Gassull MA (1990) Effect of total enteral nutrition on the short-term outcome of severely malnourished cirrhotics. A randomized controlled trial. *Gastroenterology* **98**(3):715–720

Cabre E, Rodríguez-Iglesias P, Caballería J, Quer JC, Sánchez-Lombraña JL, Parés A, Papo M, Planas R, Gassull MA, Spanish Group for the Study of Alcoholic Hepatitis (2000) Short and long term outcome of severe alcohol induced hepatitis treated with steroids or enteral nutrition, a multicentre randomised trial. *Hepatology* **32**(1):36–42

Campos ACL, Matias JEF, Coelho JCU (2002) Nutritional aspects of liver transplantation. *Current Opinion in Clinical Nutrition and Metabolic Care* **5**(3): 297–307

Collier JD, Ninkovic M, Compston JE (2002) Guidelines on the management of osteoporosis associated with chronic liver disease. *Gut* **50**(Suppl 1): i1–i9

Crook MA, Hally V, Panteli JV (2001) The importance of the refeeding syndrome. *Nutrition* **17**(7–8):632–637

Cunha L, Happi Nono M, Gilbert AL Nidegger D, Beau P, Beauchant M (2004) Effects of prolonged oral nutritional support in malnourished cirrhotic patients: results of a pilot study. *Gastroentérologie Clinique et Biologique* **28**(1):36–39

Day CP (2006) Non alcoholic fatty liver disease: current concepts and management strategies. *Clinical Medicine* **6**(1):9–25

De Bruijn KM, Blendis LM, Zilm DH (1983) Effect of dietary protein manipulation in sub-clinical portal-systemic encephalopathy. *Gut* **24**(1):53–60

Doelle G (2004) The clinical picture of metabolic syndrome. An update on this complex of conditions and risk factors. *Postgraduate Medicine* 116(1):30–38

European Association for the Study of Diabetes – Dietitian and Nutrition Study Group (2000) Recommendations for the nutritional management for patients with diabetes mellitus. *European Journal of Clinical Nutrition* 54:353–355

Fairfield KM, Fletcher RH (2002) Vitamins for chronic disease prevention in adults: scientific review. *Journal of the American Medical Association* 287(23):3116–3126

Fisher NC, Hanson J, Phillips A, Rao JN, Swarbrick ET (2002) Mortality from liver disease in the West Midlands, 1993–2000. Observational study. *British Medical Journal* 325:312–313

Fletcher B, Berra K, Ades P, Braun LT, Burke LE, Durstine JL, Fair JM, Fletcher GF, Goff D, Hayman LL, Hiatt WR, Miller NH, Krauss R, Kris-Etherton P, Stone N, Wilterdink J, Winston M, Council on Cardiovascular Nursing, Council on Arteriosclerosis, Thrombosis, and Vascular Biology, Council on Basic Cardiovascular Sciences, Council on Cardiovascular Disease in the Young, Council on Clinical Cardiology, Council on Epidemiology and Prevention, Council on Nutrition, Physical Activity, and Metabolism, Council on Stroke, Preventive Cardiovascular Nurses Association (2005) Managing abnormal blood lipids: a collaborative approach. *Circulation* 112(20):3184–3209

Gonzales-Barranco J, Furst P, Schrezenmeir J, O'Dorisio T, Coulston A (1998) Glucose control guidelines: current concepts. *Clinical Nutrition* 17(suppl 2):7–17

Guglielmi FW, Boggio Bertinet D, Federico A, Forte GB, Guglielmi A, Loguercio C, Mazzuoli S, Merli M, Palmo A, Panella C, Pironi L, Francavilla A (2006) Total parenteral nutrition-related gastroenterological complications. *Digestive and Liver Disease* 38(9):623–642

Hasse JM (2006) Examining the role of tube feeding after liver transplantation. *Nutrition in Clinical Practice* 21(3):299–311

Henkel AS, Buchman AL (2006) Nutritional support in chronic liver disease. *Nature Clinical Practice. Gastroenterology & Hepatology* 3(4):202–209

Johnson J (2003) Nutritional treatment of liver disease. *Complete Nutrition* 3(5):9–11

Kehayoglou AK, Holdsworth CD, Agnew JE, Whelton MJ, Sherlock S (1968) Bone disease and calcium absorption in primary biliary cirrhosis with special reference to vitamin D therapy. *Lancet* 1(7545):715–718

Kennedy PTF, O'Grady JG (2002) Diseases of the liver: chronic liver disease. *Hospital Pharmacist* 9(5):137–144

Klein S, Kinney J, Jeejeebhoy K, Alpers D, Hellerstein M, Murray M, Twomey P (1997) Nutrition support in clinical practice: review of published data and recommendations for future research directions. *Journal of Parenteral & Enteral Nutrition* 21(3):133–156

Kondrup J, Muller J (1997) Energy and protein requirements of patients with chronic liver disease. *Journal of Hepatology* 27:239–247

Kumpf VJ (2006) Parenteral nutrition-associated liver disease in adult and pediatric patients. *Nutrition in Clinical Practice* **21**(3):279–290

Lee YM, Kaplan MM (2002) Management of primary sclerosing cholangitis. *American Journal of Gastroenterology* **97**(3):528–534

Lochs H, Plauth M (1999) Liver cirrhosis: rationale and modalities for nutritional support. The European Society of Parenteral and Enteral Nutrition consensus and beyond. *Current Opinion in Clinical Nutrition and Metabolic Care* **2**(4): 345–349

Loser CHR, Aschl G, Hebuterne X, Mathus-Vliegen EMH, Muscaritoli M, Niv Y, Rollins H, Singer P, Skelly RH (2005) ESPEN guidelines on artificial enteral nutrition – percutaneous endoscopic gastrostomy (PEG). *Clinical Nutrition* **24**(5):848–861

MacSween RN, Burt AD (1986) Histologic spectrum of alcoholic liver disease. *Seminars in Liver Disease* **6**(3):221–232

Madden A (1992) The role of low fat diets in the management of gall-bladder disease. *Journal of Human Nutrition and Dietetics* **5**:267–273

Massucco AG, Bonomo P, Trovati M (2004) Prescription of statins to dyslipidemic patients affected by liver diseases: a subtle balance between risks and benefits. *Nutrition, Metabolism, and Cardiovascular Diseases* **14**(4):215–224

Matos C, Porayko MK, Francisco-Ziller N, DiCecco S (2002) Nutrition and chronic liver disease. *Journal of Clinical Gastroenterology* **35**(5):391–397

McCullough AJ, Bugionesie E (1997) Protein-calorie malnutrition and the etiology of cirrhosis. *American Journal of Gastroenterology* **92**(5):734–738

McMahon MM, Rizza RA (1996) Nutritional support in hospitalized patients with diabetes mellitus. *Mayo Clinic Proceedings* **71**:587–594

Mendenhall C, Bongiovanni G, Goldberg S, Miller B, Moore J, Rouster S, Schneider S, et al. (1985) VA Cooperative Study on Alcohol Hepatitis. III: Changes in protein-calorie malnutrition associated with 30 days of hospitalization with and without enteral nutritional therapy. *Journal of Parenteral and Enteral Nutrition* **9**(5):590–596

Merli M, Riggio O, Dally L (1996) Does malnutrition affect survival in liver cirrhosis. *Hepatology* **23**(5):1041–1046

Miwa Y, Shiraki M, Kato M, Tajika M, Mohri H, Murakami N, Kato T, Ohnishi H, Morioku T, Muto Y, Moriwaki H (2000) Improvement of fuel metabolism by nonturnal energy supplementation in patients with liver cirrhosis. *Hepatology Research* **18**(3):185–189

Moore KP, Aithal GP (2006) Guidelines on the management of ascites in cirrhosis. *Gut* **55**(suppl 6):vi1–vi12

Morgan TR, Moritz TE, Mendenhall CL, Haas R (1995) Protein consumption and hepatic encephalopathy in alcoholic hepatitis. *Journal of the American College of Nutrition* **14**(2):152–158

Mullen KD, Weber Jr FL (1991) Role of nutrition in hepatic encephalopathy. *Seminars in Liver Disease* **11**(4):292–304

National Institute of Diabetes and Diabetic Kidney Disease (2004) Weight Loss

Information Network. Available at http://win.niddk.nih.gov (Accessed 2nd October 2007)

National Institute for Health and Clinical Excellence (2006) Nutritional Support in Adults, Clinical Guidelines 32. Available at http://guidance.nice.org.uk/CG32 (Accessed 2nd October 2007)

Phillips GB, Schwartz R, Gabuzda GJ Jr, Davidson CS (1952) The syndrome of impending hepatic coma in patients with cirrhosis of the liver given certain nitrogenous substances. *New England Journal of Medicine* 247:239–246

Plauth M, Cabre E, Riggio O, Assis-Camilo M, Pirlich M, Kondrup J, Ferenchi P, Holme E, Vom Dahl S, Muller MJ, Nolte W (2006) ESPEN guidelines on enteral nutrition: liver disease. *Clinical Nutrition* 25(2):285–294

Plauth M, Merli M, Kondrup J, Weimann A, Ferenci P, Muller MJ. ESPEN Consensus Group (1997) ESPEN Guidelines for Nutrition in Liver Disease and Transplantation. *Clinical Nutrition* 16(2):43–55

Rubin M, Moser A, Vaserberg N, Greig F, Levy Y, Spivak H, Ziv Y, Lelcuk S (2000) Structured triacylglcerol emulsion, containing medium and long chain fatty acids, in long term home parenteral nutrition: a double-blind randomised cross-over study. *Nutrition* 16:95–100

Runyon BA (1998) Management of adult patients with ascites caused by cirrhosis. *Hepatology* 27(1):264–272

Sanchez AJ, Aranda-Michel J (2006) Nutrition for the liver transplant patient. *Liver Transplantation* 12:1310–1316

Sanyal AJ, American Gastroenterological Association (2002) AGA technical review on non alcoholic fatty liver disease. *Gastroenterology* 123(5):1705–1725

Sarath G, Shailee S, Raikamal S (2000) Practicalities of nutritional support in chronic liver disease. *Current Opinions in Clinical Nutrition and Metabolism Care* 3(3):227–229

Soulsby CT (1997) An examination of the effects of dietary sodium restriction on energy and protein intake in the treatment of ascites in cirrhosis. *Proceedings of the Nutrition Society* (abstract) 57:115A

Talwalkar JA, Lindor KD (2003) Primary biliary cirrhosis. *The Lancet* 362: 53–61

Todorovic VE, Micklewright A (eds) (2004) *A Pocket Guide to Clinical Nutrition*, 3rd edn. British Dietetic Association, London

Tome S, Lucey MR (2004) Current management of alcoholic liver disease. *Alimentary Pharmacology and Therapeutics* 19(7):707–714

Tsuchiya M, Sakaida I, Okamoto M, Okita K (2005) The effect of a late evening snack in patients with liver cirrhosis. *Hepatology Research* 31(2):95–103

Verboeket-van De Venne WPHG, Westerterp KR, Van Hoek B, Swart GR (1995) Energy expenditure and substrate metabolism in patients with cirrhosis of the liver: effects of the pattern of food intake. *Gut* 36(1):110–116

Yamanaka-Okumura H, Nakamura T, Takeuchi H, Miyake H, Katayama T, Arai H, Taketani Y, Fujii M, Shimada M, Takeda E (2006) Effect of late evening snack with rice ball on energy metabolism in liver cirrhosis. *European Journal of Clinical Nutrition* 60(9):1067–1072

第 15 章

药物性肝损伤

前言

肝脏是药物代谢、生物转化和清除的主要场所。因此，在住院的黄疸患者中药物性肝损伤占大约 2%，而药物性肝损伤占所有肝脏疾病的 10%，有超过 1000 种药物和化学试剂与此相关（McFarlane et al.，2000）。在美国，药物相关的肝毒性是导致急性肝衰竭（acute liver failure，ALF）进而进行肝移植的直接原因。药物相关的肝毒性在急性肝衰竭（ALF）中占 50%，占 ALF 死亡率的 90%（O'Grady et al.，1989，Navarro and Senior，2006）。然而，药物相关的肝毒性可靠数据难以建立。由于西方国家高达 50% 的人使用缺乏规范的中药制剂，约占药物性肝病的 5%，使这种情况可能更加复杂（Ryder and Beckingham，2001）。

用一章节篇幅讨论药物致肝损害的所有方面是困难的，我们将集中讨论药物性肝损伤的最常见类型、药物性肝毒性的危险因素、最常用的有肝毒性的处方药、非处方（over the counter，OTC）药以及草药。

肝毒性的发病机制

每种药物引起肝毒性的发病机制及临床表现各有不同，而且大部分情况是知之甚少。大体上来讲，药物相关的黄疸可能是由于可预见的直接肝毒性引起，如对乙酰氨基酚过量，或特异性药物反应，所有这些造成严重肝损伤病人中有 20% 需要住院治疗（Ryder and Beckingham，2001）。

肝脏是药物代谢中心，因为肝细胞包含所有必需的酶。这种酶系统在肝细胞的光滑内质网内发生反应，包括多功能氧化酶（mixed function oxidase）或加单氧酶，细胞色素 C-还原酶和细胞色素 P450。与药物代谢有关的酶主要属于细胞色素 P450 酶系（Norris，2006）。

生物转化发生在生化反应发生的几个阶段，分为第一相反应和第二相反应，这些在第 1 章已进行了详细讲述。一些药物只是在第一相反应或第二相反应代谢，但大多数药物会在两个时相都进行代谢。第一相反应是细胞色素 P450 所介导，并为氧化或羟基化的结合反应提供化合物，因此，使药物更有极性并改变了药物的结构（Norris，2006）。肝脏代谢药物的第一相反应在不同的病人之间有很大区别，细胞色素 P450 同工酶活性的遗传差异可能决定特异药物不良反应（Norris，2006）。酶诱导剂如酒精、巴比妥酸盐和抗惊厥药治疗可以改变 P450 酶的活性，因此增加了药物毒性的风险（Schiano 和 Black，2004）。

药物代谢的第二时相是结合反应，药物通过谷胱甘肽，硫酸盐，葡萄糖醛酸或水共轭后从一种活性状态代谢到一种无毒的水溶性产物。这些代谢过程通常在肝细胞胞质中进行（Schiano 和 Black，2004）。决定代谢药物将在胆汁还是尿液中排出体外的因素有很多，如分子大小，或物质的极性（Sherlock 和 Dooley，2002）。

药物性肝损伤的诊断

药物性肝损伤的临床表现与大多数肝脏疾病的症状和体征相同，因此，在采集病人病史时应考虑到可能接触药物这一点。记录过去 3 个月中服用所有药物，包括剂量、给药途径、持续时间和任何与之伴随的药物，包括替代疗法，如草药和中药配方。早期怀疑药物性肝损害及准确诊断是十分必要。因为如果继续给药，特别是在症状发展或血清转氨酶升高后，其损伤是很严重的。

肝脏疾病的其他原因也不应忽略，如病毒性肝炎或自身免疫性肝炎，需要经过临床审慎评估、放射检查、生化和血清学化验来排除。然而，我们必须时刻警惕肝病中药物损伤的可能性（Schiano and Black，2004）。

肝损伤的个体易感性是受很多因素影响的，如性别、年龄、遗传因素、妊娠、营养状况（肥胖或营养不良）、已有的肝脏疾病和相互作用的用药史（McFarlane et al.，2000）。因此，在药物性肝损伤作为主要或鉴别诊断时这些因素应当考虑在内。

药物性肝损伤的分类

　　药物性肝损伤可以分为肝细胞型［肝细胞坏死和（或）脂肪变性］、胆汁淤积型（胆汁流量减少和轻微实质损伤的黄疸）和伴有肝实质和胆管损害的混合型。不同类型经常重叠，因为药物可能引起多种类型的反应（McFarlane et al.，2000）。药物性肝功能衰竭的表现各不相同，主要由肝损伤的基本类型而定。生化检验升高，例如 AST、ALT 及转肽酶升高，可作为药物的适应性反应，可能不是真正肝损伤的指示（Watkins and Seeff，2006）。当难以确诊时，可进行肝脏活检，若有与药物相关的改变，如脂肪变、肉芽肿、胆管损伤、区带状肝坏死和普遍肝细胞活跃等可辅助诊断（Sherlock and Dooley，2002）。

肝细胞型药物性肝损伤

　　主要是由肝细胞坏死引起，从亚临床的 ALT 和 AST 升高到急性肝功能衰竭，临床症状各有不同。由于药物本身引起的肝细胞损伤很少见，通常是由一种有毒代谢物或代谢产物介导的免疫过敏反应引起（Norris，2006）。急性肝细胞性肝炎普遍缺乏特殊特征，与急性病毒性肝炎相似，因此难以区分。临床上急性肝细胞性肝炎的诊断是 ALT 高于正常上限（upper normal limit，ULN）两倍以上或 ALT：ALP≥5。INR 或 PT 延长和高胆红素血症均提示愈后不良，这一点在第 13 章中已进行过详细讨论。

药物性胆汁淤积

　　胆汁淤积时胆汁无法进入到十二指肠，通常表现为黄疸、瘙痒、陶土样便和尿色加深。药物性胆汁淤积有三种机制，分别是肝细胞分泌胆汁功能损伤（单纯胆汁淤积或淤胆性肝炎）、胆小管梗阻（胆小管炎）或小叶胆管梗阻（胆管炎）、肝外阻塞（Erlinger，1997）。胆汁淤积性损伤与血清中 ALP、血清胆红素和 GGT 升高有关（Navarro and Senior，2006）。

脂肪变性

　　脂肪变性是指脂肪滴在肝细胞累积，可有小泡（肝细胞内的小脂肪滴）或大泡（大脂肪滴）。可诱发脂肪变性的药物见表 15.1。

表 15.1　肝毒性反应的药物分类

肝毒性反应类型	药物举例
肝细胞损伤型	对乙酰氨基酚（扑热息痛）
	氟烷
	四氯化碳
	利福平
	异烟肼
	酮康唑
	他汀类药物
	丙戊酸
	甾体类抗炎药
胆汁淤积型	阿莫西林、克拉维酸
	同化类固醇
	性激素（雌激素替代疗法或避孕丸）
	氯丙嗪
	氯磺丙脲
	氟氯西林
	红霉素
	三环类药物
	他莫昔芬
混合（肝炎和胆汁淤积）	阿米替林
	硫唑嘌呤
	卡托普利
	苯妥英钠
	维拉帕米
	三甲氧卞氨嘧啶
小泡性脂肪变性：抑制脂肪酸线粒体 β- 氧化	丙戊酸钠
	非甾体抗炎药
	阿司匹林
	四环素

续表

肝毒性反应类型	药物举例
大泡性脂肪变性：减少脂蛋白的分泌物	胺碘酮
	皮质类固醇
	甲氨蝶呤
纤维化	甲氨蝶呤
	维生素 A
	氯乙烯
肿瘤（腺瘤和肝细胞癌）	口服避孕药，雌激素和雄激素
胆管消失综合征：小胆管自身免疫性破坏	氯丙嗪
血管（静脉闭塞症，肝静脉阻塞，门静脉阻塞）	细胞毒素类药物
	硫唑嘌呤
	性激素

纤维化

纤维化损伤是大多数药物反应的一部分，但在一些情况下可能是主要特征。纤维组织沉积于狄氏间隙，阻碍正向血流，造成非肝硬化门脉高压和肝细胞功能障碍（Sherlock and Dooley，2002）。这方面的一个例子是甲氨蝶呤诱导的肝纤维化。

肝静脉损伤

药物不良反应可导致大肝静脉梗阻（布-加综合征）和小肝静脉梗阻（静脉闭塞症），其特点为腹痛、腹水和下肢水肿。在某些情况下可发展为急性肝衰竭。诊断可通过彩超、CT，对布-加综合征患者可进行肝静脉造影和对静脉闭塞患者进行肝活检。

具有肝毒性的常见药物

有超过 1000 种药物可引起急性或慢性肝损伤，表现从亚临床的肝功能检测值升高到急性肝功能衰竭（McFarlane et al.，2000）。导致肝毒性的最常见的药物见表 15.2。其中一些将在后面详细讨论。

表 15.2　已知可引起药物性肝损伤的药品（Norris，2000）

药物组	已知诱导性肝损伤的药物
抗癫痫药物和精神药物	苯妥英钠
	乙胺嗪
	丙戊酸
	氯丙嗪
	三环类抗抑郁药
	单胺氧化酶抑制剂
	可卡因
抗生素	四环素
	红霉素
	氟氯嘧啶
	氨苄西林和阿莫西林
	磺胺类药物
	呋喃类药物
抗真菌药物	酮康唑
	灰黄霉素
抗结核药物	异烟肼
	利福平
止痛药和抗炎药	对乙酰氨基酚（扑热息痛）
	水杨酸
	双氯芬酸
	保泰松
	舒林酸
	布洛芬
	尼美舒利
心血管药物	甲基多巴
	ACE 抑制剂
	噻嗪类利尿剂

续表

药物组	已知诱导性肝损伤的药物
心血管药物	肼屈嗪
	胺碘酮
	奎尼丁
	钙通道阻滞剂
	β-肾上腺素能阻断药
	马来酸哌克昔林
	3-羟基-3-甲基戊二酰辅酶 A 还原抑制剂
	氯贝丁酯
免疫调节药物	甲氨蝶呤
	抗嘌呤药
	抗嘧啶药
	齐多夫定
	白消安
	环磷酰胺
	苯丁酸氮芥
自然产生的免疫调节因子	门冬酰胺酶
	生物碱
	阿霉素（盐酸阿霉素）
麻醉剂	氟烷
工业和自然生成的毒素	四氯化碳
	黄磷
	硒
	氯乙烯
	农药
	砷
	蘑菇中毒
	阿尔法毒素
	草药

对乙酰氨基酚（扑热息痛）

对乙酰氨基酚（扑热息痛）是英国和美国最常见的引起药物性肝损伤和急性肝衰竭的药物。虽然对乙酰氨基酚的肝毒性主要是人们利用它企图或实现自杀，而意外服用过量在英国占 8%，美国占 48%。在英国，引起急性肝衰竭的对乙酰氨基酚中位剂量是 40g，而死亡率最高的剂量是超过 48g（O'Grady，2006）。

对乙酰氨基酚代谢主要是由葡萄糖醛酸和硫酸盐共轭之后由尿液排出。但是大约 5% 的代谢是通过细胞色素 P450 途径，这样会导致形成一种毒性很高的代谢产物 N- 乙酰苯醌亚胺（N-acetyl-P-benzoquinone imine，NAPQI）。这种代谢产物与谷胱甘肽 S- 转移酶（glutathione S-transferase，GST）共轭变成无害的巯基尿酸从尿液排出体外。然而，当用量超过对乙酰氨基酚的安全量时，正常的与葡萄糖醛酸和硫酸盐的代谢途径趋于饱和，导致通过细胞色素 P450 的代谢途径增加。这就增加了 NAPQI 的形成，从而细胞内的谷胱甘肽下降继而引起肝细胞坏死（图 15.1）。

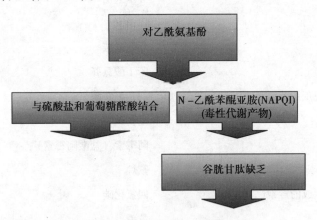

图 15.1　对乙酰氨基酚过量服用后的代谢

对乙酰氨基酚过量服用后的代谢有三个阶段的临床表现：第 1 个阶段发生在患者服药后 12 ~ 24 小时，可出现胃肠道症状如恶心、呕吐和食欲不振。患者可显示轻微的肝损伤的迹象直至第 2 阶段，即服药后 24 ~ 48 小时，病人可能会出现转氨酶和胆红素升高，凝血时间延长、右上腹疼痛、肝性脑病，肾损伤有时也可能存在；第 3 阶段出现在服药后 3 ~ 10 天，患者出现明显急性肝功能障碍，是临床和实验室异常的峰值期。

服药后 4 小时血清中对乙酰氨基酚水平可反映肝损伤的风险和严重程度

（图 15.2），但是血浆中对乙酰氨基酚浓度不能用来评估"交叉过量服用"后的肝毒性风险，或患者服药超过 24 小时后也不能以此来评估。营养不良、慢性酒精中毒者和服用酶诱导药物如抗癫痫药的患者更容易受到肝脏损伤。

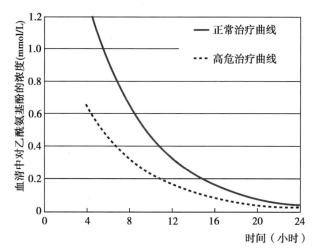

图 15.2　以血清对乙酰氨基酚的浓度为基础的 N- 乙酰半胱氨酸治疗原则

　　治疗的主要目的是用 N- 乙酰半胱氨酸（N- caetylcysteine，NAC）替代肝细胞中的谷胱甘肽。如果在服药 8 小时内给予 N- 乙酰半胱氨酸，可提供近乎100% 的保护。但服药超过 15 个小时的患者，因为 NAC 的疗效降低，肝损伤的风险不会降低（Greene et al.，2005）。然而，虽然在这种情况未被列入治疗适应证，但多数人仍认为即使患者入院许多天也应给予 NAC 治疗（Schiano and Black，2004）。过量服用对乙酰氨基酚预后不良的症状包括肝性脑病、INR/PT 升高、酸中毒和肾衰竭。第 13 章已概述了急性肾衰竭的治疗。

非甾体抗炎药

　　非甾体抗炎药引起的肝毒性多种多样，发生率从（3.7 ~ 9.0）/100 000。与之相关的危险因素有肝损伤、高龄、肾脏疾病和酒精过量（Norris，2006）。药物反应有很大异质性，可能导致肝炎、胆汁淤积、肉芽肿和自身免疫性变化。因非甾体抗炎药易引起突发的肾衰竭，故有肝病的患者应避免使用。

他汀类药物（3- 羟基-3- 甲基戊二辅酶 A 还原酶抑制剂）

　　他汀类药物常用于高脂血症的治疗。大约 1% ~ 5% 服用者出现无症状转氨酶升高（高于正常上限的 3 倍）。这主要是与剂量相关，而且往往出现在治疗的前几个月。因此，对于肝功能检测指标持续升高的患者，应停止他汀类治疗，建议定期监测肝酶变化（Norris，2006）。

人们普遍认为，急性肝衰竭和进行性慢性肝病的患者是禁止服用他汀类药物的。然而，Bhardwaj 和 Chalasani（2007）提出，根据最近的一些研究和目前的专家意见，如果临床证明患者是非酒精性脂肪肝和其他慢性肝病，他汀类药物是完全可以使用的。

氟烷

自 20 世纪 60 年代以来，与氟烷相关的肝损伤已得到认识，主要与两种类型的肝损伤有关：一种是温和的，仅引起血清转氨酶升高；另一种是引起急性肝衰竭，通常发生在手术后 2 周内（Sherlock and Dooley，2002）。首次接触引起肝损伤是罕见的，仅占使用麻醉剂患者的 1/35 000 ~ 1/10 000。氟烷引起肝毒性的危险因素包括肥胖、女性、高龄和反复接触氟烷（风险增加至 7/10 000）（Norris，2006），而基础肝疾病并不是危险因素。

氟烷引起的肝损伤表现可能包括血清转氨酶水平较正常上限升高 25 ~ 250 倍、ALP 轻度升高、胆红素水平高。出现发热、皮疹和嗜酸粒细胞增多意味着对氟烷的免疫过敏反应。百分之二十的氟烷能被细胞色素 P450 代谢转化成不稳定的有毒代谢物，导致肝细胞损伤和肝坏死（Schian and Black，2004）。

异烟肼

自 20 世纪 50 年代以来，异烟肼已用于治疗活动和潜伏的结核杆菌感染（Fountain et al.，2005），是引起药物性肝损伤的最重要的药物之一。异烟肼引起的肝损伤有两种类型。10% ~ 20% 的患者可出现最常见的类型，通常在治疗的最初几个月。病人通常无症状，伴一过性轻度的转氨酶升高（Norris，2006）。治疗可继续，但要密切监测。因此，血清转氨酶监测应在治疗开始前，治疗 4 周后分别进行。如果发现血清转氨酶升高，病人应该每周进行肝功能监测，如果持续上升，则应停药（Sherlock and Dooley，2002）。

大约 1% 的病人出现显性异烟肼相关性肝炎。临床症状与急性病毒性肝炎相同，通常在治疗前 3 个月内出现，不过也可能会延迟直至 12 个月（Mahl and O'Grady，2006）。病人必须立即停药，并密切监测，因为临床出现黄疸的患者死亡率可达 10%（Norris，2006）。

其他抗结核治疗，如利福平和吡嗪酰胺，也与肝毒性有关。由于有高度过敏性反应因此通常单独使用，然而它们中任意两个组合或与异烟肼组合会使肝脏毒性增加。

毒鹅膏毒蕈中毒

毒鹅膏（死亡帽）和鹅韦尔纳（毁灭天使）是能引起严重肝脏损伤的真菌。毒性是由于毒伞肽干扰 mRNA 合成而导致肝坏死，仅仅三个即可致命。烹饪不能破坏毒伞肽的结构（Norris，2006）。症状发生在进食后 6 ~ 24 小时，症状类似肠胃炎的恶心、胃痉挛、呕吐和腹泻。之后的 24 ~ 48 小时临床症状可能会改善，但这只是一个潜在阶段，此时已经有明显的肝损伤。病人因大量肝细胞坏死迅速发展到急性肝衰竭（Schiano and Black，2004）。

草药和中药

每一种文化都探讨过植物的药物用途，因此毫不奇怪，在西欧和美国8% ~ 50% 的人使用过某种形式的辅助疗法，发展中国家报告的使用率更高（Langmead and Rampton，2001）。然而，无论草药还是中药的使用，大部分都是不规范的，由于它们的使用量迅速扩大使这些产品的毒性得到确认，可能包括急性和慢性肝毒性、静脉闭塞症、胆汁淤积和肝硬化（Skoulidis et al.，2005）。因此，越来越多的人支持对草药和中药的使用规范化，既最大限度地确保安全和保证合理使用。

中药引起的肝毒性往往很难诊断：首先，所有其他肝脏疾病的原因需要排除；其次，病人经常自行用药，而没有告知已使用的草药。因此，在询问病人用药史时有必要确定是否使用过草药或中药疗法。一些常见的已知的草药肝毒性确定如下。

中医草药

麻黄

麻黄来自植物麻黄属，是已知的药用植物中最古老的一种，在西方常用于辅助减肥和增强能量水平（Chitturi and Farrell，2000）。随着中药麻黄的使用增加，导致大量的不良事件报道，其中包括高血压、心悸、心动过速、中风、癫痫发作、急性肝炎和急性肝衰竭等（Skoulidis et al.，2005）。

金不换（蛇足石松）

金不换是中药三七的别名，用于镇静、镇痛和解痉已经有几十年的历史了。然而，一些病历报道了其引起急性和慢性肝炎、肝纤维化和脂肪变性的副作用（Chitturi and Farrell，2000）。

草药

石蚕（石蚕香科）

石蚕用于退热、腹部不适、减肥、利胆和伤口愈合已有超过 2000 年的历史了（Larrey and Pageaux，1995）。然而，它也与急症肝炎和急性肝衰竭有关。症状表现为腹痛、黄疸，通常在使用 3～18 周时发作，服用形式多为草药茶或胶囊。组织学检查显示为非特异性肝细胞坏死（Norris，2006）。停药后症状可减轻，2～6 个月内恢复正常，但也有报告称其可致死。再次服用症状可迅速复发（Norris，2006）。

圣约翰草（贯叶连翘）

圣约翰草是一种流行的草药，用于治疗抑郁和焦虑。圣约翰草被认为是增强 P450 酶的细胞活性，因此影响代谢和合并用药的功效，如免疫抑制剂治疗（Pak et al.，2004）。

一个对肾移植患者的研究发现，患者接受 2 个星期的圣约翰草治疗，他克莫司药物水平下降了 50%，因此需要增加 75% 的免疫抑制剂以维持他克莫司治疗浓度（Mai et al.，2003）。类似的研究在移植患者环孢素治疗中也得到证明。因此，肝移植术后的患者不主张使用圣约翰草，避免增加急性排斥反应的风险。

恰特草（阿拉伯茶）

恰特草（阿拉伯茶）是一种常绿灌木，原产于非洲东部和沙特阿拉伯南部，其新鲜叶子含有去甲伪麻黄碱的吡咯里西啶生物碱，阿拉伯茶碱和卡西酮（Brostoff et al.，2005）。由于卡西酮具有类似安非他明的结构，阿拉伯茶果通常通过咀嚼达到刺激状态（Al-Harbori，2005）。虽然少见引起肝毒性，但阿拉伯茶果与许多健康问题有关，诸如高血压、急性冠脉血管痉挛、心肌梗死、肠胃问题和精神病等。

草药治疗肝病

研究最多的治疗肝病的草药是水飞蓟（奶蓟），其活性成分统称为水飞蓟宾。大量的病例报告和无对照研究显示水飞蓟在毒鹅膏毒蕈中毒可引起肝衰竭、酒精性肝病、急性肝炎和肝硬化等治疗的不同结果（Langmead and Rampton，2001）。一项来自 Cochrane 回顾的 18 个随机对照试验，研究酒精和（或）乙型肝炎或丙型病毒性肝病患者服用水飞蓟，结果显示缺少证据支持和反驳依据，主要是由于研究方法学质量不佳。因此，Rambaldi 等（2005）主张有必要进行进一步的充分研究证实。此外，必须记住肝脏的易感性，患者服用草药会引起严重和一些致命性的不良事件。（Langmead and Rampton，2001）。

据报道，高达 39% 的慢性肝病患者仍在使用中草药保健品。虽然有过一些研究探索草药的优势，但该数据被批评是即矛盾又缺乏证据，因此在推荐使用草药制剂前必须进行进一步的临床试验（Levy et al.，2004）。此外 Pak 等（2004）提出使用草药可能使处方药违规增加，因为患者可能用草药疗法取代传统治疗，以避免增加处方药费用和药物副作用。

本章小结

药物性肝损伤是一种常见的问题，涉及的药品有 1000 多种，临床症状多种多样，从轻度肝脏生化指标异常到急性肝衰竭（Schiano and Black，2004）。管理的重要基础是首先提高临床警惕性，其次则是减少用药。虽然大多数病人可自行恢复，仍有些病人会有不同程度的恶化，因此每个问题都应得到支持与适当的治疗，必要时可转入具有移植设备的病房。确定病人详细的用药史始终是重要的，包括处方药、非处方药（OTC）、草药和中药治疗。此外，所有医护人员都要对肝毒性药物有所了解，进行密切监测，并识别药物性肝毒性的症状，这是非常重要的。

说明性案例研究

一位 48 岁男性，索马里人，黄疸 1 周，灰白便，尿色加深，无发热或盗汗，无既往病史。否认静脉注射毒品史、输血史、用药史、过度饮酒史和吸烟史。患者非同性恋，已婚，并有三个孩子，在英国定居 10 年，近期没有出国旅游。但是患者承认过去 3 年以来咀嚼阿拉伯茶（阿拉伯茶果叶），目前每天咀嚼两束。体检见黄疸，无淋巴结肿大或慢性肝病的红斑。血液实验室检查正常，胆红素 76μmol/L，ALP 161IU/L，ALT 1152IU/L，GGT 184IU/L，白蛋白 33g/L 和总蛋白 73g/L。病毒性肝炎、自身抗体等检查阴性，铁蛋白和铜蓝蛋白水平正常。B 超显示肝，脾，肝门静脉正常。停止服用阿拉伯茶 30 天后，病人的肝功能检查恢复正常。

Suzanne Sargent　著

袁久莉　李红艳　刘　群　译

聂文博　王中峰　金美善　李虹彦　牛俊奇　校

参考文献

Al-Habori M (2005) The potential effects of habitual use of *Catha edulis* (Khat). *Expert Opinion on Drug Safety* **4**(6):1145–1154

Bhardwaj SS, Chalasani N (2007) Lipid-lowering agents that cause drug-induced hepatotoxicity. *Clinics in Liver Disease* **11**(3):597–613

Brostoff JM, Plymen C, Birns J (2005) Khat – a novel case of drug induced hepatitis. *European Journal of Internal Medicine* **17**:383

Chitturi S, Farrell GC (2000) Herbal hepatotoxicity: an expanding but poorly defined problem. *Journal of Gastroenterology and Hepatology* **15**:1093–1099

Erlinger S (1997) Drug-induced cholestasis. *Journal of Hepatology* **26**(suppl 1):1–4

Fountain FF, Tolley E, Chrisman CR, Self TH (2005) Isoniazid hepatotoxicity associated with treatment of latent tuberculosis infection. *Chest* **128**:116–123

Greene SL, Dargon PI, Jones AL (2005) Acute poisoning: understanding 90% of cases in a nutshell. *Postgraduate Medicine* **81**:204–216

Langmead L, Rampton DS (2001) Review article: herbal treatment in gastrointestinal and liver disease – benefits and dangers. *Alimentary Pharmacology and Therapeutics* **15**:1239–1252

Larrey D, Pageaux GP (1995) Hepatotoxicity of herbal remedies and mushrooms. *Seminars of Liver Disease* **15**:183–188

Levy C, Seeff LB, Lindor K (2004) The use of herbal supplements for chronic liver disease. *Clinical Gastroenterology and Hepatology* **2**:947–956

Mahl T, O'Grady J (2006) *Liver Disorders*. Health Press Limited, Abingdon

Mai I, Stormer E, Bauer S, Kruger H, Budde K, Roots I (2003) Impact of St Johns wort treatment on the pharmacokinetics of tacrolimus and mycophenolate acid in renal transplant patients. *Nephrology, Dialysis, Transplantation* **18**:819–822

McFarlane I, Bomford A, Sherwood R (2000) *Liver Disease and Laboratory Medicine*. ACD Venture Publications, Kent

Navarro V, Senior J (2006) Drug related hepatotoxicity. *New England Journal of Medicine* **353**:731–739

Norris S (2000) Drug- and toxin-induced liver disease. In: O'Grady JG, Lake JR, Howdle PD (eds) *Comprehensive Clinical Hepatology*. Mosby, St Louis

Norris S (2006) Drug and toxin induced liver disease. In: Bacon BR, O'Grady JG, Di Biscegie AM, Lake JR (Eds) *Comprehensive Clinical Hepatology*, 2nd edn. Mosby, St Louis, pp. 497–516

O'Grady JG (2006) Acute liver failure. In: Bacon BR, O'Grady JG, Di Biscegie AM, Lake JR (eds) *Comprehensive Clinical Hepatology*, 2nd edn. Mosby, St Louis, pp. 517–536

O'Grady JG, Alexander GJM, Hayllar KM, Williams R (1989) Early indications of prognosis in fulminate hepatic failure. *Gastroenterology* 97(2):439–445

Pak E, Esrason KT, Wu VH (2004) Hepatotoxicity of herbal remedies: an emerging dilemma. *Progress in Transplantation* 14(2):91–96

Rambaldi A, Jacobs BP, Gluud C (2005) Milk thistle for alcoholic and/or hepatitis B or C virus liver diseases. *Cochrane Database of Systematic Reviews*, Issue 2. Art. No.: CD003620. DOI: 10.1002/14651858.CD003620

Ryder SD, Beckingham IJ (2001) ABC of diseases of liver, pancreas, and other biliary system. Other causes of parenchymal liver disease. *British Medical Journal* 322:290–293

Schiano TD, Black M (2004) Drug induced and toxic liver disease. In: Friedman LS, Keefe EB (eds) *Handbook of Liver Disease*, 2nd edn. Churchill Livingstone, Philadelphia, pp. 103–123

Sherlock S, Dooley J (2002) *Diseases of the Liver and Biliary System*, 11th edn. Blackwell Publishing, Oxford

Skoulidis F, Alexander GJM, Davies SE (2005) Ma Huang associated with acute liver failure requiring liver transplantation. *European Journal of Gastroenterology and Hepatology* 17:581–584

Watkins PB, Seeff LB (2006) Drug induced liver injury: summary of a single topic research conference. *Hepatology* 43(3):618–631

第 16 章

妊娠期肝脏疾病

前言

妊娠相关性肝病通常分为三种类型：妊娠期正常肝脏改变、妊娠期特异性肝脏疾病和妊娠前即存在的肝脏疾病。妊娠期肝病并不常见，据报道每 1500 ~ 5000 个孕妇中大约只有 1 个出现黄疸，而黄疸的发生是通常由于病毒性肝炎和肝内胆汁淤积症引起。本章节主要阐述最常见的妊娠特异性肝病及有基础肝脏疾病的妊娠和肝移植术后妊娠。

妊娠期正常肝脏改变

在妊娠期间，母体为适应胎儿的生长发育而经历着生理、激素和身体的变化（Bacq et al. , 1996）。血浆在妊娠期增长近 40%，从而导致心输出量及心率的增加，在妊娠 32 周时达到高峰。血浆增加所导致的血液稀释是孕妇激素与机体发生变化的原因之一，血浆的增加能引起许多生化和血液化验的改变，例证见表 16.1。心输出量的 38% 血液流入肝脏，然而同时妊娠期心脏负荷增加，流入肝脏的血量降低到心输出量的 28%，剩余 10% 血液分流入胎盘（Sherlock and Dooley, 2002）。

另外，查体时通常会发现慢性肝病的体征：胸部、颜面、颈部蜘蛛痣及肝掌，超过 60% 的孕产妇会出现以上症状，这些症状通常会在产后消失（Knox and Olans, 1996）。

表 16.1　妊娠期肝功能化验的正常改变（请参考第 2 章进一步了解肝功检测）

实验室检查	妊娠期改变
γ-谷氨酰转肽酶（gamma-glutamyl-transpeptidase，GGT）	孕早期下降 25%
碱性磷酸酶（alkaline ohosphatase，ALP）	妊娠第三阶段增加 2~3 倍，这是由于母体骨更新的增加及胎盘 ALP 释放进入母体循环
血清白蛋白	血清水平降低归因于血浆的增加
血清丙氨酸氨基转移酶与血清天门冬氨酸氨基转移酶之比（ALT/AST）	妊娠期一般无变化，但进入产程后可能增加，是由于子宫肌肉收缩释放入母体循环
球蛋白	增加
凝血酶原时间（prothrombin time，PT）	无变化
胆汁酸盐	由于肝内胆汁转运下降，其值可增加 2 倍
总胆红素与游离胆红素	由于血液稀释及白蛋白浓度降低而下降（蛋白转运降低）

妊娠期特异性肝病

　　肝病是妊娠罕见的并发症，可多种原因引起，下面我们逐一介绍。一些并发症并不严重，而另外一些则严重并危及母婴生命（Shames et al.，2005）。

妊娠剧吐

　　妊娠剧吐是以严重的恶心、呕吐为主要症状的综合病症，一般在妊娠的第一个阶段出现，其发生率为（1~20）/1000。部分孕妇早孕反应严重，恶心呕吐频繁而导致脱水、电解质紊乱、营养失衡，这时需入院治疗（Benjaminov and Heathcote，2004；Maroo and Wolf，2004）。高发人群包括年轻初孕妇、肥胖、吸烟及双胎妊娠（Van Dyke，2006）。高达 25% 的妊娠剧吐的住院患者的肝脏多种酶异常，见表 16.2。随着呕吐和脱水的缓解，肝功的生化检查也会趋于正常。对于重症患者完全胃肠外营养是必要的，对胎儿并无影响（Benjaminov and Heathcote，2004；Van Dyke，2006）。不过，严重妊娠剧吐孕妇的孩子出生体重会降低（Sherlock and Dooley，2002）。

表 16.2　妊娠期肝脏疾病的实验室检查结果

疾病	氨基转移酶	胆汁酸	胆红素	碱性磷酸酶	尿酸	血小板	PT/PTT	尿蛋白
妊娠剧吐	1~2×	正常	<85.5μmol/L（<5mg/dl）	1~2×	正常	正常	正常	正常
妊娠肝内胆汁淤积症	1~4×	30~100×	<85.5μmol/L（<5mg/dl）	1~2×	正常	正常	正常	正常
妊娠期急性脂肪肝	1~5×	正常	<171μmol/L（<10mg/dl）	1~2×	↑	±↓	±↑	±↑
先兆子痫/子痫	1~100×	正常	<85.5μmol/L（<5mg/dl）	1~2×	↑	±↓	±↑	↑
HELLP 综合征	1~100×	正常	<85.5μmol/L（<5mg/dl）	1~2×	↑	↓	±↑	±↑
肝破裂	2~100×	正常	±↑	↑	正常	±↓	±↓	正常

PT：凝血酶原时间；PTT：部分凝血活酶时间。

妊娠肝内胆汁淤积症（intrahepatic cholestasis of pregnancy，ICP）

妊娠肝内胆汁淤积症 80% 发生在孕晚期，偶有孕早期、中期发病者。一般以瘙痒为临床首发症状，波及手掌、足跟，部分患者出现全身瘙痒。如不治疗 ICP 会导致胎儿窘迫、早产和滞产（Kroumpouzos，2002）。25% 的 ICP 患者会出现黄疸，产后黄疸消失（Maroo and Wolf，2004）。ICP 的发病率有明显的地域差异，在智利和斯堪的纳维亚高发。在智利的发病率在 14%～24%，南美阿劳坎印第安人的发病率最高（Kroumpouzos，2002）。尽管在英联邦境内的印度和巴基斯坦妇女的 ICP 发病率在下降，但其仍然是高加索妇女的两倍。全英联邦的发病率为 0.7%（Abedin et al.，1999）。也有观点称 ICP 的发病与季节相关，冬季高发。还有许多观点认为 ICP 与遗传、肥胖及气候相关（Coombes，2000；Kroumpouzos，2002）。

雌激素和孕激素均对 ICP 的产生有一定的影响。雌激素可穿透肝细胞膜干扰胆汁酸的分泌（也是一些口服避孕药的妇女会出现瘙痒症状的原因）。孕激素的代谢抑制了肝脏葡萄糖醛酸转移酶的合成，这降低了肝细胞对雌激素的清除能力，从而增强了雌激素的影响（Kroumpouzos，2002）。最近，遗传变异引起的肝内胆管脂质转运异常受到关注（Van Dyke，2006；Wasmuth et al.，2007）。胆汁酸盐的增加被认为是诊断 ICP 最合适的实验室检查参数。其值高于 40μmol/L 时会危及胎儿，包括早产率增高、胎儿宫内窘迫和胎死宫内（Glanz et al.，2004）。

治疗的要点是改善瘙痒和降低胆汁酸水平。到目前为止，一直使用的药物包括瓜尔豆胶、活性碳、s-腺苷硫氨酸（蛋氨酸）和熊去氧胆酸。循证医学（Burrows et al.，2001）认为，没有足够的证据来支持推荐上述药物单独或联合应用治疗 ICP，这方面研究需进一步实践证明。尽管如此，在现实中大多数孕妇选择熊去氧胆酸治疗 ICP，因为此药被认为是目前缓解瘙痒和降低胆酸最适合的药物（Saleh and Abdo，2007）。熊去氧胆酸是天然的胆汁酸，它防止疏水性胆汁酸对胆管的损害。应用熊去氧胆酸有助于疏水性胆汁酸和其他肝毒性物质从肝细胞中排除（Kumar and Tandon，2001）。另外，熊去氧胆酸恢复了胎盘对胆汁酸的转运能力，从而减少胆汁酸传递给胎儿，改善了预后（Serrano et al.，1998；Sentilhes et al.，2006）。

对于因 ICP 而引发黄疸的孕妇，重要的是对她们的凝血功能进行定期评估。确保孕妇不出现因胆汁流异常而致的维生素 K 吸收减少而诱发母体产生维生素 K 依赖性凝血障碍，明确这一点很重要。所以产前孕妇应该应用维生素 K 以减少产后出血。由于凝血异常，孕妇通常需经静脉给药（Van Dyke，

2006）。

对于胎儿而言，产前检测和孕妇胆汁酸的测定是必要的，可减少滞产及其他胎儿并发症的发生率（Sentilhes et al.，2006；Van Dyke，2006）。36~37 周终止妊娠可防止滞产及并发症的发生（Van Dyke，2006）。有 ICP 病史的孕妇应知晓 ICP 会在再次妊娠中复发，并且口服避孕药时出现瘙痒的危险更大（Van Dyke，2006）。

先兆子痫/子痫

先兆子痫和子痫都很罕见，却是严重危及母婴生命的妊娠并发症，常与妊娠期肝脏疾病并发。先兆子痫的发病率为 5%~7%，通常在孕中期和孕晚期发病，以高血压、蛋白尿和外周水肿为三个主要特征，母体死亡率可达到14%（Longo et al.，2003；Benjaminov and Heathcote，2004）。

先兆子痫的高血压定义为孕早期血压升高 30mmHg（收缩压）或 15mmHg（舒张压），或者至少间隔 4 小时以上两次测得的血压值都 >140/90mmHg（Knox and Olans，1996；Heneghan，2000；Longo et al.，2003）。严重的先兆子痫包括收缩压 >160mmHg 或舒张压 >110mmHg，并伴有蛋白尿（至少1g/L），可伴有或者不伴有其他脏器衰竭（Longo et al.，2003）。子痫与先兆子痫相比，显著特征是抽搐和昏迷（Benjaminov and Heathcote，2004）。

先兆子痫病因不明，但发病机制可能包括血管收缩异常、血管痉挛、胎盘发育异常、上皮细胞反应性异常、凝血激活及一氧化氮合成减少（Maroo and Wolf，2004）。先兆子痫的危险因素包括：原发高血压、非育龄妊娠、初产妇和多胎妊娠（Benjaminov and Heathcote，2004）。

根据先兆子痫的严重程度不同，其症状和体征也不同，可表现为上腹痛、右上腹痛、头痛、视力模糊、水肿、恶心呕吐和蛋白尿。严重时可表现为少尿、呼吸抑制、充血性心衰，并可出现脑水肿（Heneghan，2000；Maroo and Wolf，2004）。20%~30% 的病例显示肝功能检查异常，例证见表16.2，可能是由于肝血管床的血管收缩引起的肝功改变，肝功能一般产后即可恢复。（Rahman and Wendon，2002）。

引起产妇死亡的主要原因包括胎盘早剥、肝破裂和子痫（Longo et al.，2003）。与先兆子痫相关的母体发病率是多器官受累及终末器官损伤。最严重的后果是颅脑受累。胎儿的危险因素包括早产、低体重儿、胎儿生长发育迟缓和胎盘早剥（Maroo and Wolf，2004）。

先兆子痫的治疗是根据其严重程度及孕周数决定的。对于子痫和近孕足月的先兆子痫而言，胎儿娩出是最恰当的治疗。其他的治疗方案是有争议的，包括抗高血压治疗、抗血小板药物、抗痉挛药物、硫酸镁和卧床休息（Rahman and Wendon，2002；Maroo and Wolf，2004）。对于严重的先兆子痫，产后 72 小时易发生抽搐、出血和其他并发症，所以产后要对患者加强监测，并纠正凝血障碍及血小板减少（Rahman and Wendon，2002）。

妊娠期急性脂肪肝（AFLP）

妊娠期急性脂肪肝（actue fatty liver of pregnancy，AFLP）是一种罕见但是重要的妊娠期并发症，可导致急性肝坏死和母婴死亡。

AFLP 的发病率为 1/（900 ~ 6000）次妊娠（Van Dyke，2006），危险因素包括初产妇、多胎妊娠和怀有男孩的孕妇（Marooand Wolf，2004）。

首次描述该病是在 1934 年，当时被称为妊娠急性黄色肝萎缩，此病由于脂肪微粒在肝细胞内堆积引起，所以后来被称为 AFLP（图 16.1，彩图 16）（Knox and Olans，1996）。这种脂肪渗透导致肝脏无法维持正常功能，ALT 中度增高，从而诱发低血糖、凝血异常和肝性脑病。尿酸增高和肾功不全多见（Van Dyke，2006）。AFLP 通常在妊娠的 30 ~ 38 周发病，初期症状无明显特异性，包括萎靡、疲乏、头痛、恶心伴或者不伴有呕吐、右上腹或上腹疼痛（Jamerson，2005）。非特异性症状出现几天后常会出现黄疸和尿色加深（Treem，2002）。大约 50% AFLP 孕妇也会并发先兆子痫。

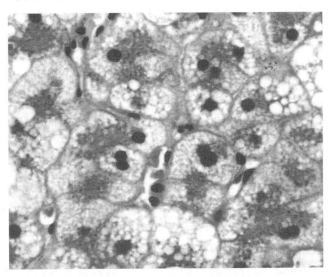

图 16.1　肝脏活检显示了妊娠期急性脂肪肝的变化。彩色图片请参阅彩图 16

治疗 AFLP 需要分娩婴儿，对于母亲的治疗支持可能需要肝衰竭方面的密切监测和处理。凝血障碍的孕产妇一般会发生产后出血。孕妇和胎儿的死亡率为 5% ~ 20%（Van Dyke，2006）。

有调查显示孕妇和胎儿均可能存在脂肪酸 β- 氧化异常。最常见的异常和长链 3- 羟酰辅酶 A 脱氢酶（long chain 3- hydroxyacyl- CoA dehydrogenase，LCHAD）有关。因此建议得过该病的妇女和她们的子女进行脂肪酸氧化缺陷方面的检测（Van Dyke，2006）。因为在曾患过 AFLP 女性群体中，该种疾病有 20% 的复发风险，所以要告知她们再次妊娠时 AFLP 会复发，那些有脂肪酸氧化缺陷的妇女复发的风险会更高（Browning et al. ，2006）。

溶血、肝酶增高和血小板减少综合征（HELLP）

溶血、肝酶增高和血小板减少综合征（haemolysis，elevated liver enzymes and low platelets，HELLP）常被描述成严重先兆子痫的并发症，并伴有肝功能的异常。HELLP 综合征以微血管病变性溶血性贫血、血小板减少和肝酶升高为主要特征。此病好发于超过 25 岁的白种多胎经产妇。常在孕晚期及产后 2 天内发病（Maroo and Wolf，2004）。首发症状不明显，缺乏特异性，包括恶心、呕吐和右上腹痛及压痛。有上述症状时应提高警惕，特别是已分娩的产妇。

先兆子痫是 HELLP 综合征的先决条件。对可疑先兆子痫的孕妇进行血液测试可诊断 HELLP 综合征。HELLP 综合征的患者进行肝活检时，在门静脉外周血窦内发现了纤维蛋白沉积物而导致的缺血性肝细胞坏死，这时预防终末器官损伤是至关重要的（Van Dyke，2006）。和 AFLP 一样，分娩是治疗 HELLP 综合征的权宜之计，在结束分娩前应用皮质类固醇促进胎肺成熟。皮质类固醇也可使产妇的生化检查趋于正常和降低血压（Matchaba and Moodley，2004），但该类药物的应用还有待于进一步考证。

胎儿死亡率约 10% ~ 60%（Maroo and Wolf，2004），主要由于胎儿宫内发育迟缓和胎盘灌注不足。母亲肝功应持续得到支持直到恢复正常。肝破裂罕见但危及生命，因此腹痛、低血压和休克应及时被发现。HELLP 综合征的产妇再次妊娠时的复发率为 3% ~ 5%（Van Dyke，2006），所以再次妊娠时应对凝血功能异常进行筛查。

对曾患有 HELLP 综合征的产妇进行的定量调查显示，8/9 的产妇由于 HELLP 综合征的患病经历和对死亡的恐惧而放弃了再次妊娠（Kidner and Flanders- Stepans，2004）。

据调查 HELLP 和 AFLP 在在一些孕妇身上是有重叠的。50% ~ 100% 患有

AFLP 的产妇有些特征与 HELLP 综合征相同，包括蛋白尿、水肿、血小板减少、氮质血症和肌酐升高（Treem，2002）。

肝破裂

肝破裂是危及生命的妊娠并发症，发病率为 1/（45 000 ~ 250 000）次妊娠。同时 80% 的患者伴有先兆子痫或子痫，偶尔伴有 AFLP、HELLP 综合征、肝细胞癌、腺瘤、血管瘤和肝脓肿（Maroo and Wolf，2004）、外伤和滥用可卡因。发病机制尚不明确，但实质内出血通常在肝破裂前出现（Benjaminov and Heathcote，2004）。

肝破裂通常在孕晚期或产后 24 小时发病，发病时突发严重的右上腹痛、恶心、呕吐、进行性腹胀，红细胞压积下降和低血容量休克（Heneghan，2000；Maroo and Woolf，2004）。诊断性腹腔穿刺可抽出血，但通常要通过 CT 平扫、超声、MRI 或血管造影做出诊断（Benjaminov and Heathcote，2004）。

治疗措施包括恢复血容量的同时急诊行剖宫产术、外科引流术及肝脏修补术，必要时行肝栓塞或肝移植（Van Dyke，2006）。孕妇死亡率为 50% ~ 75%，主要原因是出血。胎儿的死亡率为 60% ~ 70%，主要原因是早产（Maroo and Wolf，2004）。

原有肝脏疾病和妊娠

超过 50% 的患者会在肝病末期出现停经和不孕（Heneghan，2000）。停经与肝病无关，它是由于下丘脑-垂体功能失调造成的。然而也会发生妊娠，妊娠的发生往往是潜在肝功能程度的相关反映（Mahl and O'Grady，2006）。

妊娠期的肝硬化

肝硬化并不是妊娠的禁忌证，虽然妊娠会引起血容量和腹内压增高，但对代偿性肝硬化和轻度门脉高压的患者不一定有影响。因此当肝病代偿期时，妊娠是可能的（Benjaminov and Heathcote，2004；Mahl and O'Grady，2006）。半数的伴有显著门脉高压的肝硬化孕妇会出现已知的母体并发症，包括：
- 食道静脉曲张破裂出血
- 肝功能衰竭
- 肝性脑病

- 脾动脉瘤
- 营养不良（Benjaminov and Heathcote，2004）

高达24%的患有肝硬化和门脉高压的孕妇出现首次食管静脉曲张出血，由此引发的母体死亡率为20%～50%（Benjaminov and Heathcote，2004）。因而患者应意识到这种疾病的危害，并接受相应的筛查。

妊娠合并食管静脉曲张出血的治疗与非孕患者相同，首要的治疗包括内镜和药物治疗，详见第4章。但不应使用血管加压素，以免引起产程发动（Van Dyke，2006）。有报道显示 TIPS 被成功应用于孕中晚期。

威尔逊病

在应用减少铜的螯合剂例如青霉胺之前，成功妊娠是罕见的，这是由于生育能力下降，月经不规律和严重肝功异常。尽管肝硬化的患者不易妊娠，但到目前为止，据报道已有超过100例患者成功妊娠（Heneghan，2000；Ferenci，2006）。

持续治疗应贯彻妊娠始终，因为一旦终止治疗就会有急性肝衰的危险。患者应坚持应用青霉胺，因为该药对孕妇和胎儿无害（Van Dyke，2006）。除此之外，有报道称肝病的症状减轻是胎儿对铜的需求和铜蓝蛋白在母体循环四倍增长的结果（Heneghan，2000）。

自身免疫性肝炎

患有该病的妇女会继发不孕，这是由肝硬化和下丘脑功能失调引起（Benjaminov and Heathcote，2004）。然而自身免疫性肝炎病情得到控制，月经恢复正常后，就可能妊娠。但不孕的可能仍然很高，有报道显示发生率在23%～50%（Maroo and Woolf，2004）。

一般来说妊娠合并自身免疫性肝炎患者相关的忧虑是关于常用的治疗药物。通常糖皮质激素的应用是安全的，但有关于硫唑嘌呤可能存在潜在的致畸危险；然而一些关于妊娠合并自身免疫型肝炎、肠炎、肝肾移植后的调查研究表明，应用硫唑嘌呤通常是安全的，对母亲和胎儿未见明显副作用（Heneghan et al.，2001）。有近1.2%的硫唑嘌呤是经母乳排出的，因此对于母乳喂养的孩子只能说“可能安全”（Benjaminov and Heathcote，2004）。停止药物治疗此病可能会复发（Maroo and Woolf，2004）。

患有此病的妇女应在妊娠期及产后数月得到严密监测，因为有43%的患者会在产后6个月内出现病情变化（Heneghan et al.，2001；Van Dyke，2006）。

乙型肝炎和丙型肝炎

乙肝和丙肝的全球发病率、疾病的传播途径和治疗在第 9 章已阐述。因此这一节主要介绍妊娠期此病垂直传播的危险因素和发病率。

与乙肝病毒携带者有密切接触的孕妇应接种疫苗，疫苗和免疫球蛋白的应用是安全的（Sherlock and Dooley，2002）。

妊娠期乙肝表面抗原阳性并不能增加妊娠及产后的额外风险（Benjaminov and Heathcote，2004）。但是一些回顾性数据显示乙肝表面抗原阳性的妇女并发下列疾病的风险增高：产前出血、糖尿病和先兆早产（Tse et al.，2005）。

乙肝病毒经胎盘传播的发生率尚无报道，但分娩时造成的垂直传播是常见的（Van Dyke，2006）。如果母亲乙肝表面抗原阳性，那么孩子感染乙肝病毒的几率是 25%，但如果孕妇乙肝表面抗原阳性和 e 抗原阳性，那么慢性感染率就会增加到 90%（Maroo and Woolf，2004；Van Dyke，2006）。

乙肝病毒阳性的孕妇的新出生孩子，无论抗原状态如何，都应在生后接种疫苗并额外注射乙肝免疫球蛋白，并在新生儿 1 个月和 6 个月时进一步接种疫苗。这种联合治疗的乙肝母婴传播阻断率为 85% ~ 95%（Maroo and Wolf，2004；Van Dyke，2006）。有了适当的免疫预防，携带乙肝病毒的产妇进行母乳喂养不会带来任何额外的病毒传播的风险（Hill et al.，2002）。对于那些高病毒血症（HBV DNA 1.2×10^{9}）的孕妇来说，建议她们在孕晚期应用拉米夫定抗病毒治疗，这与婴儿出生后的单独主动免疫和被动免疫相比，会为抵抗垂直传播提供更好的保护措施。

丙肝病毒不会影响妊娠，同时妊娠也不会影响病毒感染过程。但在治疗丙型肝炎期间或终止治疗后至少 6 个月，妊娠是禁忌的，因为利巴韦林有致畸作用。丙型肝炎病毒的垂直传播并不常见，发生率约为 1% ~ 8%。但高病毒载量和合并人类免疫缺陷病毒、产前自然破膜大于 6 小时和胎儿头皮检测会增加病毒传播的危险。目前尚无治疗方法可以防止病毒传播。此外，分娩方式（经阴道分娩与剖宫产对比）对病毒传播率也没有影响（Maroo and Wolf，2004；Benjaminov and Heathcote，2004）。母乳喂养和病毒传播无相关，但母亲应注意的是，当乳头皲裂后出血时会有感染病毒的危险，这时建议应用其他方式喂养。

丙肝病毒抗体会通过胎盘，可在婴儿出生后的 6 个月内检测到。因此建议丙肝病毒阳性母亲所生的婴儿在生后的 3、6 和 18 个月应该分别进行 PCR 的检测。那些生后 6 个月或 18 个月的婴儿丙肝病毒依然阳性，就可被视为慢性丙肝感染（Sherlock and Dooley，2002；Maroo and Wolf，2004）。

肝移植后妊娠

有近11%的肝移植术后的患者处于育龄期，合并肝硬化的患者会出现闭经和不孕（Nagy et al. , 2003），90%以上育龄期患者会在肝移植术后数月内恢复正常月经（Heneghan，2000）。肝移植术后妊娠是危险的，因为会导致妊娠期高血压、先兆子痫和早产的发病风险增高，因此同时需要临床移植医师/肝病医生和产科医生密切随访（Jain et al. , 2003；Van Dyke，2006）。

一般建议肝移植术后应推迟妊娠，因为肝移植术后至少需要6~12个月时间来确定移植的肝脏功能正常运行，并且免疫抑制疗法趋于稳定。此外，移植术后12个月排斥反应的发生率明显下降（Benjaminov and Heathcote，2004；Armenti，2006）。

免疫抑制疗法不应间断，且要认真监测（Sherlock and Dooley，2002）。绝大多数的免疫抑制疗法有潜在致畸的危险，并有少数已经出现胎儿畸形的报道（Van Dyke，2006）。免疫抑制疗法的副作用将在第18章中阐述。

他克莫司可透过胎盘，因此能够在胎儿血及母乳中检测到。有报道称此药可引起新生儿一过性肾功损害及高钾血症，所以建议应用此药的母亲不要采用母乳喂养的方式（Heneghan，2000；Jain et al. , 2003）。现有的关于更新的治疗如吗替麦考酚酯（mycophenolate mofetil，MMF）的数据仍较为有限（Bejaminov and Heathcote，2004）。

一些研究机构报道称已有肝移植术后成功妊娠的病例，并且这些病例没有出现孕妇死亡和移植失败的结果（Christopher et al. , 2006）。剖宫产率要明显高于普通人群（移植孕妇剖宫产率40%~46%；正常人群剖宫产率26%）（Nagy et al. , 2003；Armenti，2006）；另外只有70%~78%的新生儿能达到正常体重，这些孩子还会出现生长发育迟缓和认知障碍。此外35%的肝移植术后孕妇会出现早产（Jain et al. , 2003；Armenti，2006）。其他与肝移植术后妊娠相关的并发症有慢性高血压、贫血、血清肌酐增高、糖尿病和经活检证实的移植排斥反应（Nagy et al. , 2003）。

肝脏移植术后成功妊娠是可能的，但要意识到其危险性，严密的监测是势在必行的。一些研究表明肝移植术后至少2年，移植后的肝功趋于稳定再妊娠，并在妊娠时得到专科护理指导，那样对孕妇的愈后及新生儿的结局是极为有利的（Nagy et al. , 2003）。

本章小结

妊娠合并肝脏疾病是罕见的，但它对及胎儿不是没有明显的危害。加强孕期检测配合主动治疗会降低已知的风险，但应告知孕妇在继之的妊娠中发病率会增加。

许多患有慢性肝病的妇女由于生育能力下降而无法妊娠。一旦妊娠，需要对她们肝脏疾病进行严密监测，并应考虑到处方药对胎儿的潜在危害，肝移植术后的孕妇也同样要考虑到这一点。无论肝病的根本原因是什么，肝病专家和产科专家的共同努力给母亲和孩子带来好的结果是至关重要的。

说明性案例研究

患者，女，35 岁，孕 33 周，腹痛 4 天伴恶心、呕吐、水肿、视物模糊、头痛。该患者无用药史及明显的妊娠相关并发症。检查时发现血压 195/110mmHg，其他生命体征正常。查体发现轻度踝部水肿和轻微右上腹压痛，无肝性脑病的症状或瘙痒病史，神志清醒，定向力正常。

初步化验显示：白细胞 14 100 × 10^9/L，血小板计数 37 × 10^9/L，血红蛋白 8g/L，胆红素 60μmol/L，白蛋白 28g/L，AST 400IU/L，ALP 700IU/L，INR 1.8 和血清乳酸脱氢酶升高。肾功检测显示肌酐 125μmol/L，尿量 >0.5mL/kg。当时的尿液分析显示中度蛋白尿、血尿。无感染征象。她接受静脉注射拉贝洛尔和硫酸镁的治疗，用以预防高血压和抽搐。

进一步的实验室检查她的 INR 升高到 2.0，血小板计数已经降到 25 × 10^9/L，溶血检查阳性。全面的肝炎和病毒学筛查阴性。超声显示肝脏和血管内强回声。

确诊 HELLP 综合征并应用新鲜冰冻血浆和血小板纠正凝血功能异常后，急诊行剖宫产术。在顺利产下一个重 2300g 的健康男婴后，产妇被送入肝病重症监护室，以期得到进一步的治疗。首先，患者的谷草转氨酶增加至 800IU/L，48 小时恢复至正常值。在治疗期间血小板计数维持在 >50 × 10^9/L，直到该患者的血小板减少症得到治愈。患者被送入普通病房，之后出院。

Suzanne Sargent，Michelle Clayton　著

宋　巍　译

王　崇　周　豪　杭　蕾　牛俊奇　校

参考文献

Abedin P, Weaver J, Egginton E (1999) Intrahepatic cholestasis of pregnancy: revalence and ethnic distribution. *Ethnicity & Health* 4(1–2):35–37

Armenti VT (2006) Pregnancy after liver transplantation. *Liver Transplantation* 12(7):1037–1039

Bacq Y, Zarka C, Brechot JF, Mariotte N, Vol S, Tichet J, Weill J (1996) Liver function tests in normal pregnancy: a prospective study of 103 pregnant women and 103 matched controls. *Hepatology* 23(5):1030–1034

Benjaminov FS, Heathcote J (2004) Liver disease in pregnancy. *American Journal of Gastroenterology* 99:2479–2488

Browning M, Levy H, Wilkins-Haug L, Larson C, Shih V (2006) Fetal fatty acid oxidation defects and maternal liver disease in pregnancy. *Obstetrics & Gynecology* 107(1):115–120

Burrows RF, Clavisi O, Burrows E (2001) Interventions for treating cholestasis in pregnancy. *Cochrane Database of Systematic Reviews* Issue 4. Art. No.: CD000493. DOI: 10.1002/14651858.CD000493

Christopher V, Al-Chalabi T, Richardson PD, Muiesan P, Rela M, Heaton ND, O'Grady JG, Heneghan MA (2006) Pregnancy outcomes after liver transplantation: a single centre experience of 71 pregnancies in 45 recipients. *Liver Transplantation* 12:1138–1143

Coombes J (2000) Cholestasis in pregnancy: a challenging disorder. *British Journal of Midwifery* 8(9):565–570

Elias E (2007) Liver disease in pregnancy. *Medicine* 35(2):72–74

Ferenci P (2006) Wilson disease. In: Bacon BR, O'Grady JG, Di Bisceglie AM, Lake JR (eds) *Comprehensive Clinical Hepatology*, 2nd edn. Mosby, Philadelphia, pp. 351–365

Glanz A, Marschall HU, Mattsson LA (2004) Intrahepatic cholestasis of pregnancy: relationships between bile acid levels and fetal complication rates. *Hepatology* 40(2):467–474

Heneghan MA (2000) Pregnancy and the liver. In: O'Grady JG, Lake JR, Howdle PD (eds) *Comprehensive Clinical Hepatology*. Mosby, London

Heneghan MA, Norris SM, O'Grady JG, Harrison PM, McFarlane IG (2001) Management and outcome of autoimmune hepatitis. *Gut* 48:97–102

Hill JB, Sheffield JS, Kim MJ, Alexander JM, Sercely B, Wendel GD Jr (2002) Risk of hepatitis B transmission in breast fed infants of chronic hepatitis B carriers. *Obstetrics & Gynecology* 99(6):1049–1052

Jain AB, Reyes J, Marcos A, Mazariegos G, Eghtesad B, Fontes PA, Cassiarlli TV, Marsh JW, De Vera ME, Rafail A, Starlz TE, Fung JJ (2003) Pregnancy after liver transplantation with tacrolimus immunosupression: a single center's experience update at 13 years. *Transplantation* 76(5):827–832

Jamerson P (2005) The association between acute fatty liver of pregnancy and fatty acid oxidation disorders. *Journal of Obstetric, Gynecologic, and Neonatal Nursing* 34(1):87–92

Kidner M, Flanders-Stepans M (2004) A model for the HELLP syndrome: the maternal experience. *Journal of Obstetric, Gynecologic, and Neonatal Nursing* 33(1):44–53

Knox T, Olans L (1996) Current concepts: liver disease in pregnancy. *New England Journal of Medicine* 335(8):569–576

Kroumpouzos G (2002) Intrahepatic cholestasis of pregnancy: what's new. *Journal of the European Academy of Dermatology and Venereology* 16(4):316–318

Kumar D, Tandon R (2001) Use of ursodeoxycholic acid in liver disease. *Journal of Gastroenterology and Hepatology* 16:3–14

Longo SA, Dola CP, Pridijan G (2003) Preeclampsia and eclampsia revisited. *Southern Medical Journal* 96:891–899

Mahl T, O'Grady J (2006) *Liver Disorders*. Health Press Limited, Abingdon

Maroo S, Wolf J (2004) The liver in pregnancy. In: Friedman LS, Keeffe E (eds) *Handbook of Liver Disease*, 2nd edn. Churchill Livingstone, Philadelphia

Matchaba P, Moodley J (2004) Corticosteroids for HELLP syndrome in pregnancy. *Cochrane Database of Systematic Reviews* Issue 1. Art. No.: CD002076. DOI: 10.1002/14651858.CD002076.pub2

Nagy S, Bush MC, Berkowitz R, Fishbein TM, Gomez-Lobo V (2003) Pregnancy outcomes in liver transplant recipients. *Obstetrics and Gynaecology* 102(1): 121–128

Rahmen TM, Wendon J (2002) Severe hepatic dysfunction in pregnancy. *Quarterly Journal of Medicine* 95:343–357

Saleh M, Abdo K (2007) Consensus on the management of obstetric cholestasis: national UK survey. *BJOG* 114:99–103

Sentilhes L, Vespyck E, Pia P, Marpeau L (2006) Fetal death in a patient with intrahepatic cholestasis of pregnancy. *Obstetrics and Gynaecology* 107(2 part 2):458–460

Serrano M, Brites D, Larena M, Monte M, Bravo P, Oliveria N, Marin J (1998) Beneficial effect of ursodeoxycholic acid on alterations induced by cholestasis of pregnancy in bile acid transport across the human placenta. *Journal of Hepatology* 28:829–839

Shames BD, Fernndez LA, Sollinger HW, Chin T, D'Alessandro AM, Knechtle SJ, Lucey MR, Hafez R, Musat A, Kalayoglu M (2005) Liver transplantation for HELLP syndrome. *Liver Transplantation* 11(2):224–228

Sherlock S, Dooley J (2002) *Diseases of the Liver and Biliary System*, 11th edn. Blackwell Science, Oxford

Treem W (2002) Mitochondrial fatty acid oxidation and acute fatty liver of pregnancy. *Seminars in Gastrointestinal Disease* 13(1):55–66

Tse KY, Ho LF, Lao T (2005) The impact of maternal HBSAg carrier status on pregnancy outcomes: a case control study. *Journal of Hepatology* 43:771–775

Van Dyke RW (2006) Liver diseases in pregnancy. In: Bacon BR, O'Grady JG, Di Bisceglie AM, Lake JR (eds) *Comprehensive Clinical Hepatology*, 2nd edn. Mosby, Philadelphia, pp. 487–496

Wasmuth H, Glantz A, Keppeler H, Simone E, Bartz C, Rath W, Mattsson LA, Marschall H-U, Lammert F (2007) Intrahepatic cholestasis of pregnancy: the severe form is associated with common variants of the hepatobiliary phospholipids transporter ABCB4 gene. *Gut* 56(2):265–270

第 17 章

肝胆系统恶性肿瘤

前言

本章的目的是对英国国内最常见的三种肝脏系统恶性肿瘤提供一个概述：分别是原发性肝癌（肝细胞癌，hepatocellular carcinoma，HCC）、胆管癌和继发性肝癌（肝转移癌）。另外，本章还将简要的介绍目前肝脏系统恶性肿瘤常见的治疗方法和涉及的心理问题，这些都与整体护理服务的实施密切相关。

肝胆系统恶性肿瘤在全世界范围内属于最常见的致命性恶性肿瘤之一。过去人们曾认为肝胆系统恶性肿瘤在英国是罕见的，但实际的调查表明在过去 20～30 年间，肝胆系统恶性肿瘤的发病率表现出令人震惊的上升趋势，而且预测发病率会有进一步的上升。

尽管统计资料显示肿瘤患者的生存率在不断提高，但人们仍然普遍认为一旦诊断癌症就意味着死亡。这是一个可悲的现实，尽管随着诊断和治疗水平的提高，患者的生存期逐渐得到了延长，但人们还是会因为癌症或相关的疾病死亡。治愈性的治疗手段在实现提高患者生存率的目标方面具有重要作用。而恶性肿瘤患者的护理是一个复杂的问题，这不仅有该疾病身体表现的原因，还有情感和社会的因素。癌症诊断过程中的不确定性和恐惧性，不仅存在于患者和他们的家人之中，在一定程度上也存在于对其提供医疗服务的专业人员身上。

定义

癌症有若干定义。这是一组疾病，而不是一个特定疾病，但有两个主要特点是共同的：

◆ "正常" 组织的细胞不受控制的增长；

◆ 这些异常细胞具有侵袭和（或）扩散到其他部位的能力（Souhami and Tobias，1998）。

为明确癌症的发病原因，全球范围内一直有大量的工作在进行，人们普遍接受的观点是：癌症是由内部和外部两种因素引起，且通常是两者的共同作用的结果。

正常细胞是以一种有组织和预定的方式生长，它们有确定的目标、大小和寿命。癌细胞却不具备这些特点：癌细胞像正常细胞一样分裂（有丝分裂），但是由于 DNA 的突变或重组，使其失去了限制，持续地增长，超出他们应有的 "正常" 的界限。如果不进行治疗，癌细胞突破正常的界限，如侵入邻近细胞和结构并继续增长，并且其存活时间比非癌症细胞要长。某些癌症为保持其进一步持续增长，还能建立自己的血液供应以获得氧气和养分。当增长或细胞体积达到某一个特定的点时，那它们就具备了显著地扩散到身体其他部位的能力。一些癌细胞从原发部位分裂出来通过血液或淋巴系统到达身体的其他部位，在那里定居并生长：这就是转移。

那些可能导致癌症发生的外部因素被称为致癌物，如烟草。致癌物可干扰细胞的 DNA，从而导致细胞的正常生长和行为方式发生改变以 "触发" 癌症的产生。病毒可能也有这样的作用。

内部因素被认为与人体承受暴露于某些致癌物质的能力有关，这种承受能力是指修复导致细胞 DNA 的任何损伤的能力和（或）"遗传易感性"。后者被认为是具有发生癌症的遗传倾向，通过接触到特定的触发物质癌症被激活，在没有直接的遗传联系时，可部分解释癌症的家族集群发生现象。

护理一个癌症患者可能是复杂的，但通过掌握合适的关于肝胆肿瘤的客观（流行病学、病因学、诊断及治疗）和主观（个人和社会背景）知识，还是能保证有效和适当的护理顺利实施的。

原发性肝癌

肝细胞癌（HCC）无论在发病率（第五）还是死亡率（第三）上都是全球最常见的癌症之一，80% ~ 90% 的肝细胞癌都有肝硬化的病史（Llovet and Beaugard，2003）。传统上，将肝细胞癌看成是东方或撒哈拉以南地区的癌症，因为在这些区域病毒性肝炎是一种地方性流行性疾病，但目前肝细胞癌在西方的发病率也是逐年增加的，现在已成为欧洲肝硬化患者主要的死亡原因之一

（Fattovich et al. , 2004）（图 17.1）。

　　由英国胃肠病学会（BSG，2006）组织的最近的一项研究发现，在英国在过去 20 年中肝硬化总的发病率急剧上升了 350%，45 岁以下的人群增加了 900%，在过去 10 年中，HCC 的发病率增加了 2 倍。Ryder 在 2003 年就提出，每年有 1500 人因 HCC 而死亡，在未来 10 年中预测这个数字将增长 40% ～ 70%。导致肝硬化和随之而来的癌症逐渐增加的因素有：病毒性肝炎（乙肝和丙肝）、饮酒、非酒精性脂肪性肝病（non-alcoholic fatty liver disease，NAFLD）和血色病。

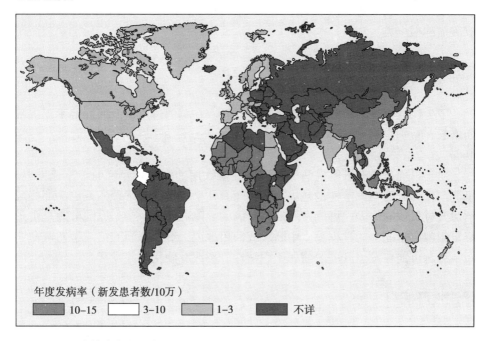

年度发病率（新发患者数/10万）

　　10-15　　　3-10　　　1-3　　　不详

图 17.1　肝癌的全世界分布

病毒性肝炎

　　病毒性肝炎与肝癌之间关系好多年前就已经明确了，特别是乙型肝炎病毒（hepatitis B virus，HBV）相关性感染与 HCC 的发展之间的关系（Beasley，1988）。乙型肝炎是一种 DNA 病毒，突变率比其他 DNA 病毒高 10 倍。病毒将自身与肝脏细胞的 DNA 相结合，扰乱了正常的肝细胞活性和生长，导致其损伤和突变。乙型肝炎早期有效治疗，通过减少病毒载量可有助于降低 HCC 的发病率。这些已在第 9 章中进一步讨论。

在这种情况下，癌变与病毒复制有关，而不是与肝硬化本身有关。在流行区 90% 的肝癌患者为 HBV 感染者，在这里值得指出的是并非所有患者都有发展为肝硬化的过程。

丙型肝炎病毒（hepatitis C virus，HCV）与 HCC 之间还没有明确的直接因果关系。然而，一些研究报告的证据提示，它们之间确实有关，丙型肝炎病毒感染者在 HCC 中占的比率高达 75%（Bruix et al.，1989；Di Bisceglie et al.，1991；Nishioka et al.，1991）。有人认为，与病毒干扰了细胞的中心蛋白（cell's central protein），从而干扰细胞自然生长过程有关。丙型肝炎发展成肝硬化是一个漫长的过程（估计 20～30 年时间），没有肝硬化的丙肝患者发展成肿瘤的很少见。

酒精

卫生保健统计结果和许多媒体报道显示，在英国过度饮酒的发生率正在不断增长，特别是在小于 45 岁青年人中。过量饮酒可以导致肝硬化并发展为肝癌。

对于以前就患有肝脏疾病的患者，甚至饮用的酒量在建议的标准范围内，患肝硬化和肝癌的危险性也是提高的。还有一个似乎悖于常理的现象，那些戒酒后又过量饮酒的人，可能发展成为肝癌的危险性更高一些。原因可能是由于修复细胞再生能力的过程发生中断，或简单地说，继续喝酒的结果是使寿命缩短，患者可能在发生肝癌之前死于酒精性肝炎或肝硬化的并发症。

代谢性肝病

据报道西方国家非酒精性肝炎（non-alcoholic steatohepatitis，NASH）发病率呈上升趋势。NASH 可能与饮食习惯、肥胖（＞60%）、2 型糖尿病（约 50%）和（或）高胆固醇血症有关，它能导致肝硬化，并且已有它引起肝癌发生的报道。

血色病引起肝癌的风险高于其他肝脏疾病。在未经治疗的患者，铁超载扰乱了正常肝功能，使这种风险更高（7%～9%）。然而，不可否认通过放血治疗这种风险可以被降低（达到 1%～3%）（Ryder，2003）。

胆管癌

胆管癌或胆管细胞癌（cholangiocarcinoma，CCA）是发生在肝脏系统的第二常见的原发恶性肿瘤。胆管癌的发病率也是在显著增加的，这不仅取决于胆管癌定义的明确还包括更好诊断技术的应用。有报道显示发病率的增长与死亡率是一致的，最新数字与报告提示在过去的 10 年里胆管癌的发病率增加了 10 倍（Khan et al. , 2002；Gores, 2003；BSG, 2006）。

与 HCC 不同，虽然之前存在的胆管病变可能增加患胆管癌的风险，但它们之间并没有清晰确定的因果关系。

◆ 所有新诊断的胆管癌中的 30% 有明显的原发性硬化性胆管炎（primary sclerosing cholangitis, PSC），在英国这是胆管癌最常见的相关危险因素。

◆ 囊性占位病变增加了患胆管细胞癌的发生风险，例如胆总管囊肿有 5% 的恶性转化率，而且 Caroli 病也有恶性转化的风险（发生风险约为 7%，是 PSC 的一半）。

◆ 胆管腺瘤、乳头状瘤和肝内胆管结石是胆管癌发生的易患因素。

◆ 其他因素包括暴露于胶质二氧化钍（一种放射性制剂，已经超过 50 年不使用了，但仍然有不确定的长期的不良后果）和吸烟（增加 PSC 患者患胆管癌的风险）。在胆管细胞癌相对常见的亚洲一些区域，慢性伤寒和肝吸虫病与患胆管癌有确定的关系。

总的来讲由于该病被发现较晚，胆管细胞癌通常预后不良，存活期在 3～18 个月之间。预后通常可以由疾病表现的症状和阶段推断出来（约 10%～20% 在诊断胆管细胞癌时已经有腹膜受累的表现）。

继发性肝癌（肝转移癌）

肝脏是人体最常见的转移性疾病被发现的部位之一。原发部位可能包括乳房、上消化道及其他的部位。

在英国每年有 3.0 万人以上患大肠癌，而且发病率在不断上升。然而，部分由于对原发疾病的治疗，还有继发性疾病治疗技术的改善，如外科手术技术的进步和化疗，大肠癌的死亡率在不断降低（Bentrem et al. , 2005；Ruan and Warren, 2005）。

高达 50% 的被诊断为大肠癌的患者会发生肝转移，可同时发病（同步疾病）或随后发病（异时疾病）。肝切除术作为一种潜在有效的治疗措施，现在已被人们普遍认可和证实是有效的（Heriot and Karanjia, 2002）。

肝胆系统恶性肿瘤的诊断

症状

　　肝胆癌症是"沉默"的疾病：这是因为其没有明显的症状，或在目前可能由于受到其他因素的影响，这些症状表现较为轻微或模糊，例如，可被其他肝脏疾病或其他疾病的症状所掩盖，包括在治疗情况下症状被掩盖（例如，乙肝患者接受抗病毒治疗）。轻微的和（或）非特异性的症状包括疲倦、逐渐加重的嗜睡、轻微恶心或食欲下降。体重减轻可能是危险的信号。

　　在肝胆系统肿瘤的早期阶段罕见有症状出现，发现该病往往出于偶然，例如一次例行的健康检查或一项健康问题调查的结果。肝功能异常应该被注意，即便最终诊断结果可能并不是最初所怀疑的那样。更多的具体症状往往是与疾病急性发作、失代偿或晚期疾病有关。

　　目前大约有5%～15%HCC患者发生肿瘤自发破裂，如不及时治疗，1个月内死亡率为90%，没有超过1年的"幸存者"。

　　通常来说，对于HCC和大肠癌肝转移（colorectal liver metastases，CLM）这两种恶性疾病，黄疸是罕见的而且是一种出现比较晚的症状，但是对于胆管细胞癌，黄疸可能是最常见的症状之一。黄疸、瘙痒、深色尿及陶土色便提示胆管系统有阻塞。如果可以排除胆结石，对于原因不明的黄疸，首先应该进行胆管细胞癌和胰腺癌排查与鉴别诊断。

病史及检查

　　众所周知的在病历中应该包括家族病史。

　　血液化验应包括一个完整的血细胞计数、肝和肾功能，包括病毒学和肿瘤标志物等慢性肝病筛查。

　　肿瘤标志物是存在血液内的物质，如果其升高超出正常值，则高度怀疑患有恶性肿瘤。但不可否认可能出现假阳性和假阴性的结果：良性疾病也可能表现出来阳性结果，而有些肿瘤没有肿瘤标记物分泌而表现出的阴性结果（这可能发生在某些亚组的患者中）。对于肝胆系统肿瘤，肿瘤标志物最常检测的是甲胎蛋白（alpha-fetoprotein，AFP）、Ca19.9、Ca125和癌胚抗原（carcino-embryonic antigen，CEA）：

◆ AFP 与肝癌相关。实验室检测结果虽有不同，但"正常值"通常是 < 20ng/ml（<7kU/L）。然而，已有关于在良性情况下 AFP 高达 500ng/ml 水平（慢性肝炎、妊娠）和 20% 的 HCC 患者 AFP 检查结果是正常的报告（Wagman et al.，2000；Ryder，2003）。

◆ Ca19.9 与胰腺、胆道恶性肿瘤相关。正常值通常是 < 37kU/ml。胆管细胞癌的患者中有超过 85% 的人 Ca19.9 是升高的，然而高胆红素血症和重度肝损伤的患者也可能升高。

◆ CEA 与大肠癌相关。正常值通常是 < 5ng/ml。CEA 在胆管癌的患者中也有可能升高：30% 的胆管细胞癌患者 CEA 是升高的。在大肠病变中，已经发现 CEA 水平超过 50ng/ml 与预后不良呈正相关。不过炎症性肠病、慢性肺疾病、梗阻性黄疸和肝损伤时也可以检测到 CEA 的升高。

◆ Ca125 与原发的腹膜或妇科恶性肿瘤有关。胆管癌（40%～50%）也可以引起 Ca125 升高，这可能是由于腹膜已经受累。正常值通常是 < 35kU/mL。经期、孕期和子宫内膜异位症的良性情况也可能导致 Ca125 升高。

放射学检查

放射学检查对于肝胆系统恶性肿瘤的诊断是必不可少的，但其可靠性可能要取决于仪器设备、操作人员和影像诊断医生的专业水平。

超声检查是最常用的影像学检查手段，这是因为它价格便宜，非侵入性，并且有 60%～90% 的检测敏感性（取决于病变的大小）。与 AFP 检测相结合，对肝癌诊断灵敏度可增至 95%。在鉴别引起胆道梗阻的原因是良性和恶性时超声是有用的。

CT 可以用来发现超声不能确定的病变（图 17.2）。CT 对较小病变更加特异，而且对于肝外疾病的研究有其潜在的优势。此外 CT 可能对胆管细胞癌有更准确的诊断和分期，这是因为它可以更加清晰的检查肝门区以及邻近的血管结构。对于大肠癌肝转移的诊断/分期和监测，CT 可能是首选的检查技术，因为它可以进行全身显像，从而有利于原发和继发部位的判定。

对于那些经过超声和 CT 检查之后仍不能确定的疾病，可以利用磁共振成像（magnetic resonance imaging，MRI）。磁共振和静脉造影提供了非侵入性的成像模式，它可以对建议采取外科手术或介入放射治疗提供额外的帮助。

磁共振胰胆管造影（magnetic resonance cholangiopancreatography，MRCP）对胆管细胞癌可能也有一定的诊断价值，但如果临床需要下支架的话，内窥镜可能更有优势，因为这可以同时完成支架的置入。（最好在 CT 扫描之后）。

正电子发射型计算机断层显像（Positive emitron tomography，PET）对传统轴向成像不能确定的继发病变有一定的检出作用。PET 可以评估细胞活性、代

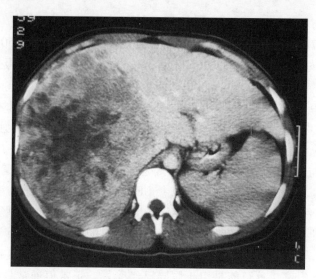

图 17.2   大肝癌的 CT 扫描

谢率，因此，像癌细胞一样高度活跃的细胞将是突出的"热点"。然而，炎性组织以及与代谢率高的细胞（如肠道）也将变得突出显著。PET 对大肠癌肝转移的诊断也是有用的，因为它将有助于确定肝脏以外任何发生肿瘤的部位，但其在胆管细胞癌中的作用目前存在争论（Khan et al. ，2002），而且其在HCC 的诊断过程中很少应用。

腹腔镜检查虽然仍在讨论之中，但在肝脏恶性肿瘤诊治中的应用越来越多。在腹腔镜检查过程中可以利用术中超声来进一步进行肿瘤分期。腹腔镜检查在做完检查之后还可以被用来对那些根治性手术或姑息性手术不能干预的地方做前期切除，也可以通过腹腔镜取活检来明确临床诊断。

内镜检查

内镜下逆行胰胆管造影术（Endoscopic retrograde cholangiopancreatography，ERCP）可以对胆道树直接成像，如果癌症的起源尚未确定也可对胰腺肿瘤进行检查评估。ERCP 可以得到细胞刷检的标本和（或）可以进行黄疸姑息性治疗的支架置入，虽然它是一种诊断工具，但是它在进行轴位扫描后置入支架方面是具有优势的。（然而支架置入术后可能会导致局部炎症反应，这可能会使准确的诊断模糊或复杂。）

内镜超声可以对胆管细胞癌中的邻近血管结构和胰腺疾病进行仔细检查，可以对淋巴结进行检查和（或）取样，也可以对远端胆管/胰头进行评估。在此过程中也可以得到组织病理检查样本，以及对肿瘤的来源是胆道还是胰腺二者之间有所鉴别。

上、下消化道内窥镜检查在诊断仍然模棱两可的情况下可以采用。胆管细胞癌在临床及影像两方面的表现与大肠癌肝转移都是相似的，因此，在诊断时临床病史与全面评估是至关重要的。找到原发肿瘤是重要的，如果存在原发肿瘤，就要给予符合规范的治疗。

癌症监测

HCC 的监测可改善高风险群体的早期诊断率，以进行早期干预和发现潜在的可治愈的人群。目前 HCC 的共识建议患有下述疾病的人群属于高危人群，应每 3~6 个月均要检查超声和 AFP：

◆ 乙肝表面抗原阳性
◆ 乙型肝炎和丙型肝炎肝硬化
◆ 酒精性肝硬化（尤其是戒断者）
◆ NASH

也有一些肝病学家建议对所有肝硬化患者进行监测（Wagman et al.，2000；Llovet and Beaugard，2003；Ryder，2003）。

对于胆管细胞癌和大肠癌肝转移不存在这样的共识，这可能是由于目前缺乏循证医学资料支持和/或医疗成本的原因。

治疗方案

对于癌症成功的、适当的治疗方案取决于准确的疾病分期和患者选择。治疗前阶段需要掌握提供给患者的信息不仅包括治疗方案的选择还包括与预后相关的信息。

大多数癌症都采用原发肿瘤/淋巴结/远处转移（tumour/node/metastasis，TNM）分期法。但是对于 HCC 它所提供的是一个不完整的分期，因为它没有评估慢性肝病背景。虽然原发性和继发性肝癌发病的解剖部位相同，但是他们组织学、生物学和发展史是不同的。所以，TNM 分期法对于继发性肝癌是实用的，对原发性肝癌的价值有限。

因此，很多代替它的分期法被提了出来：Okuda 分期法（Okuda et al.，1985）、法国分类法（Chevret et sal.，1999）、BCLC（Barcelona Clinic Liver Cancer，巴塞罗那临床肝癌分期）（Llovet et al.，1999）、CLIP（Cancer of the Liver Italian Programme，意大利肝癌分期方案，2000）和 CUPI（Chinese University Prognostic Indicator，香港中文大学预测指数）（Leung et al.，2002）。他

们所增加的相关内容都与潜在肝病和患者的总体健康状况有关，只是他们在内容的深度上有所不同（Grieco et al.，2005；Levy and Sherman，2005）。

对于这三种恶性肿瘤中的任何一种来说，选择合适的患者对治疗结果具有显著影响：基础肝功能、疾病阶段、适当的治疗方式、治疗目的、伴随疾病、患者的选择（最重要的）可能决定了什么可以做或什么不可以做，这些有助于癌症的治疗。

对于潜在的可治愈的病例，外科治疗是唯一可选择的治疗方法。

肝切除术

肝切除术包括半肝切除（扩大或常规）、非解剖性段切除、楔形切除和（或）转移灶切除。目前仅有少于25%的肝细胞癌适合手术切除（这取决于潜在的肝脏疾病和（或）肿瘤的严重程度）；肝癌患者的5年生存率为30%～70%。但是，如果在肿瘤的早期被发现和确诊，生存率可以上升到超过90%。其他的预后指标包括肝脏残留量和切除程度。

胆管细胞癌的外科干预措施包括部分肝切除和（或）肝外胆管切除。3年生存率目前的数据是40%～60%，5年的数字报告为9%～30%。这些报告同时也报告了该疾病的高度复发率（50%～70%）。胆管癌的原发部位对预后有明显的影响，肝外胆管细胞癌比肝内胆管细胞癌的预后要好。对于不能进行根治性手术的胆管细胞癌患者，可以考虑采取姑息性手术，例如，进行一个胆道"搭桥"手术，这样做可以减轻胆道和（或）十二指肠梗阻，从而改善生活质量。

对于大肠癌肝转移患者的手术程序与HCC患者是相同的。在英国每年大约有7500人发展成为大肠癌肝转移患者，其中50%可能适合进行肝切除。不过，将有多达三分之一的人被发现无法进行开腹手术。对于那些进行肝切除的人，5年生存率为40%～50%，并正在不断上升。当与未进行治疗的患者＜1%的5年的生存率相对比，效果是显而易见的。大肠癌肝转移复发率高，切除治疗后的患者中的60%发生新的或者复发的疾病，但与胆管细胞癌患者不同，复发性大肠癌肝转移患者在恰当的时期可以接受进一步的手术治疗。手术的风险、生存率和复发率与第一次手术是相同的。

肝移植

肝移植只适合HCC患者，但是由于需求增加和捐赠器官减少（见第18章），这种治疗方法的可行性是有限的。据报道肝癌移植患者的5年生存率超过 60%，复发率估计在 30% ~40%，这个指标也可能会降低至 20% 左右。

关于移植标准和目前在英国运用的肿瘤的大小标准是否应扩大的问题，目前仍存在争论。来自远东地区新发表的数据显示，对生存率产生影响主要取决于疾病的生物学特性，而不是肿瘤本身的大小。一个增生活跃的肿瘤比体积大的肿瘤携带有更大的风险，例如，一个 7cm 惰性肿瘤比 3 个 1cm 高度活跃的肿瘤可能携带的复发风险更低。侵犯大血管和严重升高的 AFP 已经被发现是疾病的复发和（或）死亡的重要预测指标（Lee et al.，2004；Pawlick et al.，2005；Moray et al.，2007）。

姑息性（非根治性）治疗

肝动脉化疗栓塞术

肝动脉化疗栓塞术（transcatheter arterial chemoembolization，TACE）是对 HCC 的一种治疗方法，它具有门静脉和肝动脉双重向肝脏供血的优势。化疗药物经肝动脉直接进入了肿瘤的供血动脉。与化疗药物相混合的是颗粒物质（通常是碘化油），这些颗粒也可以暂时将肿瘤动脉栓塞。这种治疗方法的目的通过化疗的直接破坏作用和动脉闭塞阻断了氧气和养分供应的继发作用破坏肝癌细胞。虽然它不是一个根治方法，但可作为一个控制病情的手段，以帮助等待移植的患者将病情控制在移植标准之内。同时存在的门静脉栓塞可能是治疗的禁忌证，取决于栓塞的原因和程度。

细胞毒性和栓塞作用治疗反应率各不相同，对谁具有更强的抗肿瘤作用是存在争议的。大约 30% 的患者无肿瘤进展且表现出肿瘤的客观缓解；30% 未显示出客观缓解，但也没有明显进展；剩下的三分之一是没有客观的肿瘤反应和有肿瘤进展的证据。这种治疗方法的 2 年生存率为 20% ~80%，影响因素包括细胞毒疗法的反应性和/或耐受性。

TACE 可重复进行，通常 6 ~8 周为 1 个周期，这是由化疗药物和使用剂量决定的。阿霉素的应用存在剂量限制，这是一个需要考虑的因素，它会限制这种疗法的应用时间。之前就存在病毒性复制的患者应有进一步的考虑，化疗可能会使静息的疾病复发，建议应用恰当的抗病毒药物进行预防性治疗（Johnson，2005；Marelli et al.，2006，2007）。

射频消融术

射频消融（radio-frequency ablation，RFA）主要用于 HCC 和大肠癌肝转移。一个探头经皮、腹腔镜或开腹的方法直接插入肿瘤，预定的"灼伤"被传递到肿瘤内。这种治疗方法的局限在于肿瘤的大小和位置，受限制的位置主要包括临近大血管和隔膜。

长期反应率尚未得到充分的评估，但早期的初步结果显示，在经皮注射治疗有潜在的益处；生存益处还有待观察（Camma et al.，2005；Pacella et al.，2005）。

经皮乙醇/醋酸注射（PE/AI）

经皮乙醇/醋酸注射（Percutaneous ethanol/acetic acid injection，PE/AI）被用于 HCC 的治疗，其利用经皮进入肿瘤方法直接到达目标，在肿瘤内注入乙醇或醋酸。这种治疗方法的限制在于病灶的大小、数量、位置和围手术期疼痛。作为一种姑息性治疗，据报道 PE/AI 的 5 年生存率低于 50%（Andriulli et al.，2006）。

全身化疗

全身化疗在 HCC 中只有不到 10% 的反应率，这与肝癌对细胞毒疗法有明显耐药性有关。正如 TACE，对于原先就患有病毒性疾病的患者，在预处理时应考虑给予预防性抗病毒治疗，防止疾病复发/加剧。在组织学表明有血管或神经侵袭时化疗也被用于移植之后，不过对其疗效的评估既缺少有意义的数据，也没有来自随机对照实验的结果。

胆管细胞癌对化疗反应似乎稍微多 些，有大约 10% ~ 50% 的部分反应率，这可能由于细胞毒性药物/方案的应用和在治疗前对方案的推荐。已经有报道，含有吉西他滨的联合化疗方案，部分表现出良好的效果，较好的控制了相关的症状。黄疸，或者说高胆红素血症，是化疗不能作为治疗选择的主要原因。除非达到了最佳胆汁引流效果和胆红素水平低于正常值上限（upper limit of normal，ULN）的两倍，大多数肿瘤患者都不愿意继续治疗。作为手术后的辅助治疗，化疗对胆管细胞癌有尚未证明的益处，但这需要进一步的证据。

在最新的更新的大肠癌指导手册（NICE，2004）中，大肠癌肝转移患者组化疗多数被证明是有益，证据是其提高了生存率（增加 4% ~ 13%）。

光动力疗法

光动力疗法（Photodynamic therapy，PDT）是一种系统的给予激光激活的光敏剂的治疗措施。激光附加到内视镜的探头上，探头通过 ERCP 插入病灶。光敏剂通过引起癌细胞坏死，对肿瘤进行攻击。初步的研究，在 NICE 指南（2005）中所提供的资料，表明与单纯植入支架相比有大约 4 个月的生存益处，并且可显著改善症状。

放射治疗

由于有放射性肝炎，放射治疗疗效有限。但是，它对原发性大肠癌的治疗和 HCC、胆管细胞癌及肝转移的大肠癌的骨转移的姑息性治疗是有用的。

虽然其他的疗法都表现出一些好处，例如他莫昔芬和一些试验性治疗如钇标记微球，但这些疗法在广泛的采用之前，还需要有进一步的研究。

护理管理

肝切除术的围手术期死亡率在大型专科中心低于5%，并发症约30%（包括常规术后并发症，如伤口感染）。

在没有明显肝硬化的患者，高达80%的肝脏可以安全地切除，这是由于肝脏具有再生能力或者说为保持功能而增大。然而，应该关注所选定进行切除的患者术前/术后发生肝衰竭的潜在风险。

肝切除术后需要注意的并发症包括：

◆ 休克/伴有或不伴有出血：肝脏是一个高度血运丰富的器官，手术后出血的风险高。另外对于一个受损的肝脏，在术前/术后有出现凝血紊乱的潜在风险。因此，仔细观察和监测，输注血液制品和维生素 K 是必要的。

◆ 肝功能不全：在术后较早阶段出现短暂的肝酶异常和一定程度的术后腹水并不意外。然而，严重或长期异常是罕见的，可能意味着肝功能衰竭，特别是在术前就有肝脏疾病的患者。肝功能衰竭可能是由于预先存在的肝脏疾病的失代偿，或者是由于残存肝脏"尺寸过小"，这两种情况下应立即鉴别并给予适当的干预，以防止进一步恶化或死亡。具有器官支持设备的强化治疗单元（intensive therapy unit，ITU）应该被要求参与其中。虽然发生率小于1%，但如果肝衰竭确实发生了，死亡率将显著升高。

◆ 胆漏：胆漏发生于肝切面或者发生于胆管的对吻缝合部位。这些可能是保守治疗措施：内镜下植入支架、通过引流管的放射治疗或手术。必须仔细观察和监视引流部位，对于早期胆管炎和（或）感染症状应报告并采取措施。

◆ 一般术后护理：有效、适当镇痛、预防感染，恶心/呕吐/肠梗阻的处理和早期活动都是非常重要的。

一般来说，因为是一个简单的过程，肝切除术后住院时间一般不应超过7~10天。

化疗药物作用对象是快速分裂的细胞，如癌细胞，并改变他们生长和复制的能力。但是，在身体内也包括自然分裂和快速生长（但是在这些情况下，生长和复制是受控制的）的其他细胞，例如，头发。无论是给予全身性的还是有针对性（如 TACE）的治疗，有关的细胞毒疗法常见的副作用主要包括如下：

♦ 脱发（Alopecia，hair loss）在应用阿霉素（TACE-HCC）时常见，但用吉西他滨（CCA）就较少见。如果脱发必将发生，通常开始出现在治疗后的第二个星期左右。脱发可能是轻微的（即头发稀疏）或极其严重的（如个别的患者甚至睫毛、眉毛、鼻头发都会脱落，所有的毛发都受到影响）。但是，化疗相关性脱发是可逆的，一次治疗停止时头发就会开始再生。

♦ 胃肠功能紊乱：胃肠功能紊乱的表现从口腔溃疡到恶心/呕吐甚至腹泻/便秘各不相同。胃肠道的内膜是由快速分裂的细胞组成的，因此，也可能受到化疗的影响。口腔卫生很重要，尽管在治疗过程中没有要求牙科干预。症状的控制/处理技术可以帮助防止或减轻胃肠道紊乱，给予如薄荷、甘菊或生姜的自然疗法。改变饮食，服用温和的泻药可避免或治疗便秘。

♦ 血液学改变：在化疗后的一段特定时间将会出现全血球计数下降，可能导致贫血、血小板减少和中性粒细胞减少症。这就是所谓的"低潮期"—通常可以自行恢复并且全血球计数将在下次化疗之前或 5～7 天之内回到"正常"范围。然而，在某些严重下降的患者，如果其有症状或持续的时间延长，可能有必要给予进一步干预。

♦ 贫血可能通过铁剂补充和（或）输血得到治疗，这取决于血红蛋白下降的严重程度。

♦ 血小板减少症：如果血小板减少症是很严重的或血小板计数低于 $30 \times 10^9/L$，就可能出现青紫和（或）自发性出血。支持疗法和规范的控制感染是至关重要的，伤口和划痕可能需要更长的时间才能愈合。

♦ 中性粒细胞减少症：如果中性粒细胞减少的很严重和（或）合并有发烧或有感染迹象，就可能需要进入相关医院静脉注射抗生素或给予造血生长因子（haemopoietic growth factor，HGF）进行治疗。HGF 可以提升中性粒细胞数量，但它的使用受到一定的限制，它只是被用于严重的或败血症有关的中性粒细胞减少。

♦ 病毒复燃。化疗可能使原来就存在的病毒性疾病复活或恶化。对于这种风险的预防应在治疗前或开始时就被实施。

♦ 对于女性，月经周期可能会变得不规则，甚至停经。潮热、阴道干燥和（或）性欲下降可能是常见的，所有这些都将影响情绪和身体。采取有效的避孕方法是必要的，因为怀孕期间应避免化疗：体液中的毒素和药物本身可能导致胎儿畸形。生育能力可能会受到影响，这可能与药物有关，如果患者处于生育年龄，应该提倡讨论关于保护生育能力及胎儿健康。

◆ 对于男性，精子的生成可能会减少，治疗之后可能恢复。但如上所述，应该提倡讨论有关生育能力的预防方法以达到和保持勃起以及射精的能力不应被化疗所损害，然而，由于癌症的诊断和治疗，会对情绪和身体产生影响，这可能会导致性功能障碍。

实用的咨询和支持是有帮助的，当需要时应该给予提供。

本章小结

肝胆系统恶性肿瘤是全球最常见的、致命的癌症之一。本章对于其中三种最常见的类型：原发性肝癌、胆管癌和直肠癌肝转移进行了简要概述。尽管在英国它们的史料是罕见的，但这些癌症的发病率在不断增加，所涉及的问题是复杂和多学科的。

癌症对我们中的大多数都可能会产生影响，在我们生活中的一些方面，不论是直接的还是间接的。我们如何应对这种接触是被社会环境和信仰所影响的，因为这是我们的情绪和机体反应。癌症可以治疗，但无法治愈、治疗和护理的目标是使个人生活的更好，包括身体、情感和社会，直到他们死亡。作为医疗保健者，我们要表达一个重要的信息，就是即使不能治愈他们，我们也可以帮助他们。

说明性案例研究

一名 66 岁男性向他的家庭医生提供了他的病情：逐渐加重的腹胀和不适 2 周。既往有高血压病史，已得到很好的药物控制，6 年前进行了人工髋关节置换。他不吸烟、禁酒，并且没有任何精神药品滥用史。患者是异性恋者，结婚 34 年并有两个已长大的孩子，最近由政府管理的工作岗位退休。没有任何近期国外旅行或任何输入血或血液制品的历史。没有相关的家族病史需要注意。

在患者的检查中，没有明显的黄疸或慢性肝病的痕迹，肝脏或脾脏不能触及。腹部叩诊呈浊音，但没有"移动性腹水"。

进一步实验室检查显示阴性肝炎，慢性肝病。他的实验室检查发现 AST 59IU/L，胆红素 24μmol/L，白蛋白 28g/L 和甲胎蛋白水平 700ng/ml。

腹部 B 超证实少量的腹水，一个小而异质萎缩的肝脏，以及 17.6cm 长的脾脏。没有明显的胆管扩张或结石。但是，发现了两个直径小于 3cm 病灶。

这是由胸部/胸腔和腹部的 CT 扫描所确定的。另外还显示，没有血管或淋巴管被累及，也没有任何其他病变。

患者被诊断为隐源性肝硬化和肝癌。给予利尿剂治疗腹水，并将患者转到一个三级移植中心进行肝脏移植评估。

Nikie Jervis　著

赵小明　王伯莹　译

周　豪　杭　蕾　王楠娅　隋东明　牛俊奇　校

参考文献

Andriulli A, De Sio I, Brunello F, Salmi A, Solmi L, Facciorusso D, Caturelli E, Perri F (2006) Survival of patients with early hepatocellular carcinoma treated by percutaneous alcohol injection. *Alimentary Pharmacology and Therapeutics* 23:1329–1335

Beasley RP (1988) Hepatitis B virus. The major etiology of hepatocellular carcinoma. *Cancer* 61(10):1942–1956

Bentrem DJ, Dematteo RP, Blumgart LH (2005) Surgical therapy for metastatic disease to the liver. *Annual Review of Medicine* 56:139–156

British Society of Gastroenterology (2006) Care of Patients with Gastrointestinal Disorders in the United Kingdom. A Strategy for the Future. Available at www.bsg.org.uk

Bruix J, Barrera JM, Calvet X, Ercilla G, Costa J, Sanchez-Tapias JM, Ventura M, Vall M, Bruguera M, Bru C, et al. (1989) Prevalence of antibodies to hepatitis C virus in Spanish patients with hepatocellular carcinoma and hepatic cirrhosis. *Lancet* 2(8670):1004–1006

Camma C, Di Marco V, Orlando A, Sandonato L, Casaril A, Parisi P, Alizzi S, Sciarro E, Virdone R, Pardo S, Di Bona D, Licata A, Latteri F, Cabibbo G, Montalto G, Latteri MA, Nicoli N, Craxi A (2005) Treatment of hepatocellular carcinoma in compensated cirrhosis with radio-frequency thermal ablation (RFA): a prospective study. *Journal of Hepatology* 42(4):535–540

Chevret S, Trinchet JC, Mathieu D, Rached AA, Beaugrand M, Chastang C (1999) A new prognostic classification for predicting survival in patients with hepatocellular carcinoma. Groupe d'Etude et de Traitement du Carcinome Hépatocellulaire. *Hepatology* 31(1):133–141

Corner J and Bailey C (eds) (2001) *Cancer Nursing. Care in Context.* Blackwell Science, Oxford

Di Bisceglie AM, Order SE, Klein JL, Waggoner JG, Sjogren MH, Kuo G, Houghton M, Choo QL, Hoofnagle JH (1991) The role of chronic viral hepatitis in hepatocellular carcinoma in the United States. *The American Journal of Gastro-*

enterology 86(3):335–338

Fattovich G, Stroffolini T, Zagni I, Donato F (2004) Hepatocellular carcinoma in cirrhosis: incidence and risk factors. *Gastroenterology* 127(Suppl 1):S35–S50

Gores GJ (2003) Cholangiocarcinoma: current concepts and insights. *Hepatology* 37(5):961–969

Grieco A, Pompilil M, Caminiti G, Miele L, Covino M, Alfei B, Rapaccini L and Gasbarrini G (2005) Prognostic factors for survival in patients with early-intermediate hepatocellular carcinoma undergoing non-surgical therapy: comparison of Okuda, CLIP and BCLC staging systems in a single Italian centre. *Gut* 54:411–418

Heriot AG, Karanjia ND (2002) A review of surgical techniques for liver resection. *Annals of the Royal College of Surgeons England* 84:371–380

Johnson PJ (2005) Non-surgical treatment of hepatocellular carcinoma. *HPB* 7(1):50–55

Khan SA, Davidson BR, Goldin R, Pereira SP, Rosenburg WMC, Taylor-Robinson SD, Thillainayagam AV, Thomas HC, Thursz MR, Wasan H (2002) Guidelines for the diagnosis and treatment of cholangiocacrcinoma: consensus document. *Gut* 51(suppl 6):Vl1–9

Lee K, Park J, Joh J, Kim S, Choi S, Heo J, Lee H, Lee D, Park J, Yoo B (2004) Can we expand the Milan criteria for hepatocellular carcinoma in living donor liver transplantation? *Transplantation Proceedings* 36(8):2289–2290

Leung TWT, Tang AMY, Zee B, Lau YW, Lai PBS, Leung KL, Lau JTF, Yu SCH, Johnson PJ (2002) Construction of the Chinese University Prognostic Index for hepatocellular carcinoma and comparison with the TNM staging system, the Okuda staging system, and the Cancer of the Liver Italian Program staging system. A study based on 926 patients. *Cancer* 94(6):1760–1769

Levy I, Sherman M (2005) Staging of hepatocellualr carcinoma: assessment of the CLIP, Okuda and Child-Pugh staging systems in a cohort of 257 patients in Toronto. *Gut* 50:881–885

Llovet JM, Beaugard M (2003) Hepatocellular carcinoma: present status and future prospects. *Journal of Hepatology* 38(Suppl 1):S136–149

Llovet JM, Brú C, Bruix J (1999)Prognosis of hepatocellular carcinoma: the BCLC staging classification. *Seminars in Liver Disease* 19(3):329–338

Marelli ML, Stigliano R, Triantos C, Senzolo M, Cholongitas E, Davies N, Tibballs J, Meyer T, Patch DW, Burroughs AK (2007) Transarterial therapy for hepatocellular carcinoma: which technique is more effective? A systemic review of cohort and randomised studies. *Cardiovascular and Interventional Radiology* 30(1):6–25

Marelli ML, Stigliano R, Triantos C, Senzolo M, Cholongitas E, Davies N, Yu D, Meyer T, Patch DW, Burroughs AK (2006) Treatment outcomes for hepatocellular carcinoma using chemoembolisation in combination with other therapies. *Cancer Treatment Reviews* 32(8):594–606

Mok TSK, Yeo W, Yu S, Lai P, Chan HLY, Chan ATC, Lau JWY, Wong H,

Leung N, Hui EP, Sung J, Koh J, Mo F, Zee B, Johnson PJ (2005) An intensive surveillance program detected a high incidence of hepatocellular carcinoma among hepatitis B virus carriers with abnormal alpha-fetoprotein levels or abdominal ultrasonography results. *Journal of Oncology* 23(31):8041–8047

Moray G, Karakayali F, Yilmaz U, Ozcay F, Bilezikci B and Haberal M (2007) Expanded criteria for hepatocellular carcinoma and liver transplantation. *Transplantation Proceedings* 39(4):1171–1174

National Institute for Clinical Excellence (2004) Improving Outcome Guidance in Colorectal Cancer. Manual Update. NICE, London

National Institute for Clinical Excellence (2005) Photodynamic Therapy for Bile Duct Cancer. NICE, London

Nishioka K, Watanabe J, Furuta S, Tanaka E, Iino S, Suzuki H, Tsuji T, Yano M, Kuo G, Choo QL, et al. (1991) A high prevalence of antibody to the hepatitis C virus in patients with hepatocellular carcinoma in Japan. *Cancer* 67(2): 429–433

Okuda K, Ohtsuki T, Obata H, Tomimatsu M, Okazaki N, Hasegawa H, Nakajima Y, Ohnishi K (1985) Natural history of hepatocellular carcinoma and prognosis in relation to treatment. Study of 850 patients. *Cancer* 56(4):918–928

Pacella CM, Bizzarri G, Francica G, Blanchini A, De Nuntis S, Pacella S, Crescenzi A, Taccogna S, Forlini G, Rossi Z, Osborn J, Stasi R (2005) Percutaneous laser ablation in the treatment of hepatocellular carcinoma with small tumors: analysis of factors affecting the achievement of tumor necrosis. *Journal of Vascular Interventional Radiology* 16:1447–1457

Pawlick TM, Delman KA, Vauthey JN, Nagorney DM, Ng IOL, Ikai I, Yamaoka Y, Belghiti J, Lauwers GY, Poon RT, Abdalla EK (2005) Tumor size predicts vascular invasion and histologic grade: implications for selection of surgical treatment for hepatocellular carcinoma. *Liver Transplantation* 11(9):1086–1092

Ruan DT, Warren RS (2005) Liver-directed therapies in colorectal cancer. *Seminars in Oncology* 32(1):85–94

Ryder SD (2003) Guidelines for the diagnosis and treatment of hepatocellular carcinoma (HCC) in adults. *Gut* 52(Suppl III):iii1–8

Souhami RL, Tobias JS (eds) (1998) *Cancer and its Management*, 3rd edn. Blackwell Science, Oxford

The Cancer of the Liver Italian Programme (CLIP) investigators (2000) Prospective validation of the CLIP score: a new prognostic system for patients with cirrhosis and hepatocellular carcinoma. *Hepatology* 31:840–845

Wagman L, Hoff PM, Robertson JM, Dwivedy S (2000) Liver, gallbladder and biliary cancers. In: Wagman L, Hoff PM, Robertson JM, Dwivedy S (eds) *Cancer Management: A Multidisciplinary Approach*, 4th edn. PRR, Melville

第 18 章

肝移植

前言

　　肝移植目前已经成为治疗急性或慢性终末期肝病的有效治疗手段（Didier et al.，2006）。自 1963 年 T Starzl 在美国开展首例临床肝移植手术至今，肝移植已在手术技巧、器官灌注保存液方面取得了很大的进步，同时环孢素的问世，使免疫抑制剂迈上了一个新的台阶（Starzl et al.，1982）。这些进步使移植物和宿主的存活率稳步提高，从而使肝移植由一种试验性高风险的手术方式成为可被患者接受的治疗手段（Starzl et al.，1981）。当前英国各移植中心报道的肝移植术后 1 年生存率虽略有不同，但整体看来约为 89%（UK Transplant，2008）。

　　随着肝移植术后生存率的提高，该手术已适用于越来越多的、病情更加复杂的患者。然而用于移植的肝脏数量并不能满足移植患者的需求，从而导致患者等待移植的时间延长，等待期间病情的恶化和死亡率的增加（图 18.1）。

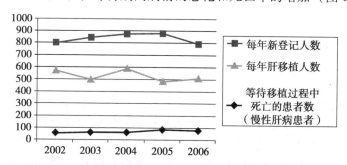

图 18.1　2002.03 ~ 2006.07 英国等待移植患者数量、每年肝移植患者数量及等待过程中由于慢性肝脏疾病死亡患者数量

随着等待移植患者对肝脏需求的增加，迫切需要增加供者的数量，并充分使用可用的肝脏。将肝脏劈裂后移植于两名受者现已成为全英国的肝移植标准（DoH，2005），而劈裂后肝脏的利用使可用于移植的肝脏数量显著提高（Muiesan et al. , 2005）。

目前，英国国民医疗服务（National Health Service，NHS）正就全球范围内已有的较完善、成功的活体捐赠方案（包括成年捐赠给成人和成人捐赠给孩子）进行进一步完善。

肝移植适应证

肝移植的适应证包括大部分前面章节所讨论过的肝脏疾病，包括：
- 慢性肝炎——病毒性或自身免疫性
- 酒精性肝病
- 非酒精性脂肪性肝炎
- 不明原因肝硬化
- 中毒性/药物性肝炎
- 淤胆型肝病——原发性胆汁性肝硬化、原发性硬化性胆管炎、长期胆汁淤积、胆道闭锁、家族性胆汁淤积、囊性纤维性肝病、阿拉吉耶综合征、进行性家族性肝内胆汁淤积症
- 代谢性肝病——血色病、威尔逊病、α_1-抗胰蛋白酶缺乏症、贮积症、高草酸尿症
- 血管性肝病——布-加综合征、静脉闭塞性肝病
- 原发性肝细胞癌，肝母细胞瘤
- 先天性肝病，尿素循环酶缺陷、家族性淀粉样变性病（Murray and Carithers，2005）

移植前评估

对于有移植意愿的患者来说，在疾病发展成为病情复杂的终末期肝病前进行移植前评估是非常重要的。要求患者移植前身体状况要处于最佳状态，因为患者若处于严重的肝功能失代偿，营养不良及其他合并症状态，不但增加手术风险，而且更容易出现术后并发症，术后恢复时间也会增加（Didier et al. ,2006）。总之，术前进行严格的身体和心理评估，对于明确患者是否适合移植

手术以及探讨相应的治疗都是十分必要的。

移植评估的主要目的：

- 确定并明确诊断
- 评估肝储备功能或疾病严重程度
- 评估解剖结构和排除禁忌证
- 评估等待移植患者的整体状况是否适合接受移植

评估的主要常规试验和程序见表 18.1，对患者进行进一步的评估取决于前期的评估结果。等待移植患者的评估内容包括评估并发症，判断预后及术后生存质量（Howdle，2006）。

表 18.1 进行肝移植评估的实验室诊断

常规的血液检查

全血细胞计数、凝血酶原时间、国际标准化比值、电解质、尿素氮、肌酐、肝功、血糖、血脂、甲功、乙肝、丙肝、艾滋病、人类 T 细胞白血病病毒、EB 病毒、巨细胞病毒、弓形体、带状疱疹病毒、梅毒的血清学检查、血型

特殊的血液检查

抗核抗体、抗中性粒细胞抗体、抗平滑肌抗体、铁蛋白、铜、血浆铜蓝蛋白、甲胎蛋白、乙肝 DNA 定量、丙肝 RNA 定量、丙型肝炎病毒基因型、CA19-9、癌胚抗原、艾滋病毒 DNA、CD4 和 T 细胞计数

常规的诊断检查

胸透、肺功能、血气分析、心电图（为将来提供基本资料，评估心肺功能，排除任何心肺疾病）

多普勒超声及 CT 检查

（评估肝结构/轮廓、血流、门静脉高压症、血管通畅情况，诊断和确定病变分期——大小/位置/转移）

内镜检查——确定食管静脉曲张的分期并给予相应治疗

肝脏穿刺——诊断、评估疾病的严重性

会诊

常规

肝病学家、临床移植协调员、麻醉师、器官移植外科医生、营养学家、药剂师、社会工作者

根据情况需要

重症监护学家、酒精和药物滥用的治疗专家、心脏病、血液病、肾病、精神科医生

多种方法被用来判断疾病严重程度和预后：Child-Turcotte-Pugh 分级、判断终末期肝病的预后模型（the prognostic model for end-stage liver disease，MELD）、英国修正版的 MELD（United kingdom modified version of MELD，UKELD），以及用于判断如原发性胆汁性肝硬化和胆管炎的疾病具体指标

（Christensen et al.，1984；Devlin and O'Grady，1999；Wiesner et al.，2003），这些方法有益于帮助判断肝移植患者的需要和临床紧迫性。

同时必须评估的内容还包括受体的理解能力、个人意愿、主动性、依从性和他们的家人支持。在等待移植期间，与移植要求不相符的指标和任何形式的成瘾行为（酒精/药物）都要得到解决。移植前至少忌酒 6 个月，并建议移植术后忌酒。在移植前也必须确定其他物质的依赖或滥用，因为其与移植后肝脏疾病是否复发有关（Di Martini et al.，2001）。另外，虽然吸烟不是移植的禁忌证，但因其可增加肝细胞癌（Marrero et al.，2005）及动静脉并发症的患病风险（Pungpapong et al.，2002），从而成为移植的高危因素，所以建议患者戒烟。

在患者戒断过程中，需要广泛的咨询和支持系统，以及患者与移植中心的戒断监测和护理协议（Murray and Carithers，2005）。为减少概念的模糊，一些学者主张使用书面合同的形式督促患者的戒断行为（Gish et al.，1993）。

对移植患者进行心理评估的目的主要是辨别术后生存的高风险因素，确定这些因素是否降低患者术后的生活质量或生存期。最初的评估工作应由移植协调员和社会工作者来完成。相应的评估因素见表 18.2。

表 18.2　移植患者的心理评估

社会支持：家庭、朋友、生活环境、经济来源、职业、交通、社会服务或可利用福利

药物、饮酒、吸烟史：评估患者保持长期戒断的能力，判断导致移植失败的因素，评估患者所需要的支持帮助

精神病史：辨别患者是否存在可能影响移植术后依从性的精神疾病

知识及理解力：评估患者对疾病及移植相关知识的了解程度，确定教育方案以确保患者知情同意

应对机制：确定针对慢性疾病、频繁入院、健康的态度、生活方式改变、终身免疫治疗和随诊的应对策略

有效协作的能力：评估患者在评估过程中的行为，对药物治疗和疾病的态度，坚持药物治疗、随诊、饮食指导、当病情变化或恶化时报告的能力

只有通过仔细的评估和对所获取信息的分析可以确定以下指标：
- 疾病的严重程度及预后
- 移植的临床及生化指标
- 肝移植的禁忌证
- 肝移植对受者的风险或收益
- 避免或推迟肝移植的选择性治疗方法
- 对生活质量的影响
- 患者的喜好、目标和承诺

- 治疗计划（Howdle et al. , 2006）

肝移植的禁忌证

随着肝移植手术的日益成熟，肝移植的绝对禁忌证也逐渐减少。
肝移植的绝对禁忌证包括：
- 艾滋病
- 肝外恶性肿瘤
- 严重的心肺疾病
- 无法控制的肝外感染
- 酒精/药物滥用（未戒断者）
- 胆管癌

肝移植的相对禁忌证包括：
- 多器官衰竭
- HIV 阳性
- 门静脉系统血栓
- 肺动脉高压
- 乙肝病毒 DNA 阳性
- 恶病质（在 70% 的体重以下）
- 病态肥胖（Didier et al, 2006）

移植委员会选择受者的最低标准

当需要移植的患者接受评估后，移植委员会（由多学科人员组成）根据评估结果讨论并确定适合移植的人员。目前成为等待移植人员的标准是患者至少有 50% 的几率在移植术后 5 年有较高的生活质量，如果几率小于 50%，则不建议移植（Neuberger，2001）。接受评估的患者评估后可能的结果是：
- 合适的人选——列入移植名单
- 过早的合适的人选——医学随访，以后重新评估
- 当前存在可逆的禁忌证——给予治疗后重新评估、讨论
- 绝对禁忌证——放弃移植，给予其他选择性治疗意见

为了提高生存率，减少术后并发症，患者及肝移植最佳时机的选择是至关重要的。

移植前教育

　　移植前教育对于移植成功是相当重要的。它贯穿于评估的整个过程：入选阶段、等待移植阶段、移植、术后恢复和长期随访阶段。教育对象包括移植受者及其家庭成员（Ohler，2003）。

　　与受者建立长期稳定的互信关系，能够促进学习和实现公信力。有效的教育能帮助受者减轻疼痛，纠正错误观点，帮助解决问题，协助决策，提高依从性，促进健康和提高应对机制（Charlton and Ventura，2006）。

　　初步评估患者的情绪状态、身体健康状况、文化需求、知识层次、态度、能力、学习意愿和学习方式是非常重要的（Lipson and Dibble，2005）。这将有助于提供个性化的患者教育方案以便于增进患者的了解（Zink et al.，2005）。

　　各种教学方法都应该实施一段时间，并应当定期加强信息以增进和提高理解（Bernat and Peterson，2006）。涉及的教育主题应包括对肝移植的总体看法：包括风险和受益、评估过程和器官的分配、终末期肝病的治疗方案、肝移植团队的角色和任务、肝移植的等待过程、恢复过程及术后并发症、用药及随诊。与其他患者进行交谈，能够使患者了解术后生活质量的改变，增强理解（Kizilisik et al.，2003）。

知情同意

　　对患者来说选择什么治疗方法是患者的权利，而决策过程又是至关重要的。选择的开放性问题包括捐助者和移植类型，要确保患者知情同意。

等候移植期管理

　　患者等待的时间长短主要取决于是否有供体、血型和肝脏大小。在等候移植期间，所有患者需要定期随诊检查，以确保他们继续符合移植标准。密切的监测，能够确保采取有效的医学、药理学和营养疗法，并随时发现和治疗任何新的问题。患者如果在等待期间被发现出现高风险因素就需要进行重新评估，以确保其是否继续适合移植手术（Neuberger，2003）。

　　患者因为出现高风险因素，或者不再适合移植手术而被从移植名单中删除的比例是未知的（Didier et al.，2006）。终末期肝病患者肝脏储备有限，在等待期间经常处于失代偿状态。肝移植能够使患者重新获得健康是显而易见的，但患者同时也要警惕等待期间存在死亡的风险。

对患者来说等待期间可能会非常困难，所以让患者和家属表达他们的感受和在这段时间内关注的问题是很重要的。每个等待移植的患者的情况都是不同的，但共同点是受者及其家人都会面临一些典型的压力（Brown et al.，2006）：

- 缺乏控制——不知何时会移植
- 健康状况恶化——面对死亡
- 在有可用的移植器官前害怕死亡
- 生活搁置——受到限制
- 生活角色和方式发生改变
- 经济负担

受者与移植专家团队建立良好的关系，积极鼓励受者通过自我报告其身体条件，饮食和锻炼依从性的变化，使他们在整个管理中发挥作用是非常重要的。另外，在等待移植过程中提供真实信息，保证和支持受者，对受者也是有帮助的。

器官的分配

在英国，每个移植中心都应对患者的移植评估、移植过程和移植后的治疗负责，每个移植中心持有他们自己的等待移植的慢性肝病患者的名单。

英国器官移植机构（United Kingdom Transplant，UKT）正在与每个负责指定地区的腹部器官收集的肝移植中心协商一个全英范围内的器官共享规划。英国器官移植服务机构存有一个全国性的由 O'Grady 等命名为"超紧急等候移植名单"的移植候选人员名单，主要对象为急性肝功能衰竭患者（1993）。相关问题在第13章进行了更深入的讨论。

当英国器官移植服务机构接到器官捐赠通知，优先考虑超紧急等候移植名单中急性肝功能衰竭的患者。如果没有超级紧急患者，肝脏将提供给指定区域的适宜的候选患者。如果他们无法利用器官（如：没有合适的受体、没有重症监护病床、不适合器官），器官将提供给其他指定中心。如果在指定区器官没有找到合适的受者，器官将会被重新返回到收取器官的移植中心，然后分配到其他指定移植中心，如果还是没有合适的受体，器官最终甚至会分配到欧洲其他移植中心。

许多因素决定了一个肝脏是否适合修复和移植，其中包括病史、手术史和社会经历史、脑死亡原因、血流动力学的稳定性、实验室数据和血清学。包括肝脏的外观、血管解剖、大小和器官的总体质量等细节将会转达给移植医生，移植医生将最终决定肝脏的整体适宜性。移植外科医生利用他们自身的临床技能和判断力，评估肝脏适合移植的条件，并主要基于以下几点进行配型，找到最好的受者（Adam et al.，2000），包括：

- 血型——匹配
- 严重的肝脏疾病——优先
- 体重——供受者 +／-20kg
- 边缘移植物——如果给予合适的受者将会取得更好的效果
- 受者是否是肝细胞癌
- 时间和距离——离体的肝脏冷缺血时间要短
- 等候移植的时间

更长的等待名单和等待时间导致移植器官分配给最严重的等待者，而这些患者常处于严重失代偿性状态，不仅使移植手术变得比较复杂，而且将影响到术后恢复（Neuberger and James，1999）。

肝移植术

标准肝移植术式为原位移植，即将受者的原有肝脏切除，受者在短期内无肝脏（图18.2，彩图17），然后植入整个供者肝脏。完成供受者下腔静脉、门静脉和肝动脉的端端吻合（图18.3）。胆管连接，包括原位管对管连接技术或肝空肠连接。图18.4（彩图18）显示肝移植后新肝脏在腹内原肝脏的位置。

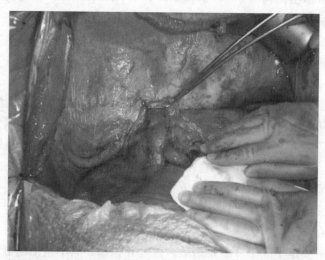

图18.2　肝移植中无肝期的腹腔。彩色图片请参阅彩图17

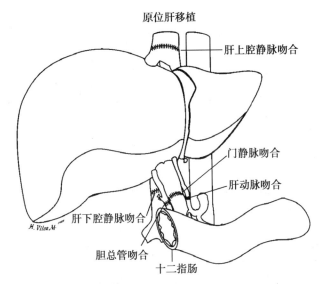

图 18.3 肝移植过程中的缝合图

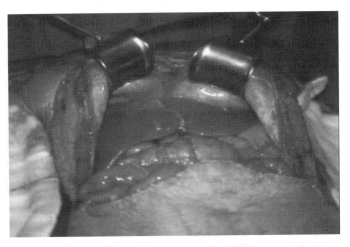

图 18.4 移植的新肝脏在腹部的正确位置。彩色图片请参阅彩图 18

术后恢复主要取决于供肝的质量、手术实施和受者的临床状态。及时发现潜在并发症是降低术后发病率和死亡率的关键因素,因此护士在患者的监测和评估过程中担任重要的角色(表18.3)。

在重症护理初级阶段的并发症包括初期无功能状态,它影响4%～20%的肝移植过程。初期无功能状态主要指血流动力学不稳定、凝血障碍、肝乳酸和转氨酶增加、肾衰和胆汁分泌降低(Bezeizi et al.,1997)。严重者最终将需要进行紧急的再次移植。此外肝动脉或门静脉血栓形成也可能导致重新进行移植或进行进一步手术。由于凝血障碍、止血不充分或缝合不严导致的术后出血可能需要紧急重新进行手术探查。此外胆管并发症，包括吻合口瘘、狭窄和梗阻，是肝脏移植后主要并发症，发病率为 15% ~ 20% （Nemec et al. , 2001；Eghtesad et al. , 2005）。

表 18.3　肝移植受者的早期护理措施

停止机械通气和通气拔管
血流动力学监测和输液管理
疼痛的控制
切口评估，观察有无出血
中央和动脉导管护理，伤口、胆管引流及导尿管护理
实验室检查，包括肝脏生化指标、血细胞计数、血乳酸、血气分析
监测心理状态
家庭的照顾

感染也是导致肝移植患者发病和死亡的重要原因 （Blair and Kusne, 2005）。术后 1 个月，大部分感染与手术和免疫抑制水平有关。由于使用免疫抑制剂可能发生机会性感染，包括巨细胞病毒 （cytomegalovirus, CMV）、EB病毒 （Epstein-Barr virus, EBV）、单纯疱疹病毒 （herpes simplex virus, HSV）和水痘-带状疱疹病毒 （varicella zoster virus, VZV），故大多数患者术后给予抗生素预防性治疗和抗真菌治疗。对于存在巨细胞病毒感染高风险的患者，在肝脏移植后给予 3 个月的抗病毒治疗。

免疫抑制治疗

移植术后免疫抑制治疗由用药指导方案及后续的维持治疗组成。指导方案通常包括大剂量的类固醇与钙调磷酸酶抑制剂 （calcineurine inhibitor, CNI）联合用药。几日后转为口服类固醇激素，每日剂量递减，然后合用钙调磷酸酶抑制剂 （CNI） 共同维持免疫抑制状态，6 ~ 12 个月内完全撤出类固醇激素，但自体免疫介导的肝病例外。对于比较稳定的患者，较低剂量的 CNI 即可。

钙调磷酸酶抑制剂 （CNI）

钙调磷酸酶被认为参与了细胞因子的生成，而细胞因子在移植物排斥反应过程中起核心作用。环孢素 A （cyclosporine, CsA） 和他克莫司 （tacrolimus, TAC） 抑制钙调磷酸酶，从而抑制细胞免疫过程。他克莫司的吸收部位主要在十二指肠和空肠。与环孢素 A 不同，该药的吸收不受胆汁引流的影响。由于

食物的存在降低了他克莫司生物利用率，所以最好在空腹时服用。环孢素 A（CsA）和他克莫司均在肠道和肝脏通过细胞色素 P450-3A 酶进行代谢，因此，促进或抑制代谢过程的给药方法将明显影响免疫抑制水平。影响代谢过程的常见药物包括钙通道阻滞剂、抗真菌剂、大环内酯类抗生素和促动力剂。

　　钙调磷酸酶抑制剂的大部分副作用呈剂量依赖，详见表 18.4。其中主要副作用是肾毒性。肾毒性为急性或长期伴随的并发症，导致移植后肾衰的发生率达 20%（Gonwa et al.，2001）。而近期的研究表明他克莫司出现肾衰的几率较小（Artz et al.，2004；Martins et al.，2004；Nankivell et al.，2004）。

西罗莫司

　　西罗莫司（雷帕霉素，Rapamune，RAP）的结构与他克莫司（TAC）相类似，但作用方式不同。西罗莫司抑制淋巴细胞增殖，同时抑制组织修复所需的生长因子，最终导致伤口难愈、皮疹和口腔溃疡。多种严重的毒副作用包括红细胞、白细胞减少、血小板减少、高胆固醇血症、贫血等。

激素类药物

　　激素是肝移植开展早期的主要免疫抑制剂，它也是目前除钙调磷酸酶抑制剂（CNI）以外使用最多的免疫抑制剂。激素可作为抗排斥反应的常规治疗药物，也可作为逆转急性排斥反应的首选药物。激素通过减少细胞因子而降低炎性反应过程。其主要副作用见表 18.4。

表 18.4　免疫抑制药物的副作用

他克莫司	环孢素 A	硫唑嘌呤	吗替麦考酚酯	皮质类固醇
肾功能不全	肾功能不全	贫血	恶心	低血钾
高血压	高血压	血小板减少症	呕吐	高血压
低血镁	低血镁	白细胞减少症	腹痛	情绪改变
头痛	高血钾	恶心	骨髓抑制	血脂异常
震颤	多毛症	腹泻		库欣综合征
高血钾	牙龈增生			胃溃疡
恶心、呕吐、腹泻				肌病
				骨质疏松
				液体潴留
				白内障

抗代谢药

硫唑嘌呤和吗替麦考酚酯（mycophenolate mofetil，MMF）是抗细胞增殖的免疫抑制药物，主要作用于嘌呤代谢从而抑制 T 细胞（硫唑嘌呤）或 T 细胞和 B 细胞（MMF）的激活。使用钙调磷酸酶抑制剂（CNI）的患者出现肾功能不全时，吗替麦考酚酯常用于辅助钙调磷酸酶抑制剂的减量或停药（Stewart et al.，2001）。当出现胃肠道副作用时，抗代谢药物应开始减量或停药（Fung et al.，2005）。

抗体诱导剂

抗体诱导剂可用于在肝移植术后激素减量或停药时，特别适用于丙型肝炎患者，其可以减少同种异体移植物的早期排斥反应（Berenguer et al.，2006）。抗胸腺细胞球蛋白（anticymocyte globulin，ATG）是作用于 T 细胞的多克隆抗体，其副作用是严重的淋巴细胞减少症。高达 80% 的患者会出现首剂量反应，但通过联合应用皮质类固醇激素、对乙酰氨基酚和抗组织胺类药物可减轻症状。

莫罗莫那-CD3（OKT3）是单克隆抗体，与 T 细胞表面的 CD3 分子结合，从而抑制 T 细胞受体活性，使淋巴细胞数目快速减少。使用莫罗莫那-CD3 时，大量细胞因子释放入血，从而导致流感症状、肺水肿、呼吸窘迫等一系列反应（Wilde and Goa，1996）。为避免这一系列症状的发生，通常在给药前给予抗组织胺类、对乙酰氨基酚和糖皮质激素药物。

白介素-2 受体抗体

白介素-2 受体抗体包括巴利昔单抗（舒莱）和达克珠单抗（赛尼哌）。这两种药物的药效和作用方式相似，主要通过降低 T 细胞增殖起作用。肝移植通常在磷酸酶抑制剂必须减量（如患者出现肾功能不全时）时应用白介素-2 受体抗体。这两种药物的半衰期长，所以给药剂量通常每周一次或者隔周一次，常需要几个剂量。虽然曾有关于白介素-2 受体抗体出现过敏性反应的报道，但总的来说白介素-2 受体抗体的副作用是轻微的（Baudouin et al.，2003）。

移植物排斥

控制排斥反应是移植物存活的重要因素。高达75%同种异体肝移植受者出现急性细胞排斥反应（acute cellular rejection，ACR），大多数出现在移植术后前90天（Wiesner et al.，1993）。实验室研究显示患者转氨酶、碱性磷酸酶和胆红素水平增高。患者可无症状或出现发烧、疲倦与右上腹痛。为进一步确诊可进行肝穿活检。一线的治疗方法为泼尼松龙每天1g，维持3天（Wiesneret al.，1994），该方法对70%~80%患者有效（Adams and Neuberger，1992）。然而如果应用类固醇药物无效，那就需要其他药物治疗排斥反应。

在过去的10年，慢性排斥反应的发生率有所下降，目前仅有不到5%的患者发生慢性排斥反应（Martinez and Rosen，2005），慢性排斥反应的最终结果会导致患者需要再次移植。

出院计划和患者信息

对于新移植的患者，有效的出院指导计划是至关重要的。通过多学科专家小组、患者及其家属的密切配合，才能制定出个体化的方案。患者在出院前还需要专家会诊，包括对新发糖尿病患者请糖尿病专科护士、肝细胞肿瘤专科护士、临床心理学家和精神病学家会诊。移植协调员和患者之间需要建立通讯联系，以便于进一步的讨论问题，如患者住院需要面对的并发症问题、应对机制、教育需求或依从性问题。患者出院后前几天移植协调员会继续通过电话与患者保持联系，然后将通过相关医疗团队进行随诊。

依从性

移植患者依从性差的原因是多样而且复杂的（Dew et al.，1996）。依从性差被认为是急性和慢性排斥反应发生的诱发因素，约25%的近期死亡患者归因于依从性差（De Geest et al.，1998；Bunzel and Laederach-Hofmann，2000）。依从性差的因素很多，其中包括社会支持不足（Gish，1993）、缺乏动力、对疾病缺乏了解或否认严重疾病、缺乏沟通、抑郁和绝望（Krahn and Di Martini，2005）。这些特征往往发现于那些有化学品依赖或精神障碍的患者。评估依从性可以说非常困难，因为即使患者被充分告知他们的不依从行为存在的危险性，这种现象依然会发生。为增加患者的依从性，已经采用了如简化用药说明（Kiley et al.，1993）、提供更频密的随诊（如电话随诊、书面提醒）等多种策略，但结果是否会产生积极的影响还有待考证。

肝移植术后的生活质量

在过去 20 年里人们已达成了共识，肝移植成功与否不仅要衡量治疗后患者的生存期，而且要衡量肝移植对受者生活的影响。因此，评估与健康有关的生活质量（health-related quality of life，HRQoL）被认为是评价疗效、成本效益、了解移植后并发症和免疫抑制治疗效果所必需的（Bravata et al.，1999）。随着捐赠器官短缺和等待移植人员的日益增长，对患者健康相关生活质量的思考在对器官进行优先次序分配时显得越来越重要。

目前的研究主要集中在存在明显且具体的健康问题的长期移植受者身上，如疲劳、疼痛和免疫抑制剂治疗并发症。然而，绝大多数移植后移植受者报告中生存质量方面大多受身体健康和心理功能影响（Bravata et al.，1999）。此外，急性肝功能衰竭的移植受者与其他病因的肝移植受者相比较，其健康相关生活质量是相当的（Sargent and Wainwright，2006）。

肝移植受者的长期管理

肝移植患者需要长期的随诊。移植中心诊所或外展诊所通常负责当地患者的随诊，包括监测肝肾功能、免疫抑制水平，判断并发症，继续健康保健和健康教育。患者参加由初级保健工作团队提供的年龄相适应的健康检查或功能锻炼是十分重要的。

高脂血症

16%～66%肝移植受者术后发生高脂血症（Munoz，1997），进而可能发展成为导致移植患者发病和死亡的心血管疾病（Massy et al.，1994）。移植后高脂血症的发生是多因素的，而应用免疫抑制剂和皮质类固醇引起的食欲增加被认为介导了高脂血症和移植后肥胖的发生，其发病率为20%～40%（Everhart et al.，1998）。他克莫司与环孢素相比，引起高胆固醇血症的几率降较低（Charco et al.，1999），因此，将免疫抑制剂换为他克莫司可改善高脂血症（Manzarbietia et al.，2001）。同时，提倡低脂饮食，建立锻炼计划，避免吸烟与饮酒是非常重要的（Kobashigawa and Kasiske，1997）。此外，应用3-羟基-3-甲基戊二酰辅酶 A 还原酶抑制剂（他汀类）治疗高脂血症也是必要的

（Imagawa et al.，1996）。

高血压

移植后 1 年内约 55%～85% 的肝移植患者可能发展成为系统性高血压（Stegall et al.，1995）。及时发现和治疗高血压对于降低缺血性心脏病、周围血管疾病和肾衰竭的发生非常重要。如果仍然应用皮质类固醇药物，那么就应该考虑停药（Everson et al.，1999）。在大多数情况下，为达到理想的血压需要使用降压药物。

糖尿病

大约 15% 肝移植受者可能发展成为糖尿病（Heisel et al.，2004），免疫抑制药物的潜在致糖尿病因素是导致糖尿病的重要原因（Marchetti，2005）。而肥胖、患有酒精性肝硬化或丙型肝炎性肝硬化也与糖尿病发生有关（Bigam et al.，2000；Baid et al.，2001；Tueche，2003）。移植受者糖尿病的管理与未移植人群的管理相似。在第 14 章已经讨论了相关饮食指导。

骨质疏松

对于慢性肝脏疾病患者和移植受者来说，骨相关疾病是常见的问题（Hay，1995）。患者移植前通常就因为营养不良、缺乏运动、缺少钙和维生素 D 而使骨密度降低，而移植后症状就会加重。在移植后前 3～6 个月，由于皮质类固醇的应用和身体活动受限，导致骨质的流失增加（McDonald et al.，1991），所以，移植前后都要进行钙质、维生素 D 的补充和激素治疗。

恶性肿瘤

与普通人群相比，移植受者更容易患恶性肿瘤，其患恶性肿瘤的几率较普通人群高 3～5 倍（Kinlen，1985）。由于移植患者处于免疫抑制状态，其免疫系统对于导致恶性肿瘤发生的异常细胞的清除能力下降，所以，潜在的有害细胞逃避免疫系统的监视并且增殖形成肿瘤的几率就大大增加了。皮肤癌、口咽癌、淋巴瘤是肝移植受者面临的问题，另外，原发性硬化性胆管炎移植患者被认为存在结肠肿瘤的高风险（Higashi et al.，1990），所以应进行相关筛查。

移植后淋巴增生性障碍（post-transplant lymphoproliferative disorder，

PTLD）是常见的移植后恶性肿瘤（Penn，2000）。PTLD一词是根据移植器官和潜在性疾病，用来描述广谱的淋巴瘤和可能出现的病变。这些症状往往不典型，可在移植后1个月内发病，也可能多年后发病。

为便于及时发现移植术后的恶性肿瘤，有效的肿瘤筛查是十分必要的。同时还应该告知患者如何进行自我检查，及时报告任何异常状况或疑虑。此外，由于发生皮肤癌的风险增高，所以患者应被告知尽量减少暴露在阳光下，或采取一些保护性措施，如戴帽子、穿防护服和使用高系数防晒霜等。

疾病的复发

随着患者术后生存期的延长，肝移植术后复发病也显得更加明显。移植后再次移植将面临更大的死亡风险，所以患者必须慎重考虑，必须充分了解肝移植并不是远离疾病的保障。另外，考虑到目前捐赠的器官短缺，再移植治疗复发性疾病也正在成为一个棘手的伦理问题。

本章小结

对于急、慢性肝病来说，肝移植现在已成为一种确切的治疗选择。然而随着对捐赠器官需求的增加，导致了较长的移植等待期和等待移植患者的死亡率增加。为确保优化生存率和降低术后发病率，尽早转诊、细致的筛查患者和完善的移植评估过程是至关重要的。整个移植过程中多学科协作和家庭的支持也有助于患者得到最佳的治疗效果。

说明性案例分析

一名53岁的男性进行移植前评估，患者自述有饮酒史，一周两瓶威士忌长达4年时间，现已戒酒6个月，被初步诊断为酒精相关性肝病。

患者有嗜睡、腹水、肝性脑病和继发性泌尿系感染史；查体无明显的肝、脾大，有少量的腹水，没有其他慢性肝病的特征。

血液检查支持酒精性肝病的诊断，为进一步明确诊断计划进行肝穿活检。肾功能：肌酐79μmol/L，尿素氮1.9mmol/L。肝脏合成功能：白蛋白35g/L，国际标准化比值1.24。

起初人们认为随着戒酒时间的延长其肝功能有恢复的可能性，列入等待移植名单还为时尚早。但腹部超声和 CT 扫描结果显示肝脏存在实质性病变。

这样移植的适应证变为原发性肝细胞癌。这个案例提交到移植委员会，经评选委员会讨论后，认定其具备移植条件。在移植等待期间，该患者进行了两个疗程的化疗栓塞术，11 个月后接到移植通知。

该患者肝移植过程很顺利，但在移植后第 9 天，转氨酶从 40IU/L 上升至 110IU/L。他克莫司的血药浓度也发现很低，随后便增加剂量。肝穿活检显示为急性细胞性排斥反应，给予甲强龙 1g 静脉用药 3 天进行治疗。12 天后患者转氨酶降至正常范围内，2 天后患者出院并与门诊预约下周进行随诊。

Wendy Littlejohn, Joanna Routledge　著

李红芹　王伯莹　译

周　豪　魏　锋　金美善　隋东明　牛俊奇　校

参考文献

Adam R, Caillez V, Majno P (2000) Normalised intrinsic mortality risk in liver transplanation: European Liver Transplantation Registry Study. *Lancet* **356**: 621

Adams DH, Neuberger JM (1992) Treatment of acute rejection. *Seminars in Liver Disease* **12**:80–88

Artz MA, Boots JM, Ligtenberg G, Roodnat JI, Christiaans MH, Vos P, Moons P, Borm GF, Hilbrands LB (2004) Conversion from cyclosporine to tacrolimus improves quality of life indices, renal graft function and cardiovascular risk profile. *American Journal of Transplantation* **4**(6):937–945

Baid S, Cosimi AB, Farrel ML, Schoenfield DA, Feng S, Chung RT, et al. (2001) Post transplant diabetes mellitus in liver transplant recipients: Risk factors, temporal relationship with hepatitis C virus allograft hepatitis, and impact on mortality. *Transplantation* **72**:1066–1072

Baker MS, McWilliams CL (2003) How patients manage life and health while waiting for a liver transplant. *Progress in Transplantation* **13**(1):47–60

Baudouin V, Crusiaux A, Haddad E, Schandene L, Goldman M, Loirat C, et al. (2003) Anaphylactic shock caused by immunoglobulin E sensitization after re-treatment with the chimeric anti-interleukin-2 receptor monoclonal antibody basiliximab. *Transplantation* **76**(3):459–463

Berenguer M, Aguilera V, Prieto M, San Juan F, Rayon JM, Benlloch S, et al. (2006) Significant improvements in the outcome of HCV infected transplant recipients by avoiding rapid steroid tapering and potent induction immunosuppression. *Journal of Hepatology* **44**:717–722

Bernat JL, Peterson LM (2006) Patient-centred informed consent in surgical practice. *Archives of Surgery* **141**:86–92

Bezeizi KI, Jalan R, Plevris JN (1997) Primary graft dysfunction after liver transplantation: from pathogenesis to prevention. *Liver Transplantation* 3:137–148

Bigam DL, Pennington JJ, Carpentier A, Wanless IR, Hemming AW, Croxford R, et al. (2000) Hepatitis C-related cirrhosis: a predictor of diabetes after liver transplantation. *Hepatology* 32:87–90

Blair JE, Kusne S (2005) Bacterial, mycobacterial and protozoal infections after liver transplantation – part 1. *Liver Transplantation* 11(12):1452–1459

Bravata D, Olkin I, Barnato A, Keefe E, Owens KL (1999) Health related quality of life after liver transplantation: a meta analysis. *Liver Transplantation and Surgery* 5:318–331

Brown J, Sorell JH, McClaren J, Creswell JW (2006) Waiting for a liver transplant. *Qualitative Health Research* 16(1):119–136

Bunzel B, Laederach-Hofmann K (2000) Solid organ transplantation: are there predictors for post transplant non compliance? A literature overview. *Transplantation* 70:711–716

Charco R, Cantarell C, Vargas V, Capderila L, Lazaro JL, Hidalgo E, et al. (1999) Serum cholesterol changes in long-term survivors of liver transplantation: A comparison between cyclosporine and tacrolimus therapy. *Liver Transplant Surgery* 5:204–208

Charlton M, Ventura K (2006) Education and the transplant patient. In: LaPointe Rudow D, Ohler L, Shafer T (eds) *A Clinician's Guide to Donation and Transplantation*. NATCO: Applied Measurement Professionals, Inc, Washington DC, pp. 549–558

Christensen E, Schlichting P, Fauerholdt L (1984) Prognostic value of Child-Turcotte criteria in medically treated cirrhosis. *Hepatology* 4:430–435

De Geest S, Abraham I, Moons P, Vandeputter M, Van Cleemput J, Evers G, Daenen, W, Vanhaecke J (1998) Late acute rejection and subclinical non compliance with cyclosporine therapy in heart transplant recipients. *Journal of Heart and Lung Transplantation* 17:854–863

Department of Health (2005) National liver transplant standards (online). Available at http://www.dh.gov.uk/Publications policy and guidance (accessed 23/03/06)

Devlin J, O'Grady J (1999) Indications for referral and assessment in adult liver transplantation: a clinical guideline. *Gut* 45(suppl 6):1–22

Dew MA, Roth LH, Thompson ME, Kormos RL, Grifith BP (1996) Medical compliance and its predictors in the first year after heart transplantation. *Journal of Heart and Lung Transplantation* 15:631–645

Di Martini A, Day N, Dew M, Lane T, Fitzgerald MG, Magill J, Jain A (2001) Alcohol use following liver transplantation: a comparison of follow-up methods. *Psychosomatics* 42:55–62

Didier S, Figueiro J, Bismith H (2006) Indications and patient selection. In: Bacon BR, O'Grady JG, Di Bisceglie AM, Lake JR (eds) *Comprehensive Clinical Hepatology*, 2nd edn. Mosby Elsevier, Philadelphia

Donovitch G (2001) Immunosuppressive medications and protocols. In: Danovitch

GM (ed) *Handbook of Kidney Transplantation*. Lippincott Williams & Wilkins, Philadelphia, pp. 82–83

Eghtesad B, Kadry Z, Fung J (2005) Technical considerations in liver transplantation: what a hepatologist needs to know (and every surgeon should practice). *Liver Transplantation* 11(8):861–871

Everhart JE, Lombardero M, Lake JR, et al. (1998) Weight change and obesity after liver transplantation: incidence and risk factors. *Liver Transplant Surgery* 4:285–296

Everson GT, Trouillot T, Wachs M, Bak T, Steinberg T, Kam I, Shrestha R, Stegall M (1999) Early steroid withdrawal in liver transplantation is safe and beneficial. *Liver Transplant Surgery* 5:548–557

Fung J, Kelly D, Kadry Z, Patel-Tom K, Eghtesad B (2005) Immunosuppression in liver transplantation: beyond calcineurin inhibitors. *Liver Transplantation* 11:267–280

Gish RG, Lee AH, Keefe EB, Rome H, Concepcion W, Esquivel CO (1993) Liver transplantation for patients with alcoholism and end-stage liver disease. *American Journal of Gastroenterology* 88:1337–1342

Gonwa TA, Mai ML, Melton LB, Hays SR, Goldstein RM, Levy MF, Klintmalm GB (2001) End stage renal disease (ESRD) after orthotopic liver transplantation (OLTX) using calcineurin based immunotherapy: risk of development and treatment. *Transplantation* 72:1934–1939

Hay JE (1995) Bone disease after liver transplantation. *Liver Transplant Surgery* 1:55–63

Heisel, O, Heisel R, Balshaw R, Keown P (2004) New onset diabetes mellitus in patients receiving calcineurin inhibitors: a systematic review and meta analysis. *American Journal of Transplantation* 4:583–595

Higashi H, Yanaga K, Marsh JW, Tzakis A, Kakizoe S, Starzl TE (1990) Development of colon cancer after liver transplantation for primary sclerosing cholangitis associated with ulcerative colitis. *Hepatology* 11:477–480

Howdle PD (2006) History and physical examination In: Bacon BR, O'Grady JG, Di Bisceglie AM, Lake JR (eds). *Comprehensive Clinical Hepatology*, 2nd edn. Elsevier Mosby, Philadelphia

Imagawa DK, Dawson S, Holt CD, Kirk PS, Kaldas FM, Shackleton CR, et al. (1996) Hyperlipidemia after liver transplantation: natural history and treatment with the hydroxyl-methylglutanyl-coenzyme A reductase inhibitor pravastatin. *Transplantation* 6:934–942

Kiley DJ, Lam CS, Pollak R (1993) A study of treatment compliance following kidney transplantation. *Transplantation* 55:51–56

Kinlen LJ (1985) Incidence of cancer in rheumatoid arthritis and other disorders after immunosuppressant treatment. *American Journal of Medicine* 78:44–49

Kizilisik AT, Grewell HP, Shokouh-Amiri H, Vera SR, Hathaway DK, Gaber AO (2003) Impact of long term immunosuppressive therapy on psychosocial and physical well being in liver transplant recipients. *Progress in Transplantation*

13(4):278–283

Kobashigawa JA, Kasiske BL (1997) Hyperlipidemia in solid organ transplantation. *Transplantation* 63:331–338

Krahn LE, Di Martini A (2005) Psychiatric and psychosocial aspects of liver transplantation. *Liver Transplantation* 11(10):1157–1168

Lipson JG, Dibble SL (2005) *Culture in Clinical Care*. UCSF Publishing Press, San Francisco

Manzarbietia C, Reich DJ, Rothslein KD, Braitman LE, Levin S, Munoz SJ (2001) Tacrolimus conversion improves hyperlipidemia states in stable liver transplant recipients. *Liver Transplantation* 7:93–99

Marchetti P (2005) New onset diabetes after liver transplantation: from pathogenesis to management. *Liver Transplantation* 11(6):612–620

Marrero J, Fontana R, Fu S, Conjeevaram H, Su G, Lok A (2005) Alcohol, tobacco and obesity are synergistic risk factors for hepatocellular carcinoma. *Journal of Hepatology* 42:218–224

Martinez OM, Rosen HR (2005) Basic concepts of transplant immunology. *Liver Transplantation* 11(4):370–381

Martins L, Ventura A, Branco A, Carvalho MJ, Henriques AC, et al. (2004) Cyclosporine versus tacrolimus in kidney transplantation: are there differences in nephrotoxicity? *Transplantation Proceedings* 36(4):877–879

Massy ZA, Chadefaux-Vekemans B, Chevalier A, Bader CA, Drüeke TB, Legendre C, Lacour B, Kamoun P, Kreis H (1994) Hypercholesterolaemia: a significant risk factor for cardiovascular disease in renal transplant patients. *Nephrology, Dialysis, Transplantation* 9:1103

McDonald JA, Dunstan CR, Dilworth P, Sherbon K, Sheil AG, Evans RA, McCaughan GW (1991) Bone loss after liver transplantation. *Hepatology* 14:613–619

Muiesan P, Girlanda R, Wayel J, Vilca-Melendez H, O'Grady J, Bowles M, Rela M, Heaton N (2005) Single centre experience with liver transplantation from controlled non-heart beating donors: a viable source of grafts. *Annals of Surgery* 242(5):732–738

Munoz SJ (1995) Hyperlipidemia and other coronary risk factors after orthotopic liver transplantation: pathogenesis, diagnosis and management. *Liver Transplantation and Surgery* 1(Suppl 1):29–38

Munoz SJ (1997) Progress in post transplant hyperlipidemia. *Liver Transplantation and Surgery* 3:439–442

Murray KF, Carithers RL (2005) AASLD Practice Guidelines: evaluation of the patient for liver transplantation. *Hepatology* 41(6):1407–1432

Nankivell BJ, Chapman JR, Bonovas G, Gruenweald SM (2004) Oral cyclosporine but not tacrolimus reduces renal transplant blood flow. *Transplantation* 77(9):1457–1459

Nemec P, Ondrasek J, Studenik P, Hoki J, Cerny J (2001) Biliary complications in liver transplantation. *Annals of Transplantation* 6:24–28

Neuberger J (2001) Hope or efficacy in donor liver allocation? *Transplantation*

72(6):1173–1176

Neuberger J (2003) Management on the liver transplant waiting list. *Graft* 6(2): 93–97

Neuberger J, James OF (1999) Guidelines for selection of patients for liver transplantation in the era of donor organ shortage. *Lancet* 354:1636

O'Grady J, Schalm SW, Williams R (1993) Acute liver failure: redefining the syndromes. *Lancet* 342:273–278

Ohler L (2003) Patient education. In: Cupples S, Ohler L (eds) *Transplantation Nursing Secrets*. Hanley and Belfus, Inc, Philadelphia, pp. 305–311

Penn I (2000) Post transplant malignancy; the role of immunosuppression. *Drug Safety* 23:101–113

Pungpapong S, Manzarbeitia C, Ortiz J, Reich DJ, Araya V, Rothstein KD, Munoz SJ (2002) Cigarette smoking is associated with an increased incidence of vascular complications after liver transplantation. *Liver Transplantation* 8:582–587

Rodriguez A, Diaz M, Colon A, Santiago DEA (1991) Psychosocial profile of non compliant transplant patients. *Transplant Proceedings* 23:1807–1809

Sargent S, Wainwright S (2006) Quality of life following emergency liver transplantation for acute liver failure. *Nursing in Critical Care* 11(4):168–176

Starzl TE, Iwatsuki S, Van Thiel DH, Carlton Garter J, Zitelli BJ, Malatack J, Schade RR, Shaw BW, Hakala T, Rosenthal JT, Porter KA (1982) Evolution of liver transplantation. *Hepatology* 2(5):614–636

Starzl TE, Klintmalm GBG, Porter KA, Iwatsuki S, Schroter GPJ (1981) Liver transplantation with the use of cyclosporine A and prednisolone. *New England Journal of Medicine* 305:266–269

Stegall MD, Everson G, Schroter G, Bilir B, Karrer F, Kam I (1995) Metabolic complications after liver transplantation, diabetes, hypercholesterolemia hypertension and obesity. *Transplantation* 6:105710–105760

Stewart SF, Hudson M, Talbot D, Manas D, Day CP (2001) Mycophenolate mofetil monotherapy in liver transplantation. *Lancet* 357(9256):609–610

Tueche SG (2003) Diabetes mellitus after liver transplant new etiologic clues and cornerstones for understanding. *Transplantation Proceedings* 35:1466–1468

UK Transplant (2007) Yearly statistics – Liver Transplants (online). Available at http://www.uktransplant.org

UK Transplant (2008) Transplant activity in the UK 2007/8 (online). Available at http://www.uktransplant.org (accessed 07/03/09)

Wiesner R, Edwards E, Freeman R, Harper A, Kim R, Kamath P (2003) Model for end stage liver disease (MELD) and allocation of donor livers. *Gastroenterology* 124:91–96

Wiesner RH, Ludwig J, Krom RA, Hay JE, Van Hoek B (1993) Hepatic allograft rejection: new developments in terminology, diagnosis, prevention and treatment. *Mayo Clinic Proceedings* 68:69–79

Wiesner RH, Ludwig J, Krom RA, Steers JL, Porayko MK, Gores GJ, Hay JE (1994) Treatment of early cellular rejection following liver transplantation eith intravenous methylprednisalone. The effects of dose on response. *Transplantation* 58(9):1053–1056

Wilde MI, Goa KL (1996) Muromonad CD3: a reappraisal of its pharmacology and use as prophylaxis of solid organ transplant rejection. *Drugs* 51(5):865–894

Zink S, Wertlieb S, Kimberly L (2005) Informed consent. *Progress in Transplantation* 15(4):371–377

索 引

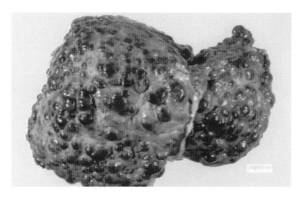

彩图 1　弥漫性肝硬化照片

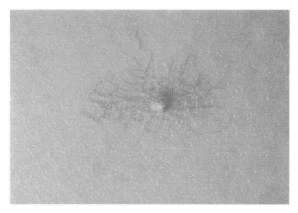

彩图 2　蜘蛛痣。中央小动脉相当于蜘蛛身体，放射状
血管相当于蜘蛛腿

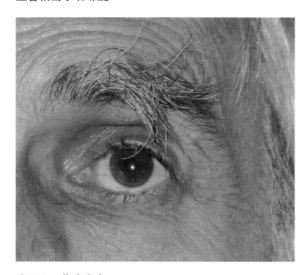

彩图 3　黄疸患者

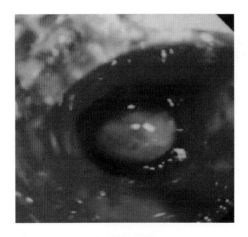

彩图 4　内镜下食管静脉曲张

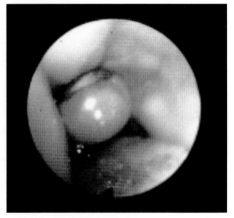

彩图 5　食管静脉曲张套扎

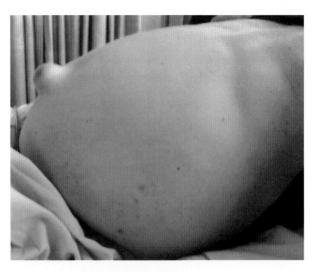

彩图 6　高度腹水伴脐疝的患者

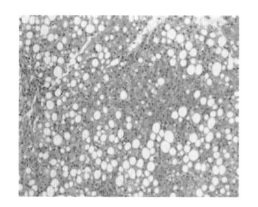

彩图 7　大泡性脂肪变性

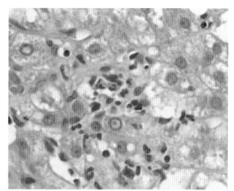

彩图 8　小叶炎症

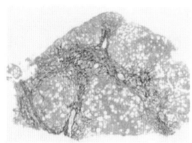

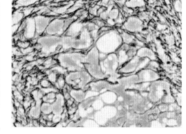

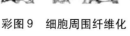

细胞周围纤维化

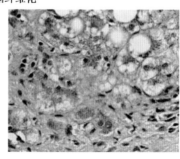

彩图 9　细胞周围纤维化

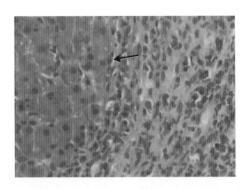

彩图 10　AIH 的肝活检标本显微镜下所见，
表现为浆细胞浸润的界面性肝炎

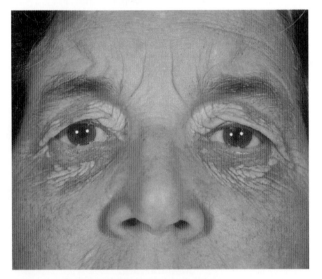

彩图 11　黄斑瘤和色素沉着的 PBC 患者

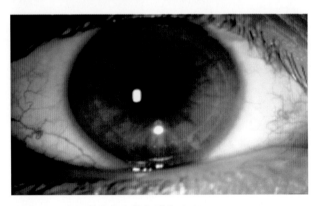

彩图 12　威尔逊病患者的角膜色素环

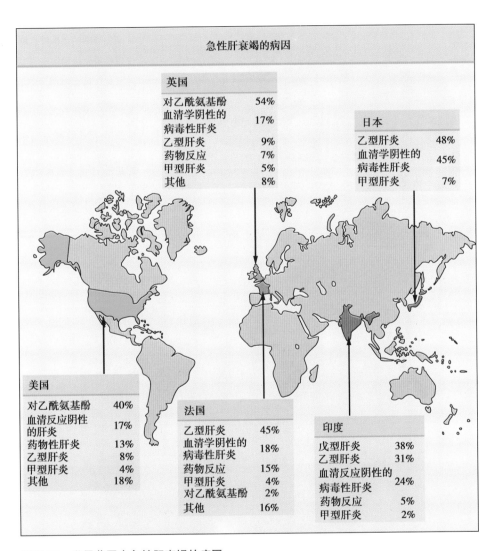

急性肝衰竭的病因

英国

对乙酰氨基酚	54%
血清学阴性的病毒性肝炎	17%
乙型肝炎	9%
药物反应	7%
甲型肝炎	5%
其他	8%

日本

乙型肝炎	48%
血清学阴性的病毒性肝炎	45%
甲型肝炎	7%

美国

对乙酰氨基酚	40%
血清反应阴性的肝炎	17%
药物性肝炎	13%
乙型肝炎	8%
甲型肝炎	4%
其他	18%

法国

乙型肝炎	45%
血清学阴性的病毒性肝炎	18%
药物反应	15%
甲型肝炎	4%
对乙酰氨基酚	2%
其他	16%

印度

戊型肝炎	38%
乙型肝炎	31%
血清反应阴性的病毒性肝炎	24%
药物反应	5%
甲型肝炎	2%

彩图 13　世界范围内急性肝衰竭的病因

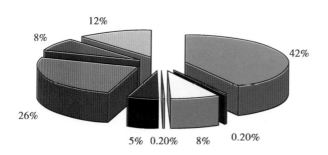

不明原因的急性肝炎
药物导致的急性肝衰竭
急性威尔逊病
急性甲型肝炎
急性乙型肝炎
药物–对乙酰氨基酚导致的
药物–毒物导致的
其他原因导致的急性肝衰竭

彩图14　2001～2006年英国ALF肝移植的病因

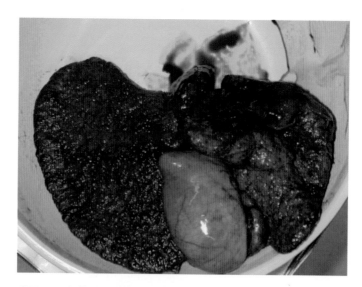

彩图15　酒精性肝硬化的肝脏表现

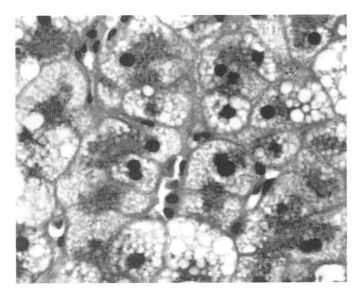

彩图 16　肝脏活检显示了妊娠期急性脂肪肝的变化

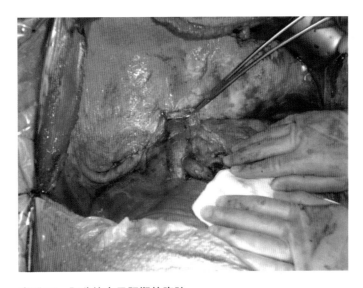

彩图 17　肝移植中无肝期的腹腔

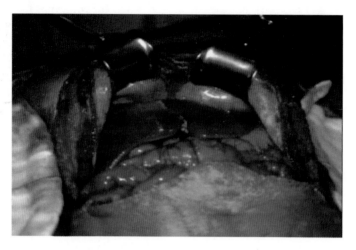

彩图 18　移植的新肝脏在腹部的正确位置